LE CŒUR ET L'AORTE

ÉTUDES DE RADIOLOGIE CLINIQUE

PITHIVIERS. — IMP. L. GAUTHIER.

H. VAQUEZ et E. BORDET

Le Cœur et l'Aorte

ÉTUDES DE RADIOLOGIE CLINIQUE

J. B. BAILLIÈRE & FILS

ls

LE CŒUR ET L'AORTE

Études de Radiologie clinique

PAR

H. VAQUEZ
Professeur agrégé
à la Faculté de Médecine de Paris
Médecin de l'Hôpital Saint-Antoine

E. BORDET
Chef de laboratoire adjoint
à la Faculté de Médecine
de Paris

Avec 169 figures dans le texte

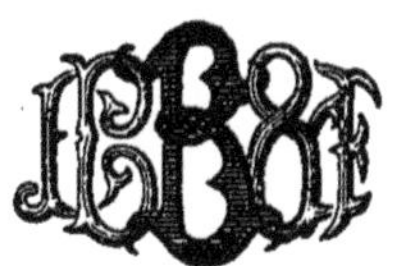

PARIS
LIBRAIRIE J.-B. BAILLIÈRE ET FILS
19, RUE HAUTEFEUILLE, 19

1913

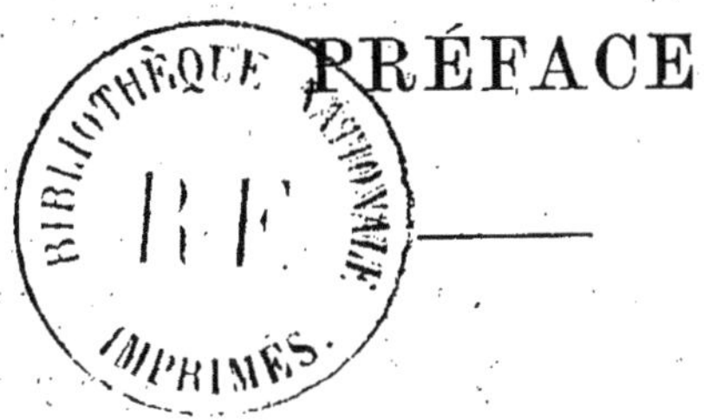

PRÉFACE

La semeiologie de l'appareil cardio-vasculaire s'est considérablement enrichie depuis qu'aux méthodes anciennes d'investigation, telles que la percussion, la palpation et l'auscultation, se sont adjointes l'inscription graphique et la radiologie.

L'inscription graphique a permis d'analyser avec précision le mécanisme du rythme cardiaque, de distinguer ses diverses anomalies et de rendre aux arythmies la part si considérable et si longtemps méconnue qui leur appartient dans le diagnostic et le pronostic des maladies du cœur.

La radiologie est venue plus récemment prendre, à côté de l'inscription graphique, une place dont l'importance ne cesse de s'accroître.

A la fin du siècle dernier on ne pensait pas que le champ de l'exploration rœntgénienne dépassât jamais le domaine chirurgical. Si l'on jugeait la radiographie parfaitement capable de déterminer le siège d'une lésion du squelette, on la croyait par contre d'un secours médiocre dans l'examen des organes internes. Préciser le rapport des poumons et du cœur dans les différentes conditions pathologiques, apprécier l'état du parenchyme pulmonaire, donner un aperçu plutôt qu'une mesure du volume du cœur, c'était alors tout ce qu'on lui demandait. Il ne semblait pas qu'elle pût jamais faire davantage.

Un progrès d'une valeur inappréciable a été réalisé par la radiologie de précision qui a permis d'obtenir des images non déformées du cœur suivant le plan de sa projection ou, pour mieux dire, la configuration exacte et les contours vrais de l'organe. Or, nous savons qu'à l'état pathologique, cette configuration et ces contours subissent des modifications variables, mais directement en rapport avec les altérations organiques dont le cœur est le siège. Il en résulte donc que l'on serait en droit, au simple examen de l'aspect extérieur du cœur, de diagnostiquer la lésion dont celui-ci est atteint. Cette notion, bien établie par les constatations anatomiques, n'a été jusqu'à ce jour qu'imparfaitement utilisée en clinique, les procédés d'exploration étant incapables de donner à ce sujet des indications suffisamment précises.

La radiologie de précision est venue combler cette lacune. Du vivant du malade elle fait apparaître aux yeux de l'observateur le cœur comme sur la table d'autopsie, moins déformé peut-être, puisqu'il est animé par le courant sanguin. Elle en donne le signalement précis, objective ses déformations pathologiques et, en révélant enfin exactement la configuration extérieure de l'organe, elle autorise à conclure à l'existence de telle ou telle lésion organique ou valvulaire.

Malgré leur importance, les données relatives à ces sortes d'examen n'ont pas encore fait, en France, l'objet d'un ouvrage d'ensemble. Aussi nous a-t-il semblé qu'il y avait intérêt à réunir des notions éparses jusqu'à ce jour et à y joindre le résultat de nos observations personnelles.

Cependant, nous n'avons pas eu en vue de faire un traité didactique de la radiologie du cœur et de l'aorte, aussi ne trouvera-t-on pas ici la profusion d'indications bibliographiques, de citations, de noms d'auteurs qu'on serait en droit de demander à un ouvrage de cette sorte.

Bien que nous nous soyons surtout attachés à dire ce que nous avons vu et à indiquer les procédés dont nous avons fait usage, nous avons aussi exposé les résultats auxquels sont arrivés un certain nombre d'auteurs qui nous ont précédés. Quand notre opinion a été conforme à la leur, nous n'avons pas manqué de le rappeler. Quand elle s'en est écartée, nous en avons donné les raisons, en indiquant les motifs de notre détermination.

L'ouvrage que nous présentons aujourd'hui au public médical pourra être utilement consulté aussi bien par les radiologues qui y trouveront la description des dispositifs instrumentaux dont nous nous sommes servis, que par les médecins auxquels il fournira des notions indispensables sur une méthode d'exploration dont la connaissance apparaît comme de plus en plus nécessaire.

H. VAQUEZ ET E. BORDET.

CHAPITRE I

Les Méthodes radiologiques

Quand on examine à l'écran fluorescent le thorax d'un malade, on est frappé de la netteté avec laquelle apparaît l'ombre cardiaque. Cela résulte de la densité du cœur, qui se laisse peu traverser par les rayons X, alors que les poumons leur offrent une très grande perméabilité. Aussi dès les premières observations eut-on l'idée d'utiliser la radioscopie et la radiographie pour l'étude du cœur, à l'état normal et à l'état pathologique. Tout d'abord les résultats furent d'importance assez minime. S'il parut relativement facile d'évaluer les modifications du volume du cœur, pourvu qu'elles fussent déjà assez marquées, et de reconnaître l'existence de volumineuses poches anévrysmales, par contre on ne pensa pas être en droit de demander à la radiologie une plus grande précision. On la crut, notamment, radicalement incapable de fournir une détermination exacte des diamètres cardiaques, et des changements qu'ils peuvent subir pendant le cours d'une même affection. Des difficultés, dont on ne s'était pas tout d'abord rendu compte, surgissaient de toutes parts : elles provenaient, avant tout, de l'insuffisance des méthodes d'exploration et des conditions perpétuellement changeantes de l'organe à examiner. Comme le cœur est continuellement en mouvement au sein d'une cavité dont les limites varient elles-mêmes avec l'acte respiratoire, il en résulte que les images rœntgéniennes présentent des formes extrêmement diverses. Il importait donc, avant d'aller plus loin, d'être exactement fixé sur la valeur et la signification de ces variations ; or cela n'a pu être réalisé qu'à la longue et au cours de ces dernières années.

La première nécessité qui s'imposa fut de modifier la technique employée jusqu'alors.

Les radiations rœntgéniennes émises par une source lumineuse constituent un faisceau dont les rayons suivent une direction divergente ou conique, d'où résulte une déformation évidente dans le contour des images projetées. Il fallut s'attacher à corriger les causes d'erreurs qui proviennent fatalement de cette déformation des ombres ; nous verrons qu'on y a pleinement réussi.

Actuellement, en effet, il n'y a plus guère de grandes difficultés dans l'examen radiologique du cœur et des vaisseaux. La technique s'est perfectionnée au point que les images sont obtenues avec une très grande précision ; leur interprétation, si elle peut encore donner prise à certaines contestations, est tout au moins réglée d'une manière définitive dans ses grandes lignes.

Avant toute chose, puisque la question de technique joue ici un rôle si important, il convient d'en présenter une étude à la fois détaillée et critique. Ce n'est pas que nous ayons l'intention de décrire l'instrumentation nécessaire à la production des rayons X, nous la supposons connue, mais nous nous attacherons avec soin à décrire les diverses méthodes radiologiques utilisées pour l'étude des affections du cœur et des vaisseaux, à les comparer entre elles, et à indiquer leurs avantages et leurs défauts respectifs.

I. — Méthodes radiographiques

1°— *Radiographie lente.*— Ce procédé consiste à actionner un tube de Rœntgen de modèle ordinaire par un courant d'intensité faible, de 0,5 à 1 milliampère. Le malade est couché sur le dos, la plaque photographique se trouvant sous lui ; le tube producteur de rayons est au-devant du sternum, à une distance de 50 à 70 centimètres. Les épreuves obtenues avec ce procédé demandent une quinzaine de minutes de pose, aussi les contours de l'ombre cardiaque sont-ils toujours extrêmement flous, étant donnés les battements du cœur et les déplacements respiratoires si multipliés pendant la longue durée de la pose. D'autre part, la projection est agrandie et déformée dans des proportions qu'il est impossible de corriger. Aussi les images obtenues par la radiographie lente constituent-elles des documents sans valeur. La méthode est donc à rejeter.

2° — *Radiographie rapide.* — Durant ces dernières années, les physiciens et les constructeurs se sont ingéniés, sur les demandes des radiologues, à fabriquer des appareils et des tubes capables de fournir un courant secondaire de plusieurs milliampères. Les appareils dits intensifs permettent de faire passer dans un tube Rœntgen 10, 20, 60 milliampères et plus encore pendant un temps très court qui s'évalue en secondes et fractions de secondes. La quantité de rayons produits de la sorte est suffisante pour impressionner rapidement des plaques photographiques extra-sensibles. On peut d'ailleurs accroître la sensibilité du dispositif en y adjoignant un écran renforçateur. Cette méthode constitue un progrès important. Elle met à la disposition de l'opérateur une richesse considérable de radiations Rœntgen, et les clichés sont obtenus avec des temps de pose très courts. C'est ainsi qu'il est facile de radiographier un thorax en maintenant le malade en apnée. On supprime de ce fait les déplacements respiratoires, et les épreuves gagnent beaucoup en netteté. Une série d'images prises pendant des phases respiratoires successives contribuent à étudier les rapports du cœur et du diaphragme pendant l'inspiration et l'expiration, ce qui est très utile.

Malgré ces avantages, l'image obtenue est déformée comme dans la méthode précédente, et si les contours en sont plus nets, l'évaluation des dimensions de l'aire cardiaque est encore d'une approximation très insuffisante.

3° — *Téléradiographie.* — Pour éviter les déformations dues à la projection conique des rayons X, A. Köhler (de

Wiesbaden) eut l'idée de rendre pratique la radiographie du cœur à grande distance, de telle sorte que les rayons émanés du foyer de l'ampoule eussent une direction sensiblement parallèle, comme s'ils venaient de l'infini. En plaçant l'ampoule à deux mètres du sujet, « les rayons qui forment les tangentes avec la ligne de circonférence du cœur la rasent sous des angles à peu près pareils ». Le parallélisme des rayons n'est pas absolu, mais les erreurs de projection sont insignifiantes.

La source des rayons utilisée en pareil cas doit être très puissante. Plusieurs types d'appareils allemands et français sont capables de fournir l'énergie nécessaire. Le choix d'un tube puissant et résistant constitue un problème plus délicat. L'industrie allemande nous paraît avoir réalisé les progrès les plus intéressants à ce sujet.

Pour obtenir un radiogramme du cœur à grande distance avec l'instrumentation précédente, on procède de la façon suivante : le malade est debout ou assis et tourne le dos au tube qui se trouve placé à deux mètres en arrière de lui. La face antérieure du thorax est au contact de la plaque photographique. Divers dispositifs ont été établis pour rendre cette manœuvre à la fois facile et précise. M. A. Köhler a fait construire un cadre spécial devant lequel il suffit de placer le malade pour qu'il se trouve dans les conditions de l'expérience.

Pour accroître la netteté de l'image, A. Köhler utilise un localisateur qui s'étend du tube au malade ; de la sorte, il arrête les rayons secondaires, ce qui a également comme avantage d'empêcher la dissémination des radiations sur tout le corps du malade et sur les opérateurs.

Pour radiographier le cœur et l'aorte dans les positions obliques, on opère de la même façon en faisant décrire au corps du malade un mouvement de rotation tel qu'il forme avec le plan de la plaque un angle de 50 degrés en moyenne. Les rayons traversent obliquement le thorax de droite à gauche ou de gauche à droite, d'avant en arrière ou d'arrière en avant, suivant les besoins de l'examen.

Les clichés de téléradiographie donnent l'ombre corrigée du cœur avec toutes ses courbes et tous ses angles. Ils constituent donc une projection réelle de l'organe. Ils permettent en plus de faire connaître ses rapports avec les ombres du squelette, avec les poumons et les voûtes diaphragmatiques. Ils représentent des documents d'une valeur indiscutable pour le clinicien, qui, grâce à eux, peut mesurer l'aire totale du cœur, ses diamètres et ses bords et juger de la disposition de ses contours ainsi que la forme de la silhouette obtenue.

II. — Méthodes radioscopiques.

1° — *Radioscopie normale.* — Cette méthode permet d'avoir un bon aperçu général du thorax, et rien de plus. Le sujet étant placé derrière l'écran au platino-cyanure de baryum et le tube de Rœntgen étant actionné comme il convient, on voit les ombres du médiastin se détacher sur les plages claires des poumons. Les battements du cœur sont nettement perçus, les mouvements respiratoires se traduisent par des déplacements verticaux du cœur, par l'ampliation des côtes et du contour de la cage thoracique et par l'abaissement et le relèvement des deux coupoles du diaphragme. En déplaçant le corps du malade de façon à lui faire décrire une rotation sur lui-même de droite à gauche ou de gauche à droite, on découvre les espaces médiastinaux antérieur et postérieur ; ceux-ci paraissent en clair à cause de la faible densité des tissus qui les constituent, et il est aisé d'y observer le profil des organes plus denses, d'y découvrir des ombres surajoutées, d'origine pathologique. Enfin des examens en position dorsale ou latérale complètent en un temps très court une série d'observations d'ensemble des ombres thoraciques.

Cette méthode permet donc d'avoir des renseignements généraux sur les régions irradiées, sur les rapports et les formes des ombres, mais elle ne saurait fournir aucune précision sur les dimensions réelles des organes qui projettent leurs ombres, pas plus d'ailleurs que sur l'amplitude des mouvements dont elles sont animées.

2° — *Orthodiascopie.* — Pour corriger les déformations des projections rœntgéniennes, les radiologues ont, dès le début, imaginé un dispositif qui, déplaçant convenablement l'ampoule, n'irradie l'organe examiné qu'en un point où le faisceau central émané du foyer le traverse perpendiculairement au plan de l'écran. De cette manière, le rayon normal se trouvant tangent en un point déterminé, la projection de ce point est réelle et la déformation n'existe plus. Si, par exemple, on amène le rayon normal tangentiellement à la pointe du cœur, l'ombre de la pointe correspond à sa situation exacte par rapport à l'écran et au corps du sujet. Si la même manœuvre est exécutée pour relever la situation de l'angle cardio-vasculaire droit à la base du cœur, un nouveau point de l'organe se trouve exactement repéré. En sorte que, si l'on répète l'expérience pour tous les points qui siègent sur le contour de l'ombre cardiaque, on détermine rigoureusement la projection réelle du cœur sur l'écran radioscopique.

Le schéma de la figure 1 montre les différences de projection que l'on obtient suivant que l'ampoule demeure en un point fixe ou suivant qu'on la déplace selon la méthode orthodiascopique.

Si le tube est immobile en F, le rayon normal F *m* se dirige vers le centre de l'objet, le faisceau de rayons émané du foyer traverse en divergeant l'objet *g h i j* et projette son image sur l'écran suivant les points *h' g' i' j'*. Le contour de l'ombre obtenue est beaucoup plus grand que le contour du corps exposé aux rayons. On remarque que le rayon normal suit une direction perpendiculaire au plan de l'écran ; en *m* et en *m'* il se trouve au milieu géométrique de l'objet et de son ombre. La projection de *m'* est donc normale ; mais autour de ce point les rayons divergent de plus en plus ; l'image est d'autant plus agrandie que la région considérée se trouve plus loin de *m'*. La figure *g' h' i' j'* ne représente pas, par conséquent, un agrandissement régulier du corps opaque, mais son image déformée.

Si l'ampoule à rayons X est mobile et peut être déplacée dans un plan parallèle au plan de l'écran, rien ne s'oppose à ce qu'elle soit amenée dans la position A telle que le rayon normal soit tangent à l'un des angles de l'objet *b c d e* et suive par exemple la direction A *b*. Ce rayon, ou du moins ceux qui lui sont immédiatement contigus, en dépassant le corps opaque, viendront frapper perpendiculairement l'écran fluorescent au voisinage du point *b'*, ce dernier point se trouvant constitué par l'ombre elle-même de l'angle *b*. Il est facile de figurer ce point *b'* avec un crayon gras sur le verre de l'écran. En déplaçant successivement l'ampoule en A_1, A_3, A_4, on détermine les angles de *c' d' e'* de l'ombre qui correspondent aux angles *c d e* de l'objet. On voit que si l'on réunit ces points de l'ombre par des lignes droites, on obtient une figure dont les dimensions sont exactement les mêmes que celles de l'objet considéré.

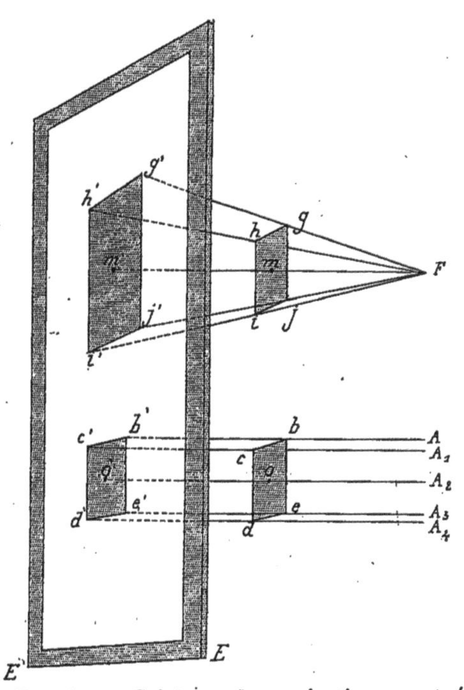

Fig. 1. — Schémas de projection rœntgénienne. En haut, projection conique : F, foyer ; F *m*, rayon normal ; *g h i j*, objet ; *g' h' i' j'*, projection de l'objet ; E, E', écran. En bas, projection orthogonale : A, A_1, A_2, etc., foyers occupant des positions différentes de manière que le rayon normal A *b*, A_1 *c*, A_3 *e*, A_4 *d* soit successivement tangent aux angles de l'objet *b c d e*. En *b' c' d' e'*, projection obtenue par cette méthode.

Si donc, dans une installation radioscopique on possède un moyen de mobiliser l'ampoule latéralement et verticalement dans un même plan, si, d'autre part, on a un dispositif spécial (croisée de fils, diaphragme au centre duquel passe le rayon normal) qui permette de connaître le point où aboutit sur l'écran le rayon normal, il est possible de déterminer les différentes régions de l'ombre cardiaque auxquelles le rayon normal est tangent.

3° — *Orthodiagraphie.* — La méthode qui consiste à dessiner le contour des ombres suivant leur projection normale est la méthode orthodiagraphique. Les appareils utilisés ou orthodiagraphes sont construits sur le principe que nous venons d'étudier : repérage continuel du rayon normal et de son point de projection sur l'écran, mobilité parfaite de l'ampoule permettant de promener le rayon normal sur toute la surface de l'écran.

Les orthodiagraphes sont de différents modèles. Ils sont tous passibles de critiques ; le meilleur est celui dont on se sert habituellement. Il ne suffit pas d'avoir un appareil pour faire de l'orthodiagraphie, il faut avoir acquis une certaine habitude manuelle. Quelques exercices préparatoires sont nécessaires pour tirer de cette méthode tous les avantages qu'elle comporte. Des médecins qui prisent trop, à notre avis, l'automatisme des moyens mécaniques d'investigation condamnent l'orthodiagraphie à cause des efforts qu'elle demande au clinicien, indépendamment des recherches d'interprétation des tracés. Il ne faut pas se laisser rebuter par les premières difficultés de la méthode. Elle donne rapidement des résultats qui satisfont l'expérimentateur et lui inspirent confiance dans sa technique, parce qu'ils lui prouvent la rigueur de ses observations.

Les premiers appareils d'orthodiagraphie furent construits en Allemagne. Le Pr Moritz, le premier, montra l'impertance des documents que l'orthodiagraphie permettait de recueillir relativement aux modifications pathologiques du volume du cœur. Les principes de la méthode furent utilisés avec le même succès par Levi-Dorn, Grünmach, Grœdel, etc.., qui construisirent des appareils qui diffèrent dans leur maniement et les procédés d'inscription, mais qui répondent au même but.

Nous n'entrerons pas dans l'étude de ces appareils ; nous décrirons seulement l'orthodiagraphe du docteur Destot, employé en France.

Cet appareil se compose d'un étrier mobile dont les branches portent, l'une l'ampoule avec son diaphragme, l'autre le petit écran inscripteur ou, dans les modèles plus récents, le crayon inscripteur. Cet étrier est monté sur une double articulation à contrepoids que l'on règle pour que tout le système soit en équilibre.

En arrière de l'écran inscripteur et parallèlement à lui, est fixé un cadre en bois sur lequel se place un bloc de papier qui recevra l'inscription du tracé. Un crayon, maintenu au centre de l'écran, est articulé de telle sorte qu'il puisse s'abaisser jusqu'au contact de la feuille de papier, au travers d'une petite ouverture ménagée dans le milieu de l'écran. Le réglage de l'appareil se fait de manière que la pointe du crayon se trouve dans le prolongement du rayon normal perpendiculaire au plan de l'écran et du bloc de papier. Lorsque le petit écran inscripteur n'existe pas, le crayon seul se trouve à l'extrémité de l'étrier qui fait face à l'ampoule, le cadre porte-papier est remplacé par un grand écran, et l'inscription du tracé se fait sur la glace de l'écran ou sur une mince feuille de papier de gélatine fixée sur l'écran.

Pour prendre un orthodiagramme, on procède de la façon suivante : le malade est placé debout, derrière le cadre fixe, dans la position voulue (frontale par exemple, soit : la face antérieure du thorax appuyée contre le cadre) ; on l'immobilise au moyen de sangles croisées. Le courant est lancé dans le tube, et l'image thoracique apparaît sur l'écran. En déplaçant le crayon on déplace également l'ampoule, puisque les deux systèmes sont solidaires ; lors donc que l'on amène la pointe du crayon sur le contour de l'ombre du cœur, celui-ci est irradié par un faisceau rœntgénien dont le rayon normal est tangent au bord de l'organe. Il suffit de promener le système inscripteur tout le long du profil de l'ombre pour tracer le contour de la projection exacte du viscère. Les orthodiagrammes ainsi obtenus ont une précision très suffisamment rigoureuse quand toutes les conditions de l'expérience sont minutieusement observées. Les erreurs de technique sont insignifiantes : elles varient de un à quatre et quelquefois cinq millimètres.

L'orthodiagraphe du Dr Destot peut être placé dans toutes les inclinaisons entre la verticale et l'horizontale. Les malades sont donc examinés suivant les nécessités, soit debout, soit assis, soit couchés. De plus, l'inscription du tracé peut être faite directement sur le thorax du sujet.

4° — *Téléradioscopie.* — La radioscopie à grande distance, ou téléradioscopie, que M. A. Köhler a le premier préconisée, offre l'avantage de projeter sur un écran les ombres des organes thoraciques avec leurs dimensions réelles.

La technique est extrêmement simple. Il suffit de placer le malade devant l'écran et de lui donner toutes les positions d'examen. Le radiologue n'a qu'à tracer sur la glace au plomb le contour de l'ombre cardiaque sans opérer aucune manœuvre de correction.

Il est évident que l'opération, si simple qu'elle soit, nécessite des soins particuliers. Il faut que l'ampoule soit convenablement centrée. Le contour doit être dessiné avec une scrupuleuse exactitude. Enfin toutes les observations tirées des battements du cœur et des déplacements respiratoires doivent être notées avec précision.

III. — Technique personnelle

Voici la technique que nous employons à l'hôpital Saint-Antoine.

Nous utilisons une puissante installation sur courant continu à 110 volts, avec bobine de 50 centimètres et interrupteur Rotax. Nous pouvons faire avec cet appareil de l'orthodiagraphie, de la téléradioscopie et de la téléradiographie.

Un dispositif spécial facilite les examens successifs auxquels sont soumis les malades.

Ces examens sont les suivants : nous commençons par une radioscopie d'ensemble du thorax ; puis, en déplaçant l'ampoule, nous explorons les différentes parties de l'ombre cardiaque ou aortique qui nous intéressent ; nous étudions les battements et le jeu respiratoire des ombres. Cette première reconnaissance terminée, le malade est immobilisé et nous relevons un ou plusieurs tracés orthodiagraphiques dans les positions les plus favorables.

Lorsqu'il nous paraît opportun de fixer sur un cliché l'image la plus caractéristique, nous éloignons le sujet du tube jusqu'à une distance de *deux mètres cinquante au moins*. Les distances de un mètre, un mètre et demi et même deux mètres, qui ont été recommandées par différents auteurs, sont insuffisantes. Elles donnent des déformations encore trop considérables. Ce n'est qu'à deux mètres cinquante que l'agrandissement est réduit à son minimum pratique : la projection d'un objet de 15 centimètres de large n'est plus alors augmentée que de 4 à 5 millimètres, chiffres qui correspondent aux écarts de technique acceptés en orthodiagraphie. Encore faut-il que le tube soit convenablement centré sur la région qu'on étudie. Quand il s'agit du cœur, par exemple, voici comment nous procédons : nous illuminons l'écran radioscopique et, au moyen d'un diaphragme à ouverture circulaire, nous faisons en sorte que l'image du cœur soit exactement contenue à l'intérieur du cercle lumineux, dont le diamètre doit correspondre au plus grand diamètre du cœur. Nous fixons alors le sujet et l'ampoule dans leurs positions respectives. Il ne nous reste plus qu'à éloigner le foyer à deux mètres cinquante ou trois mètres, à glisser une plaque entre l'écran et le thorax et à faire fonctionner l'appareil.

Quant à la téléradioscopie, nous l'utilisons lorsque nous désirons avoir sous les yeux une image radioscopique de grandeur réelle. Elle est avantageuse encore lorsque le malade est trop affaibli pour supporter un examen un peu long. Le tracé téléradioscopique du cœur se prend en effet en quelques secondes.

La radioscopie à distance donne des évaluations précises lorsque le sujet se trouve en position directe, et surtout directe antérieure, le thorax étant maintenu en contact avec l'écran. Il n'en est pas tout à fait de même dans les positions obliques : l'éloignement de certaines parties des organes examinés amplifie leurs ombres et les déforme en partie. Les tracés orthodiagraphiques sont alors plus rigoureux.

IV. — Comparaison des méthodes

Un certain nombre de ces méthodes sont incapables de donner des renseignements précis : ce sont celles qui ne permettent pas de reproduire exactement les dimensions des objets suivant leur place de projection. La radiographie à courte distance est dans ce cas ; elle ne fournit que des clichés inutilisables, parce que les ombres des organes y sont déformées, ce qui conduit trop souvent à de grossières erreurs. Il faut donc rejeter cette méthode, et il est d'autant plus important de le dire qu'un grand nombre de cliniciens, rebutés par les données vagues et parfois contradictoires de la radiologie, n'y ont qu'exceptionnellement recours. Il est nécessaire de leur faire savoir que leur déception provient d'un emploi défectueux des méthodes d'investigation et qu'à côté de la radiographie simple qui peut donner des résultats erronés, il y a d'autres procédés radiologiques qui offrent toute sécurité.

Ces procédés, au nombre de trois, sont : la téléradiographie, l'orthodiagraphie et la téléradioscopie. Ces deux derniers sont identiques quant aux renseignements qu'ils fournissent ; nous les désignerons par le terme générique de radioscopie de précision.

La téléradiographie et la radioscopie de précision ont chacune leurs avantages. L'association des deux méthodes permet presque d'arriver à la perfection, mais si on ne peut user que de l'une d'entre elles, nous dirons qu'un examen orthodiagraphique ou téléradioscopique nous prépare mieux à porter un diagnostic précis qu'une plaque de téléradiographie.

Le grand avantage de la radiographie est de nous procurer un ou des documents photographiques des ombres du cœur, des vaisseaux, des organes de voisinage et du squelette thoracique. De plus, ces ombres ont les proportions véritables des objets qu'elles représentent selon leur plan de projection ; enfin la valeur des teintes est proportionnelle à la densité des tissus. La prise de plusieurs clichés dans des positions différentes multiplie les avantages de la téléradiographie. Disons encore que les épreuves peuvent être interprétées et discutées par les médecins en dehors du malade, sans avoir recours à des contrôles successifs. Tout ceci constitue la supériorité de la téléradiographie sur la radiographie simple, mais n'exclut pas les avantages des procédés suivants.

Les tracés orthodiagraphiques ou téléradioscopiques, que nous appellerons des cardiogrammes pour simplifier notre langage, nous donnent, avec une rigueur aussi grande que celle des téléradiographies, la mesure exacte de l'ombre du cœur. Mais la radioscopie de précision présente encore d'autres avantages en nous permettant d'observer les battements et les déplacements propres du cœur, de voir comment ils se modifient suivant les mouvements imprimés par l'opérateur au corps du malade. Enfin, elle seule est capable de nous renseigner sur les questions suivantes dont nous verrons toute l'importance au cours de cet ouvrage et qui sont uniquement de son ressort : 1° déplacements respiratoires du cœur ; 2° mouvements d'expansion du diaphragme ; 3° mobilité de la pointe du cœur ; 4° profil respiratoire du thorax ; 5° évaluation du volume de l'oreillette gauche ; 6° battements ventriculaires droits ; 7° détermination du point d'origine du ventricule gauche à la base (point G) ;

8° détermination de l'angle de disparition de la pointe en position oblique postérieure droite.

La radioscopie de précision a donc une supériorité sur la téléradiographie, c'est celle de nous apporter une plus riche moisson de renseignements dans un temps plus court. On a reproché à cette méthode de ne pas présenter dans ses documents toutes les garanties d'impersonnalité des plaques radiographiques. Mais que l'on emploie l'un ou l'autre de ces procédés, est-on forcément à l'abri des causes d'erreur qui devraient être logiquement absentes de tout document dit impersonnel ? Nullement. La part de l'observation y est encore considérable. Le facteur personnel n'intervient-il pas à chaque instant dans la prise d'un cliché, dans la position à donner au malade, dans le centrage de l'ampoule et la situation de la plaque ? Ces diverses opérations nécessitent une expérience et une habileté qui ne sont pas communes à tous. La preuve en est que le médecin, avant d'interpréter une épreuve, ne manque pas de s'informer des conditions dans lesquelles elle a été recueillie.

D'ailleurs, pour les recherches de radiologie cardiaque, le document idéalement impersonnel ne nous conviendrait pas.

Le document impersonnel est un document mort. S'il est parfaitement capable de nous renseigner sur la position d'un corps étranger, le siège, la conformation d'une tumeur, il n'est pas en état de traduire à nos yeux la vie d'un organe perpétuellement en mouvement. Quand il s'agit du cœur, sa vie se manifeste par l'énergie de ses battements, l'étendue de ses déplacements, la densité de ses ombres ; quand on examine une artère, il est extrêmement instructif de noter l'amplitude de ses pulsations, la flexuosité de ses contours, le degré de transparence ou d'opacité de ses parois. Pour connaître de tout cela, il n'y a de compétent que l'œil d'un observateur et de fidèle que sa main qui trace sur un papier les contours des images révélées par la vue.

Mais qu'on ne se méprenne pas sur notre opinion. Nous ne prétendons pas que la radioscopie de précision constitue l'unique procédé pour l'examen du cœur et de l'aorte. Comme nous l'avons déjà dit, nous estimons que la radioscopie procure le plus grand nombre de renseignements utiles. Le document radiographique est secondaire, mais il est évidemment incomparable pour fixer par une épreuve photographique un ou plusieurs temps de l'exploration.

Quel que soit d'ailleurs le procédé de précision que l'on emploie, orthodiagraphie, téléradioscopie, téléradiographie, on n'en sera pas moins mis finalement en possession du contour des ombres du cœur et des vaisseaux, c'est-à-dire d'un cardiogramme qu'il nous reste à analyser.

C'est, en conséquence, l'interprétation des images radiologiques du cœur qui composera la matière des chapitres suivants.

CHAPITRE II

L'Ombre du Cœur à l'état normal

I. — Positions du sujet. — Définitions

L'ombre produite par le cœur sur l'écran fluorescent varie suivant la position du sujet pendant l'examen. Aussi, pour avoir des images comparables entre elles, permettant d'étudier méthodiquement les contours de l'organe ainsi que ses rapports de voisinage, est-il indispensable de définir, au préalable, les diverses positions suivant lesquelles ces images doivent être recueillies.

Théoriquement, pour que les renseignements à obtenir fussent aussi complets que possible, un sujet examiné à l'écran devrait lui être présenté dans toutes les positions successives par lesquelles il passe en faisant un tour complet sur lui-même. Une pareille manœuvre est superflue, car il suffit de relever l'image radioscopique à de certains moments de la révolution que l'on fait subir au corps du sujet pour avoir toutes les indications désirables. Ces différents moments répondent à des positions types, où il est convenu que l'image doit être relevée.

Ces positions sont d'abord *la position directe*, dite *antérieure* ou *postérieure*, suivant que l'examen est pratiqué de face ou de dos, puis toute la série des positions intermédiaires, d'abord *obliques*, enfin *latérales*, *droites ou gauches*, suivant que le sujet en accomplissant son tour circulaire a présenté d'abord l'épaule droite, puis le dos, puis l'épaule gauche à l'écran fluorescent.

Études en détail chacune de ces positions :

1° — Positions directes. — Les positions directes sont au nombre de deux : la position frontale ou directe antérieure et la position dorsale ou directe postérieure.

a) Dans la *position frontale* ou directe antérieure, le sujet fait face à l'écran et à l'opérateur (radioscopie), ou à la plaque photographique (radiographie). Dans cette position, il tourne le dos à l'ampoule ; les rayons, pénétrant par la face postérieure, sortent par la paroi antérieure du thorax (direction dorso-ventrale des Allemands).

b) Dans la *position dorsale* ou directe postérieure, le sujet tourne le dos à l'écran ou à la plaque, et les rayons suivent une direction antéro-postérieure (ventro-dorsale).

Dans ces deux positions, les sujets peuvent être examinés debout, assis ou couchés. Les renseignements obtenus ont la même valeur absolue, à condition toutefois que la situation du corps soit bien spécifiée, car l'image du cœur se modifie suivant les déplacements du corps.

Dans la pratique médicale, le choix de la position est quelquefois imposé par l'état du malade. Certains cardiaques souffrant de dyspnée, ne peuvent s'accommoder au décubitus horizontal, d'autres ne supportent pas la station debout. D'ailleurs chacune de ces positions offre des avantages particuliers.

L'examen dans le décubitus se recommande pour deux raisons principales : 1° le sujet conserve une immobilité parfaite ; 2° les tracés orthodiagraphiques sont rigoureusement comparables aux tracés de percussion que l'on prend généralement dans la même position (le malade étant couché dans son lit).

L'examen dans la station verticale est commode pour observer rapidement le patient dans toutes les positions. En le faisant tourner sur lui-même, on le place successivement de face, de dos, de côté, obliquement. On note pendant ces manœuvres les changements progressifs des ombres et, ce qui n'est pas moins important, les rapports de la projection du cœur avec les ombres de la colonne vertébrale, des parois thoraciques, des vaisseaux, etc. L'examen oblique n'est praticable que dans la station debout. Quand on prend dans cette même station le tracé frontal du cœur ou sa radiographie, il est important d'obtenir l'immobilité complète du sujet. Les déplacements latéraux du corps, même involontaires, sont les plus fréquents. On les évite en fixant les épaules au moyen de sangles croisées, attachées à l'écran ou au porte-plaques.

La position assise donne des indications identiques à celles de la station verticale, à condition que le malade repose sur une selle élevée et que le tronc reste bien droit.

2° — POSITIONS OBLIQUES

a) *Oblique antérieure droite.* — Dans cette position, le sujet regarde l'opérateur ou la plaque ; son *épaule droite* se trouve contre l'écran ou la plaque, et le plan du corps décrit avec le plan de l'écran ou de la plaque un angle plus ou moins grand.

b) *Oblique antérieure gauche.*— Le malade regarde l'opérateur ou la plaque, *l'épaule gauche* contre l'écran ou la plaque.

c) *Oblique postérieure droite.* — Le malade tourne le dos à l'opérateur ou à la plaque, *l'épaule droite* contre l'écran ou la plaque.

d) *Oblique postérieure gauche.* — Le malade tourne le dos à l'opérateur ou à la plaque, *l'épaule gauche* contre l'écran ou la plaque.

3° — POSITIONS LATÉRALES. — Le sujet décrit avec l'écran ou la plaque un angle de 90 degrés, *l'épaule droite* contre l'écran ou la plaque. Il est alors en position latérale droite. Inversement, si *l'épaule gauche* est au contact de l'écran ou de la plaque, on a la position latérale gauche.

II. — Etude de l'image du cœur dans les principales positions

A) — IMAGE DU CŒUR DANS LA POSITION FRONTALE

Nous prendrons comme sujet d'étude dans nos descriptions la projection de l'ombre cardiaque obtenue par tracé orthodiagraphique. Il va de soi que nos observations s'appliqueraient aussi bien à l'image donnée par la radiographie à grande distance, puisque les deux procédés fournissent des figures identiques, non déformées, ce qui est capital, rappelons-le, et ce que l'on ne saurait réaliser avec les autres méthodes.

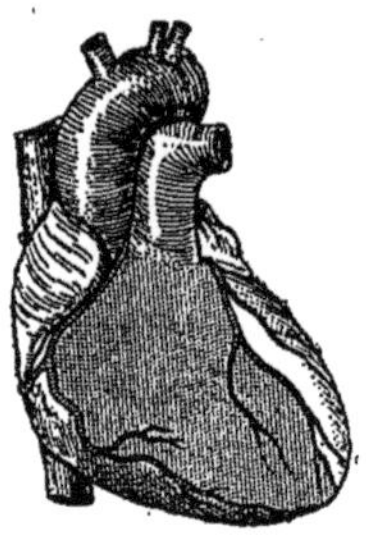

Fig. 2. — Cœur en position frontale

Afin de comprendre la signification des tracés orthodiagraphiques, il est indispensable de bien connaître, au préalable, l'image anatomique d'un cœur en position frontale. La voici reproduite sur la figure 2.

Comme il est facile de s'en rendre compte, on voit que le ventricule droit occupe la plus grande partie du schéma. Il est limité en haut et à droite (gauche sur la figure) par le sillon auriculo-ventriculaire qui le sépare de l'oreillette droite, laquelle constitue les deux tiers supérieurs du contour de l'organe.

Du côté gauche (droit de la figure) le sillon interventriculaire antérieur limite en dehors une étroite bande du ventricule gauche, depuis la base jusqu'à la pointe. Le contour gauche de l'organe est donc constitué dans toute sa longueur par le ventricule gauche. A la base on voit s'élever l'aorte et l'artère pulmonaire, dont les directions respectives ne tardent pas à se croiser.

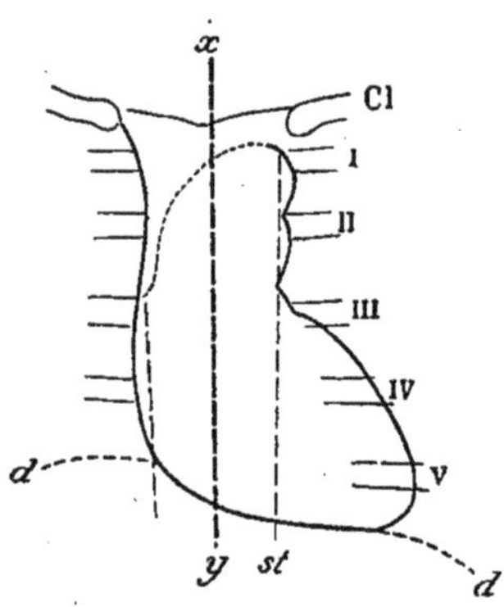

Fig. 3. — Graphique schématique des contours du cœur.

En reportant sur un graphique le contour de cette figure anatomique, on obtient le tracé de la figure 3, dont le profil limite :

A droite (à gauche sur la figure), dans le 4ᵉ espace intercostal, le ventricule droit ; dans le 3ᵉ espace, l'oreillette droite ; dans le 2ᵉ espace, le bord du sternum derrière lequel se trouve l'aorte ascendante et la veine cave supérieure.

A gauche (à droite de la figure) dans le 1er espace, le contour de la crosse de l'aorte ; dans le 2e espace, l'artère pulmonaire au-dessous duquel se trouve l'auricule gauche ; dans les 3e, 4e et 5e espaces, le ventricule gauche.

Sur la figure 3 nous avons indiqué le profil des clavicules (*cl*) du sternum (*st*) et des côtes.

Ceci posé, passons à l'étude de l'image rœntgénienne du cœur en position frontale.

Contours. — Si nous suivons le contour de l'ombre médiane du thorax (fig. 4), nous observons à gauche de la figure, en partant de la coupole diaphragmatique droite, une ligne courbe D'D qui limite le contour de l'oreillette droite. Au dessus du point D, le contour peut s'élever directement jusqu'à l'articulation sterno-claviculaire, donnant ainsi le profil du sternum ; chez beaucoup de sujets normaux, l'aorte ascendante déborde légèrement le sternum et l'ombre présente une saillie peu accentuée suivant la ligne DA.

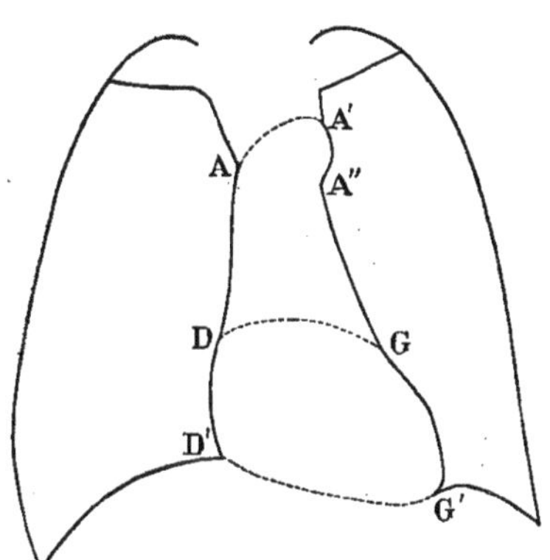

Fig. 4. — Orthodiagramme du cœur et des gros vaisseaux en position frontale.

Si l'on passe au côté droit de la figure, c'est à dire au côté gauche du sujet, les contours de l'ombre médiane présentent trois saillies hemicerclées ou trois arcs superposés : l'arc supérieur ou aortique (A'A'') dû au profil de la portion descendante de la crosse de l'aorte ; l'arc moyen ou pulmonaire (A''G) dû à la saillie de l'artère pulmonaire au-dessous de laquelle se voit une autre petite saillie qui répond à l'auricule gauche ; enfin l'arc inférieur (GG') constitué par le profil du ventricule gauche depuis la base jusqu'à la pointe. Cette dernière est toute proche de la coupole diaphragmatique gauche.

Les contours particulièrement intéressants pour l'étude du

cœur normal ou pathologique sont compris entre les lettres DD′ et GG′.

La ligne DD′ limite à l'état normal le contour de l'oreillette droite. Toutefois il peut se faire que, chez certains sujets, on perçoive, pendant l'examen radioscopique, des battements nets au voisinage du point D′. Ces battements sont systoliques et s'étendent sur un faible parcours au-dessus du diaphragme. Ils sont dus au ventricule droit qui se montre en ce point. Des conditions particulières sont nécessaires pour que ce fait se produise. Si l'organe présente une forme verticale, s'il siège sur la ligne médiane, si sa pointe est un peu abaissée et rejetée en dedans, ce qui entraîne un léger relèvement et une plus grande saillie du cœur droit à droite, on conçoit facilement que l'origine du ventricule droit apparaisse au-dessus du diaphragme. Mais ce fait est exceptionnel à l'état normal. Il s'observe, par contre, au cours de divers états pathologiques, et nous verrons au chapitre suivant quelle interprétation il convient de lui donner.

La ligne GG′ limite le contour du ventricule gauche dans toute sa longueur. Elle suit un trajet convexe en dehors, dans son tiers supérieur, incurvé en dedans pour contourner la pointe au niveau du diaphragme gauche.

Le point G, d'où part cette ligne GG′, est particulièrement intéressant à repérer exactement, car il répond à l'origine même du ventricule gauche à la base de l'organe. En fait, il se trouve au-dessous du contour des vaisseaux, à l'intersection de l'arc moyen et de l'arc inférieur. Pour le déterminer exactement dans la pratique, il faut recourir au procédé orthodiagraphique qui permet d'étudier les différents mouvements de l'organe.

En effet, si l'on observe les pulsations dont s'anime tout le bord gauche de l'ombre médiastinale, on voit qu'à chaque systole les unes se propagent en dehors, les autres en dedans. L'ombre du cœur subit un mouvement de retrait, tandis que l'ombre vasculaire décrit dans le même temps un mouvement d'expansion. Entre ces deux centres de battements, une petite zône demeure immobile : elle correspond à l'auricule gauche qui coiffe l'oreillette gauche, dont les contractions sont imperceptibles. C'est au pied de cette zone neutre, là où cessent les battements ventriculaires, que nous inscrirons le point G. Ce dernier est normalement en regard du point D, soit à la même hauteur, soit un peu au-dessus, sur les tracés pris dans le décubitus, soit légèrement au-dessous, sur les tracés pris dans la station verticale. On comprend que si, par suite d'une modification pathologique de certaines cavités cardiaques, ce point se trouve exagérément abaissé ou relevé, on en puisse inférer que l'origine du ventricule siège plus ou moins haut. La ligne GG′ sera de ce fait diminuée ou bien augmentée de longueur, et cette constatation fournira un élément d'appréciation du volume ventriculaire. Nous verrons plus loin combien la détermination de G est intéressante dans l'étude du rétrécissement mitral pur.

A l'état normal, le rapport des longueurs G G′ et D D s'inscrit de la façon suivante : G G′ > D D′, et cela signifie que le contour du bord gauche est plus développé que son congénère. L'excès au profit du premier est de 1 à 3 centimètres.

Notons enfin que le point G′ est situé plus bas que le point D′. Cela tient à ce que le cœur, couché sur le diaphragme d'arrière en avant et de droite à gauche, vient, par sa pointe, déprimer légèrement le muscle sur lequel il repose et qui ne lui offre qu'une faible résistance, étant donnée la mobilité des organes sous-jacents.

Pointe du cœur. — La pointe du cœur répond au voisinage de l'ombre diaphragmatique gauche, tantôt un peu au-dessus, tantôt un peu au-dessous, ceci lorsque le sujet est en apnée ou en respiration superficielle. Pendant les mouvements d'inspiration profonde, la pointe se détache de l'ombre diaphragmatique, ainsi que le contour inférieur du cœur (fig. 5). Celui-ci se trouve alors séparé de l'ombre abdominale par une bande claire plus ou moins large. La transparence de cette région est due à la faible épaisseur des feuillets péricardiques qui vont s'insérer au centre phrénique, ce qui permet de percevoir la clarté du tissu pulmonaire situé en arrière.

La pointe et le contour inférieur du cœur se dessinent parfois sans que le sujet abaisse profondément son diaphragme. Lorsque la bulle d'air de l'estomac est suffisamment grande, l'ombre cardiaque se profile nettement dans cette zône gazeuse très claire.

Mesures de l'ombre. — Lorsque les contours du cœur ont été tracés par le procédé orthodiagraphique ou fixés sur un cliché téléradiographique, l'évaluation de la surface ainsi obtenue nous donne la mesure réelle de l'organe suivant son plan de projection : celle-ci s'exprime de deux façons :

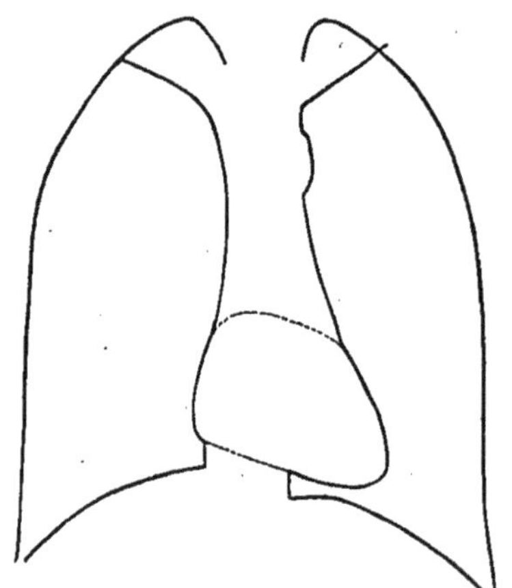

Fig. 5. — En inspiration profonde la pointe et le contour inférieur du cœur se séparent de l'ombre diaphragmatique.

a) par la mesure de l'aire de projection.

b) ou par celle de la longueur de ses principaux diamètres.

a) *Mesure de l'aire.* — La mesure de l'aire du cœur se fait soit au moyen du planimètre d'Amsler, soit au moyen d'une feuille de papier millimétrique sur laquelle on reporte la figure obtenue en comptant le nombre de millimètres carrés auquel elle correspond.

Cependant la figure sur laquelle on opère contient des éléments arbitraires. Ce n'est, en effet, qu'à l'état pathologique, lorsque l'ombre du cœur est très sombre, que l'on est en mesure de fixer sur le tracé les lignes DG correspondant à la base et D'G' correspondant au contour inférieur. A l'état normal il n'en est pas ainsi et les lignes construites sont simplement interprétatives. Aussi le calcul de l'aire ne saurait-il être qu'approximatif.

Le Pr Moritz l'a jugé cependant, et avec raison semble-t-il, assez exact pour servir de base à un certain nombre d'estimations relatives à la mesure de l'aire cardiaque comparée à la taille des sujets. (1)

Voici les résultats auxquels il est arrivé :

Taille de						
153 à 157cm,	l'aire du cœur a varié de	80^{cm^2}	à	100^{cm^2},	moy.	98^{cm^2}
161 à 169cm,	—	87	—	108	—	102
171 à 178cm,	—	92	—	126	—	109

MM. Bouchard et Balthazard (2), opérant sur 13 hommes et 36 femmes, ont trouvé que la moyenne de la surface du cœur chez l'homme était de $89{,}5^{cm^2}$, avec des écarts de 78^{cm^2} à 104^{cm^2} ; de 76 centimères carrés chez la femme, avec des écarts de 60 à 96 centimètres carrés.

MM. Guilleminot et Chiron (3) ont obtenu une moyenne de 79^{cm^2} chez des jeunes gens (étudiants en médecine) de 25 à 30 ans, avec des écarts de 69^{cm^2} à 98^{cm^2}.

MM. Claytor et Merril (4), étudiant comparativement l'aire cardiaque, la taille et le poids, ont montré qu'il n'y avait aucune relation régulière entre les deux premières valeurs. Par contre, il y en a une très nette entre l'aire cardiaque et le poids. Ces auteurs ont vu chez 37 hommes que pour une augmentation de poids de 60 % l'aire cardiaque s'accroissait de 39 % ; cette progression commençait à décliner pour le poids au-dessus de 65 kilos. Chez la femme, la progression n'est pas la même : elle n'est que de 25 % pour 60 % d'augmentation de poids. Ces constatations sont d'ailleurs d'accord avec celles faites antérieurement par Dietlen et Grœdel.

b) *Mesure des diamètres*. — Le Pr Moritz trace sur l'ombre cardiaque les quatre diamètres suivants.

Le *diamètre longitudinal* (Langsdurchmesser) *e f* (fig. 6), s'étendant de la base du cœur à la pointe.

Le *diamètre transversal* (Querdurchmesser) *g h*, perpen-

1. — Moritz., Munch. Med. Woch.,. 1912.
2. — Bouchard et Balthazard 1900.
3. — Chiron, thèse de Paris. 1905.
4. — Claytor et Merril, The Amer Journ. of the Med. Sciences, Oct. 1909.

diculaire au précédent et suivant approximativement le sillon auriculo-ventriculaire droit.

Les deux autres diamètres, *distance du milieu à droite* (median-abstand rechts) *a b*, et *distance du milieu à gauche* (median-abstand links) *c d*, sont établis de la façon suivante : après avoir tracé sur toute l'ombre du cœur une ligne verticale passant par le milieu du sternum, on joint horizontalement un point de cette ligne au point le plus saillant du contour de l'oreillette droite. On détermine ainsi *a b* dont la longueur indique le développement de la partie droite du cœur. En réunissant un point de la ligne médiane avec le point opposé le plus saillant du contour ventriculaire gauche, on obtient le diamètre *c d* qui indique le développement de la partie gauche du cœur.

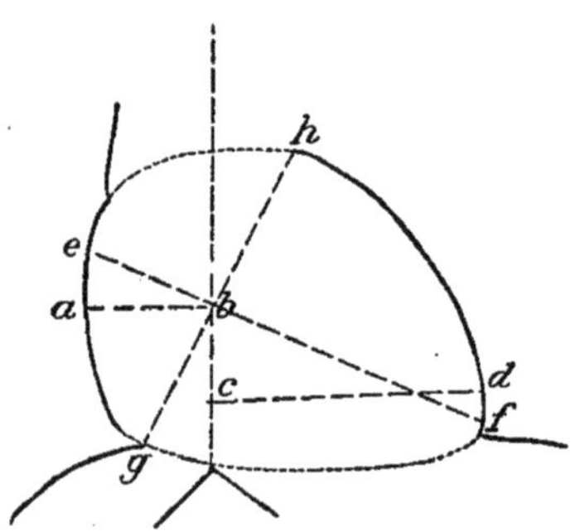

Fig. 6. — Diamètres du cœur d'après M. le Pr Moritz :
e f, diamètre longitudinal ;
g h, diamètre transversal ;
a b, diamètre du milieu à droite ;
c d, diamètre du milieu à gauche.

La mesure de ces quatre diamètres a permis à l'auteur d'établir le tableau ci-dessous d'après la taille des individus :

HOMMES DE 17 A 56 ANS
(Projection orthodiagraphique dans le décubitus horizontal)

TAILLE cm.		Diamètre du milieu à droite cm.	Diamètre du milieu à gauche cm.	Diamètre longitudinal cm.	Diamètre transversal cm.
153-157	Moyenne.......	4,4	7,9	13,0	10,2
	Maximum	4,8	8,0	13,5	10,5
	Minimum.......	4,0	7,8	11,5	10,0
161-169	Moyenne.......	4,4	8,3	13,4	10,5
	Maximum	5,0	9,3	14,5	10,8
	Minimum.......	3,5	7,5	12,8	9,0
171-178	Moyenne.......	4,6	9,8	14,0	10,3
	Maximum	5,9	15,3	15,3	11,0
	Minimum.......	3,0	12,5	12,5	9,0

MM. Claytor et Merril ont procédé autrement. Ils ont estimé qu'il suffisait de mesurer deux diamètres : un diamètre longitudinal partant de la base du cœur, à l'intersection de la courbe cardiaque et de l'origine des vaisseaux, pour aboutir à la pointe du cœur, et un diamètre transversal qui représente la somme des deux demi-diamètres (milieu à gauche et milieu à droite de Moritz) (Voyez fig. 7). Enfin ils ont pris comme repère non plus la taille, mais le poids des sujets :

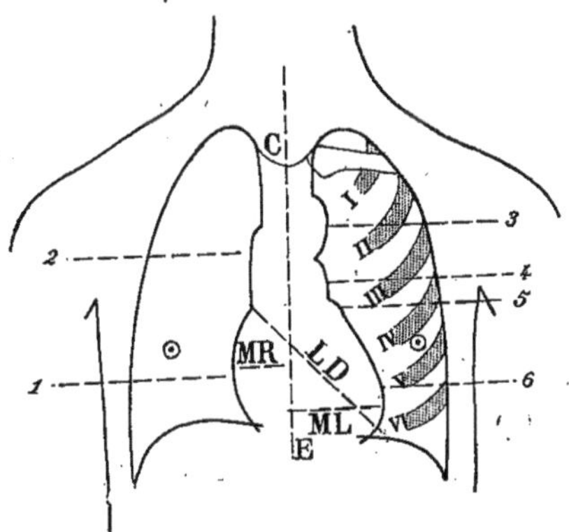

Fig. 7. — Diamètres du cœur d'après MM. Claytor et Merrill :
L D, diamètre longitudinal ;
M R + M L = diamètre transversal.

CLAYTOR ET MERRILL

Table I. — Hommes. Orthodiagrammes en position verticale

POIDS en livres		Diamètre transversal MR+ML	Diamètre longitudinal
109-117	Minimum	10,7	11,8
	Moyenne	10,9	12,6
	Maximum	11,3	13,5
118-126	Minimum	11,0	12,0
	Moyenne	11,8	13,2
	Maximum	12,5	14,0
127-135	Minimum	11,0	12,0
	Moyenne	11,9	13,4
	Maximum	13,1	14,5
136-144	Minimum	11,5	12,5
	Moyenne	12,3	13,5
	Maximum	13,0	15,0
145-162	Minimum	12,0	14,0
	Moyenne	12,4	14,6
	Maximum	13,8	15,8
163-181	Minimum	11,0	14,0
	Moyenne	12,9	14,7
	Maximum	13,4	15,3

CLAYTOR ET MERRILL

Table II. — Femmes. Orthodiagrammes en position verticale

POIDS en livres		Diamètre transversal	Diamètre longitudinal
91-99	Minimum	9,9	12,0
	Moyenne	10,2	12,1
	Maximum	10,5	12,3
100-108	Minimum	10;0	11,5
	Moyenne	10,7	11,9
	Maximum	11,1	12,4
109-117	Minimum	10,2	10,5
	Moyenne	11,0	12,2
	Maximum	12,2	13,8
118-126	Minimum	9,6	11,2
	Moyenne	11,2	12,4
	Maximum	12,6	13,3
127-135	Minimum	10,0	12,2
	Moyenne	11,1	12.7
	Maximum	11,8	13,2
136-144	Minimum	10,9	12,3
	Moyenne	11,6	12,9
	Maximum	12,8	14,2
145-159	Minimum	10,6	11,8
	Moyenne	11,7	12,6
	Maximum	12,8	13,2

Le procédé que nous avons adopté et que nous employons couramment diffère peu du précédent. Si nous avons cru devoir rejeter celui de Moritz, c'est qu'il nous a semblé s'appuyer sur une conception erronée. En effet, cet auteur établit sa mensuration du cœur en considérant celui-ci comme un ovoïde parfait, la figure ainsi obtenue prétendant être géométrique. Or, cela ne correspond pas à la réalité. Nous avons pensé qu'il était plus logique de s'attacher à ne tracer que des diamètres aboutissant à des points réels du contour du cœur. Il suffit alors d'en connaître deux pour avoir une idée exacte du volume de l'organe.

Or, ces deux diamètres à déterminer, et l'expérience nous a montré que, dans la plupart des cas, il n'en était pas besoin d'autres, sont le diamètre longitudinal et le diamètre transversal ou horizontal.

Le diamètre de hauteur ou longitudinal part de l'intersection du contour droit du cœur et de l'origine des vaisseaux, pour aboutir à la pointe du cœur (ligne D G′ de la fig. 8). Rien n'est plus facile que de le tracer.

Le diamètre transversal ou horizontal se détermine un peu différemment. Il doit, cela se conçoit aisément, représenter la plus grande distance qui sépare le bord droit du bord gauche du cœur ; mais il est exceptionnel que le plus grand développement de chacune des deux parties du cœur corresponde à une ligne horizontale ; le plus souvent c'est une ligne plus ou moins oblique qui réunirait les deux points extrêmes. Or il y a intérêt à ce que la direction horizontale de cette ligne soit conservée. On y parviendra en menant deux lignes partant de la partie droite et gauche du cœur, au point où chacune d'elles est la plus éloignée du sternum et aboutissant à la ligne médio-sternale. En additionnant ces deux demi-diamètres on aura la ligne horizontale cherchée.

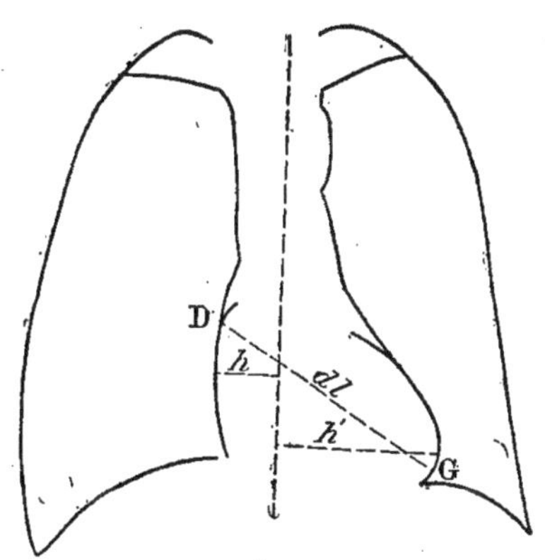

Fig. 8. — Diamètres du cœur (Vaquez et Bordet) :
$d\ l$, diamètre longitudinal ;
$h + h'$, diamètre horizontal.

En comparant les deux diamètres, longitudinal et horizontal, nous avons vu que, dans le décubitus, ils étaient sensiblement égaux. Parfois le premier est supérieur au second de 5 m/m à 1 cm environ ; exceptionnellement il lui est inférieur de quelques millimètres. Dans la station debout, le diamètre longitudinal peut s'allonger un peu, ce qui est d'ailleurs très rare ; par contre, le diamètre horizontal diminue toujours. Il devient alors inférieur au précédent de 5 millim. à 1 centim.

Les résultats que nous avons obtenus au cours de nombreuses mensurations sont assez comparables à ceux de Claytor et Merril. Comme ces auteurs, nous avons vu que les variations du volume de l'organe étaient proportionnelles au poids plutôt qu'à la taille des sujets. Mais il est bien entendu que le poids exprime ici le développement physique et musculaire, et non la surcharge graisseuse. Il est intéressant de noter que c'est la conclusion à laquelle sont arrivés Potain et Vaquez, dans la mesure par la percussion de l'aire du cœur chez les jeunes sujets.

Un troisième diamètre, de valeur secondaire, est celui que l'on obtient en reliant la base du ventricule gauche (ou point G) à l'angle cardio-diaphragmatique droit (ou point D′). Nous l'appellerons, sans autre désignation, diamètre D′ G. Sa longueur nous indique la distance qui sépare le point d'origine du contour ventriculaire droit du point d'origine du contour ventriculaire gauche, en d'autres termes le développement en largeur de la base des ventricules. Van Zwaluwenburg et Warren (1), Otten (2) ont attiré l'attention sur l'intérêt pratique de ce diamètre. Il s'inscrit sur la figure, soit en réunissant D′ et G par une ligne droite, soit en abaissant de D′ et de G deux perpendiculaires sur le diamètre longitudinal. Dans ce dernier cas, la somme des deux demi-diamètres ainsi tracés donne le diamètre D′ G. L'évaluation de cette mesure est quelquefois utile pour traduire en chiffres l'hypertrophie des ventricules à leur base. Il est évident que si les parois du ventricule gauche, par exemple, augmentent d'épaisseur, le point G′ se trouvera repoussé vers la gauche, et, par conséquent, la ligne D G′ augmentera d'autant. Le même fait se produira si c'est au contraire le point D′ qui se trouve rejeté vers la droite par suite de la dilatation ou de l'hypertrophie du ventricule droit. Dans une

1. — Van Zwaluwenburg et Warren (Archives of internat médecine, fol. 1911).

2. — Otten. — *Die Bedeutung des Orthodiagraphies für die Erkennung der beginnenden Herzweiterung,* Deuts. Arch. f. Kl. Medi. Febr 1912.

série d'examens du même sujet, ce diamètre peut varier seul, alors que les deux autres se modifient peu, et nous possédons un moyen de plus d'étudier les changements de volume du cœur. (Voir plus loin les figures du chapitre VIII).

Le point d'intersection du diamètre D'G et du diamètre longitudinal (soit le point O), dont le siège varie suivant le degré d'inclinaison de ces deux diamètres, a amené MM. Zwaluwenburg et Warren à étudier le rapport des deux distances D O et O G'. Ce rapport est approximativement proportionnel au rapport de la surface auriculaire à la surface ventriculaire. La proportion D : O : : OG' représenterait la relation des surfaces des oreillettes et des ventricules. Le chiffre obtenu ou index varierait chez les sujets normaux entre 0.534 et 0.704. Il augmenterait lorsque la surface des oreillettes s'accroîtrait et diminuerait lorsque la surface des ventricules prédominerait. Ces auteurs ont en effet trouvé dans la sténose mitrale l'index 1000, et dans un cas de néphrite interstitielle l'index 280.

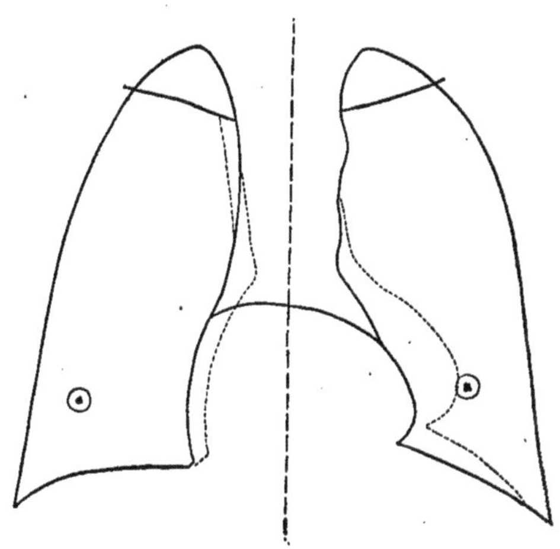

Fig. 9. — Inclinaison latérale du corps à gauche. En traits pleins, contours du cœur dans la station verticale (dessin fait sur la peau du thorax). En pointillés, profil pris en inclinaison latérale gauche.

Mobilité du cœur. — Pour constater la mobilité du cœur, il suffit de faire exécuter au sujet placé derrière l'écran radioscopique des mouvements d'inclinaison du corps à droite et à gauche de son axe vertical.

On voit alors, surtout si l'inclinaison s'est faite à gauche, que le cœur s'écarte de la ligne médiane de 1 à 2 centimètres environ, ce qu'il est facile de constater si l'on a le soin d'inscrire sur la peau du sujet les deux tracés successifs du contour de la pointe dans ces différentes positions (fig. 9).

La position du cœur varie également lorsque le patient passe de la station verticale au décubitus horizontal (fig. 10). Dans la station verticale le cœur tire sur les insertions de la base et sur les vaisseaux, il repose davantage sur la voûte diaphragmatique et s'abaisse par conséquent en totalité. Dans le décubitus, le cœur semble s'étaler, refoulé qu'il est en haut et en arrière.

Déplacements dus à la respiration. — Pendant l'inspiration profonde, le cœur suit les mouvements du diaphragme et s'abaisse. En même temps l'organe change un peu de forme et ses diamètres varient légèrement : le diamètre longitudinal augmente et le diamètre horizontal diminue ; il en résulte un allongement et un rétrécissement de l'ombre du cœur.

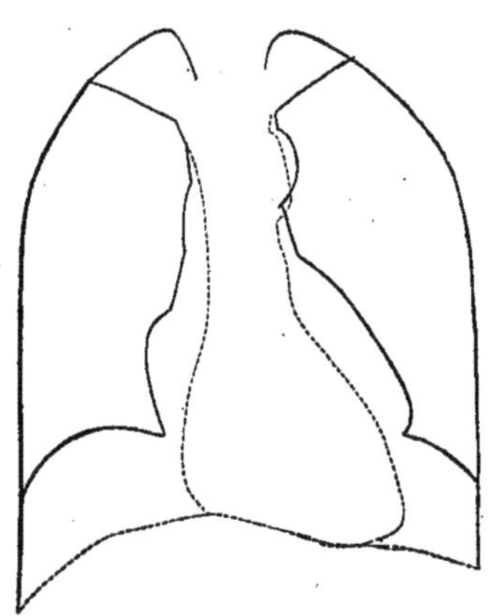

Fig. 10. — En traits pleins, projection en position couchée En pointillés, position debout.

Pendant l'expiration profonde, c'est le contraire qu'on observe. Sous la poussée du diaphragme, le cœur se relève et s'étale ; les deux diamètres augmentent : l'horizontal plus encore que le longitudinal.

Voici, à titre d'exemple, les chiffres notés sur un sujet normal de trente ans.

	Respiration moyenne	Inspiration forcée	Expiration forcée
	—	—	—
Diam. longitudinal	11.5	11.8	13.5
Diam. horizontal	11.5	11.2	15.1

Les considérations précédentes n'ont trait qu'aux mouvements forcés d'inspiration et d'expiration. Si la respiration est tranquille, le volume du cœur, comme l'a fait remarquer M. Grœdel (1), ne change pas notablement.

Non moins importantes à considérer sont les modifications que les actes respiratoires impriment aux rapports du cœur avec le diaphragme :

a) Dans le décubitus, *l'inspiration forcée* abaisse fortement le cœur et les diaphragmes au-dessous de leur position moyenne (ou d'inspiration tranquille). Le mouvement de descente des diaphragmes se développe sur une distance de 3 à 5 centimètres.

Pendant *l'expiration forcée*, le cœur et les diaphragmes ne s'élèvent que très peu au-dessus de leur position moyenne (ou d'expiration tranquille (Voyez fig. 11).

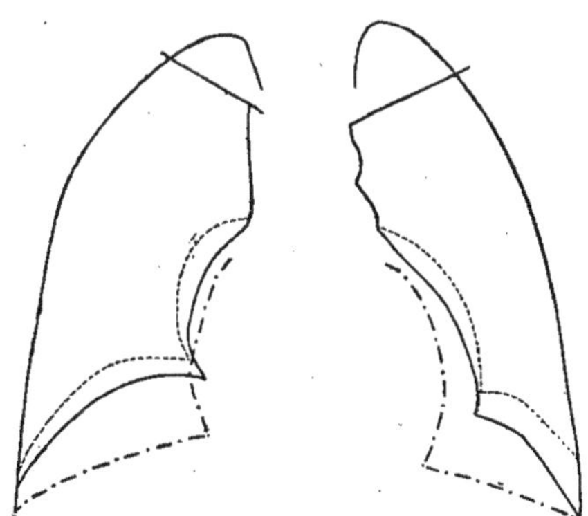

Fig. 11. — Tracés pris dans le décubitus. En traits pleins, respiration tranquille. En pointillés, expiration forcée. En traits et points, inspiration forcée.

b) Dans la station verticale, c'est au contraire *l'expiration forcée* qui provoque la mobilisation la plus considérable du cœur et du contour diaphragmatique, mais cette fois-ci dans le sens de la hauteur, tandis que *l'inspiration forcée* n'abaisse que modérément le cœur et les diaphragmes au-dessous de leur position moyenne (fig. 12).

Quand le sujet est debout, l'organe, appendu dans le sac péricardique, a une tendance toute naturelle à peser sur le diaphragme et à s'abaisser sous l'influence même de son poids ; l'inspiration forcée n'ajoute que fort peu à ce mouvement. Il en est tout autrement dans le décubitus. Le cœur est alors plus haut placé, mais ses insertions de la base ne

1. — F.-M. Grœdel, *Etudes radio-cinématographiques relatives à l'influence de la respiration normale sur la grandeur et la position du cœur* (Zeits. f. Klin. Med. Band LXXII, pp. 292, 310).

le retiennent que mollement, et il cède très facilement aux tractions qu'exerce sur lui le diaphragme pendant l'inspiration profonde.

Ces données n'auraient qu'un intérêt assez restreint, si on n'était pas conduit à chaque instant à les interpréter au cours des états pathologiques du cœur et du péricarde. Nous verrons ultérieurement l'importance qu'acquiert pour le diagnostic des diverses cardiopathies la connaissance exacte des rapports du cœur avec le diaphragme. Il était donc utile de noter très explicitement les modifications qu'ils sont capables de subir à l'état physiologique.

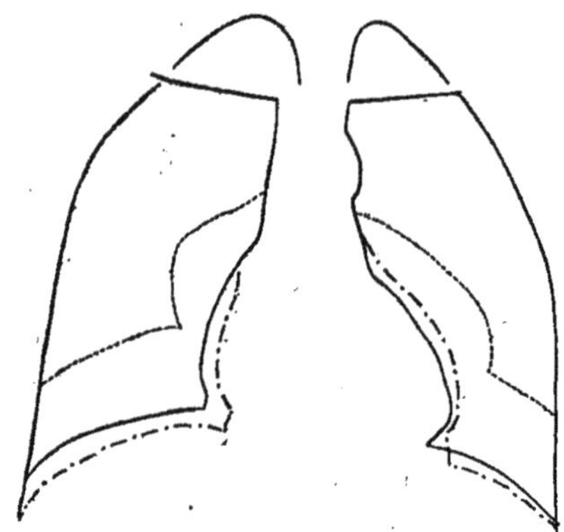

Fig. 12. — Tracés pris dans la station verticale. En traits pleins, respiration tranquille. En pointillés, expiration forcée. En traits et points, inspiration forcée.

Battements du cœur. — L'étude radiologique des battements du cœur n'a pas encore été entreprise par les auteurs, non qu'elle manque d'intérêt, comme nous allons le montrer, mais par suite de l'absence de données précises ou de repères fidèles.

Et, ici, c'est la radiographie et la radioscopie qui sont toutes deux aussi impuissantes à tracer sur le cliché ou sur l'écran le perpétuel mouvement des diverses parties du cœur. Il faudra pour y arriver d'autres ressources que celles dont nous disposons actuellement ; si la cinémato-radiographie devient un jour d'application courante, il n'y a pas de sujet qui s'offrira alors à son objet de façon plus palpitante que la cardiologie.

Elle seule pourra fixer par écrit et pour que chacun puisse les lire, ces changements, aujourd'hui mystérieux, dans la succession, l'amplitude, la forme même de la contraction des différentes parties du cœur. On reconnaîtra peut-être alors et facilement l'insuffisance aortique à la simple vue de l'ample rétraction systolique de l'ombre ventriculaire, l'insuffisance cardiaque à l'ondulation traînante du bord gauche du cœur, la crise tachycardique à l'explosion soudaine des battements, le retrécissement mitral à l'intensité de la contraction auriculaire, et la paralysie de l'oreillette à l'immobilité même de cet organe. De tout cela nous ne pouvons avoir aujourd'hui qu'un aperçu, mais déjà les indications que ce simple aperçu est capable de donner dans le diagnostic des diverses cardiopathies sont telles qu'il ne faut pas omettre de les signaler au cours d'un examen radiologique.

B) — IMAGE DU CŒUR DANS LES POSITIONS OBLIQUES

Position oblique postérieure droite. — Cette position est celle qu'occupe le malade lorsqu'il tourne le dos à l'observateur en appuyant son épaule droite contre l'écran. Son épaule gauche se trouve être, par conséquent, la partie du corps la plus éloignée de l'écran. Son éloignement est maximum lorsque la ligne qui passe par les deux épaules (l'axe biscapulaire) forme un angle droit avec le plan de l'écran. L'épaule gauche se rapproche-t-elle de l'écran, l'angle d'obliquité du corps diminue d'autant.

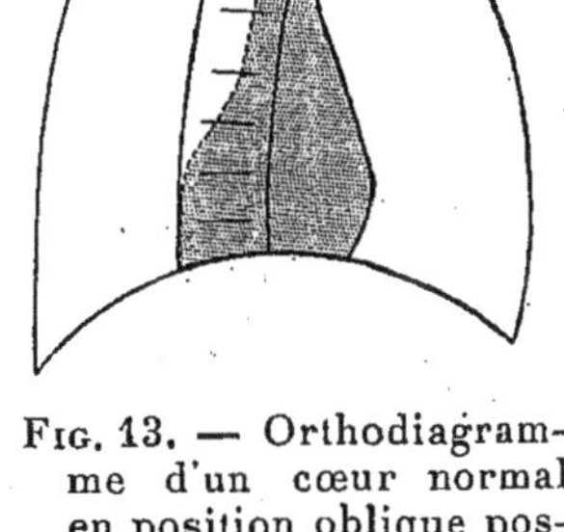

Fig. 13. — Orthodiagramme d'un cœur normal en position oblique postérieure droite à 30 degrés. La pointe du cœur disparait derrière l'ombre de la colonne vertébrale.

Si donc le malade, se trouvant en position oblique postérieure droite, sous un angle peu élevé, de 20 degrés par exemple, on le fait pivoter autour d'un point fixe qui est l'épaule droite, de manière à éloigner progressivement l'épaule gauche, on augmentera également l'angle d'obliquité du corps qui passera successivement de 20 à 25, 30, 35 degrés, etc... — Pendant cette manœuvre l'ombre projetée ne manquera pas de se modifier suivant l'incidence du faisceau de rayons traversant les organes thoraciques. En effet, tandis que l'ombre de la colonne vertébrale qui se trouvait au milieu de l'écran se déplace vers la gauche, celle du ventricule gauche qui débordait fortement à gauche se transporte vers la droite. Ces deux ombres, cheminant dans des directions inverses, finissent par se croiser. Il arrive un moment où la pointe du cœur se rapproche de la colonne vertébrale, puis elle disparaît derrière l'ombre qui la représente.

Si l'on calcule alors l'angle que forme l'axe bi-scapulaire du patient avec le plan de l'écran, on a l'angle de disparition de la pointe. Cette notation, qui ne peut se faire que pendant l'examen orthodiascopique, a une valeur pratique incontestable. On comprend que l'angle sous lequel disparaît la pointe du cœur dans cette position soit fonction du développement de l'organe. En connaître le degré, c'est posséder un élément de plus d'appréciation du volume du cœur. En effet, chez les sujets normaux, cet angle est généralement de 25 à 30 degrés (fig. 13) ; s'il est de 40 45 ou 50 degrés, on est autorisé à en conclure que les cavités ventriculaires sont augmentées de volume.

Pour pouvoir évaluer avec précision et rapidité le degré d'obliquité du corps, nous avons fait construire par M. Boulitte un indicateur d'angle ou goniomètre d'un usage pratique. Ce petit appareil se compose d'une règle en bois horizontale, à laquelle sont fixées deux tiges de bois perpendiculaires dont l'écart est rendu variable par un coulissage qui permet de les arrêter en un point quelconque de leur trajet. En position postérieure, le sujet tourne le dos à la règle et les deux tiges perpendiculaires viennent se placer au milieu des régions scapulaires. En position antérieure, ces deux tiges maintiennent le patient, soit comme nous venons de l'expliquer, soit de préférence pour les obliquités inférieures à 50 degrés, sur la face antérieure du corps, au tiers externe des régions claviculaires. L'axe bi-scapulaire du corps demeure donc parallèle à la direction de la règle. Celle-ci pivote à son extrémité reliée au cadre de l'écran qui, pour cet examen, doit avoir une position fixe. L'articulation de la règle porte un cadran divisé. Le système étant solidaire du corps, pour connaître l'angle d'obliquité du sujet, il suffit de caler la règle au moyen d'une vis et de lire le chiffre qui se trouve en face d'un index. (Voir la figure 14.)

En continuant la manœuvre précédemment décrite jusqu'à ce que le sujet décrive un angle de 50 degrés, on obtient la

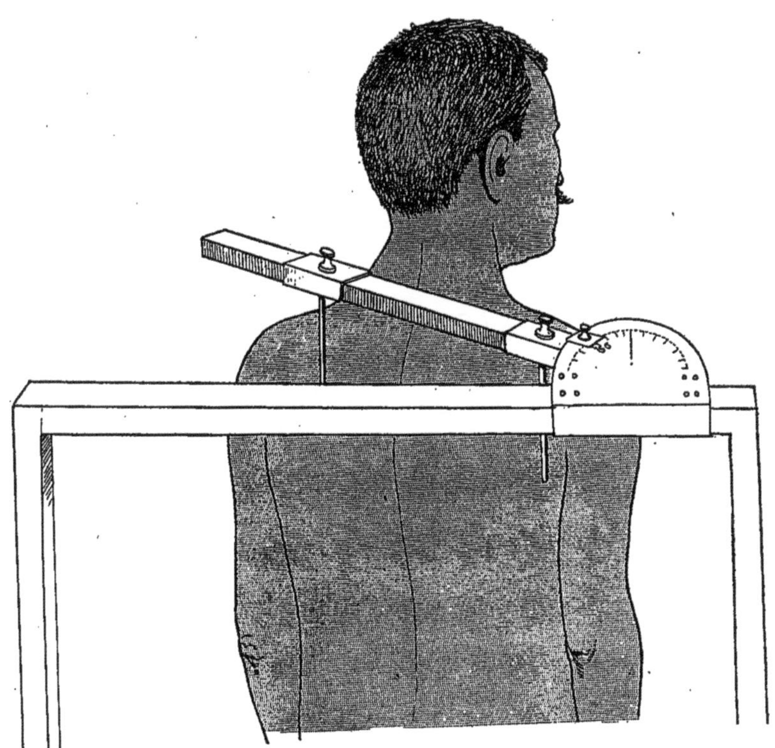

Fig. 14. — Goniomètre de Vaquez et Bordet.

projection des organes médiastinaux, dont le contour est indiqué par la figure 16.

Dans cette position (OPD50°), les rayons pénètrent dans le corps par la paroi thoracique gauche et sortent par la paroi droite, pour venir projeter sur l'écran ou sur la plaque radiographique l'ombre des organes médiastinaux sous une incidence particulière. Si l'on veut savoir anatomiquement à quelles régions de l'organe correspondent les contours de l'ombre ainsi observée, il suffit d'examiner le schéma de la figure 15.

On voit que le rayon normal *n n'* tangent au cœur du côté de la colonne vertébrale atteint au niveau de la huitième cervicale l'oreillette gauche, dont les parois forment dans cette position la partie la plus saillante du cœur. En se représentant mentalement la figure anatomique en élévation, il est facile de comprendre que la surface ventriculaire se développe seule au-dessous de l'oreillette. Le rayon normal qui sera tangent, dans une situation plus basse, au profil cardiaque projettera l'ombre du ventricule gauche.

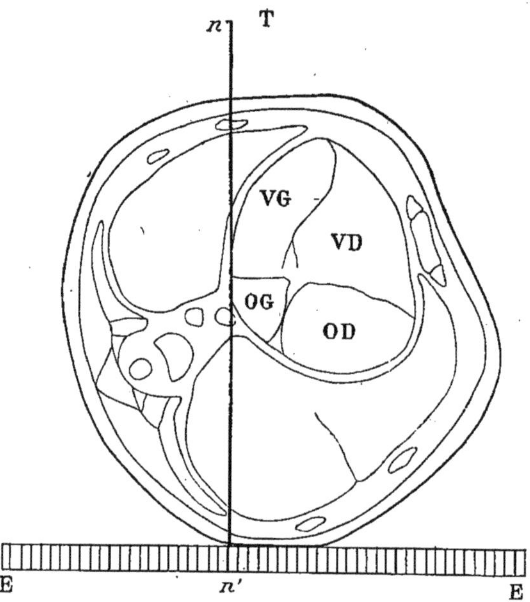

Fig. 15.— Coupe anatomique schématique (d'après Luschka).— Position oblique postérieure droite. T, tube de Rœntgen ; *n n'*, trajet du rayon normal ; E E, écran ; VG, ventricule gauche ; VD, ventricule droit ; OG, oreillette gauche ; OD, oreillette droite.

Le tracé orthodiagraphique relevé dans ce cas nous représente en effet, en étudiant la figure 16 de gauche à droite, les projections suivantes :

En P G, une zône claire, le poumon gauche ;

En *c*, l'ombre de la colonne vertébrale ;

En *e*, l'espace clair rétro-cardiaque ;

En OG (au-dessous du profil de l'aorte), le contour de l'oreillette gauche, surmontant le profil du ventricule gauche VG ;

En VD, le profil du ventricule droit ;

Enfin en PD, la plage claire du poumon droit.

La région la plus intéressante de cette figure est celle de l'oreillette gauche OG. Celle-ci se profile nettement dans cette position qui est une des plus favorables pour son examen. Comme on le voit, cette cavité occupe ici les deux tiers postéro-supérieurs de l'ombre cardiaque.

Pour nous assurer de la réalité de ces faits, nous avons examiné un malade auquel MM. Clerc et Esmein avaient fait déglutir une petite ampoule en caoutchouc destinée à

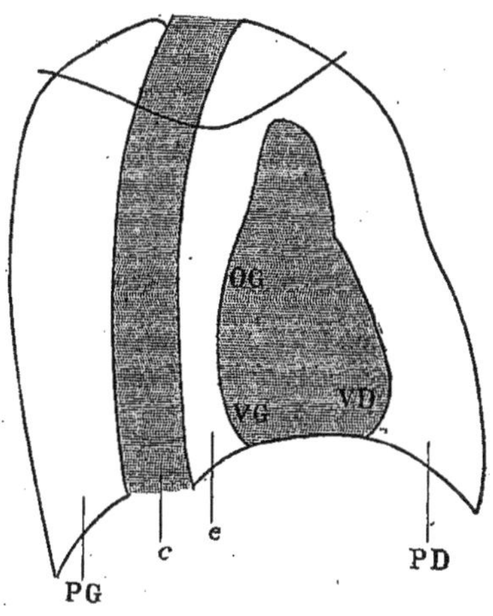

Fig. 16. — Orthodiagramme pris en position oblique postérieure droite (OPD) à 50 degrés.

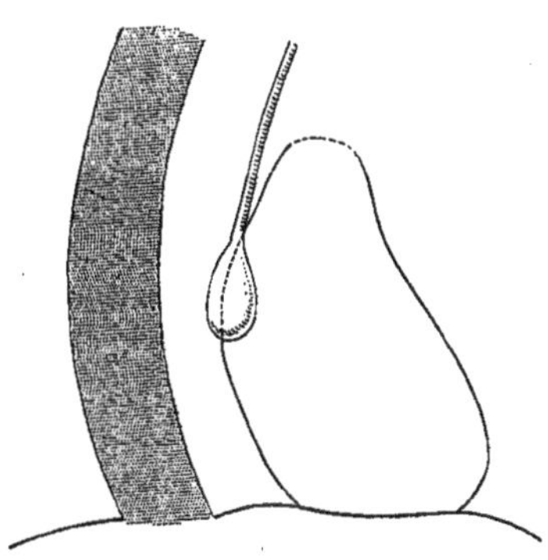

Fig. 17. — Projection d'ensemble en OPD d'une sonde et d'une ampoule dans l'œsophage ; l'ampoule est arrêtée au niveau de l'oreillette gauche.

prendre, suivant la méthode de Minkowski et Frédéricq, le graphique des battements de l'oreillette gauche. Cette ampoule, contenant une certaine quantité de bismuth, se voit nettement sur la figure 17. Elle est située à la partie postéro-supérieure de l'ombre du cœur et se trouve dans la zône des battements auriculaires les plus forts. Son ombre se profile en avant de l'ombre du cœur, et cela se comprend, puisque l'œsophage, où se trouve l'ampoule, est à droite (en avant par rapport à l'écran) de la portion la plus saillante de l'oreillette gauche.

La distance qui sépare le profil du cœur de l'ombre de

la colonne vertébrale est d'autant moins large que l'angle d'obliquité est moins élevé. C'est ainsi qu'à 40 degrés la bande claire est très étroite, tandis qu'à 50 degrés elle est beaucoup plus large. Cette incidence de 50 degrés, qui fait convenablement apparaître l'espace clair rétro-cardiaque, permet d'étudier les parois du cœur qui s'y profilent et notamment le contour de l'oreillette gauche ; chez certains sujets à thorax peu développé ou plat, une obliquité de 60 degrés est nécessaire pour arriver au même résultat.

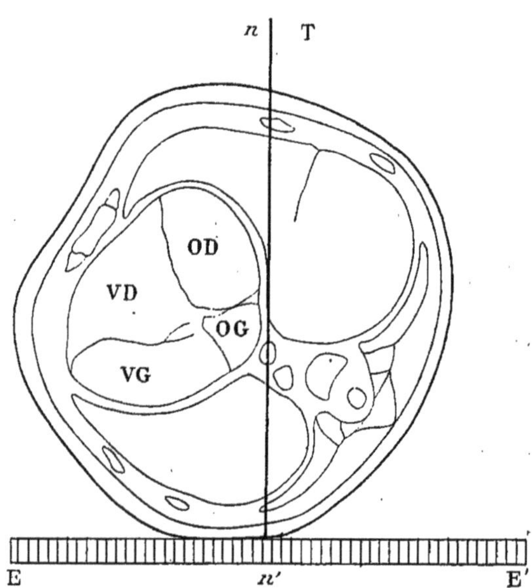

Fig. 18. — Coupe anatomique en position oblique postérieure gauche.

Nous verrons plus loin que lorsque le volume de l'oreillette gauche augmente pathologiquement, la saillie de son ombre s'accentue d'autant et son contour se rapproche de celui de la colonne vertébrale. Pour en évaluer le développement, il importe de se placer dans des conditions bien déterminées, en un mot de savoir sous quel angle d'obliquité se trouve le corps du malade.

Position oblique postérieure gauche. — Dans cette position et sous un angle de 50 degrés, le rayon normal pénètre par la région thoracique antéro-latérale droite et sort par la région thoracique postérieure gauche. Dans la zône œsophagienne, il est tangent à la paroi postérieure des deux oreillettes, mais surtout de l'oreillette droite. Dans cette position, l'oreillette gauche et le ventricule gauche sont le plus rapprochés de l'observateur et le grand axe du cœur est presque parallèle au plan de l'écran (fig. 18). On doit donc apercevoir la pointe du cœur à gauche et obtenir une projection s'étendant vers la paroi externe. C'est en effet ce que l'on constate sur l'orthodiagramme de la figure 19. On voit, d'autre part, sur cette dernière figure, que le contour du cœur limite dans l'espace clair les oreillettes et notamment la droite, et, vers le diaphragme, la partie inférieure du ventricule gauche. A gauche de la figure, le tracé limite en haut les oreillettes, au-dessous le ventricule gauche ; on perçoit nettement pendant l'examen radioscopique les battements de la pointe en *p*.

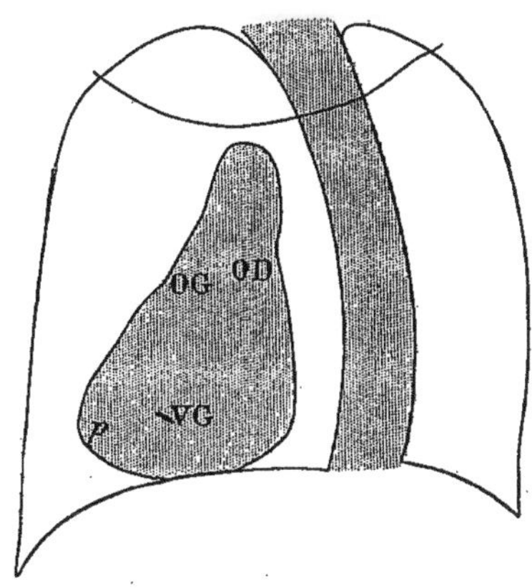

Fig. 19. — Orthodiagramme pris en position oblique postérieure gauche (OPG) à 50 degrés.
OD, oreillette droite ; OG, oreillette gauche ; VG, ventricule gauche ; *p*, pointe du cœur.

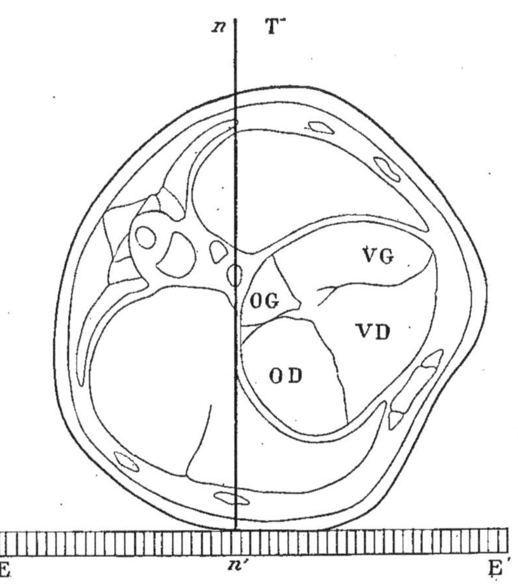

Fig. 20. — Coupe anatomique en position oblique antérieure droite.

Position oblique antérieure droite. — Cette position est en quelque sorte l'inverse de la précédente. Le rayon normal suit ici, en effet, une direction contraire. Il entre par la paroi thoracique postérieure gauche et il sort par la région thoracique antéro-latérale droite (fig. 20), l'observateur ayant plus près de lui, sous les yeux, l'oreillette droite et le ventricule droit.

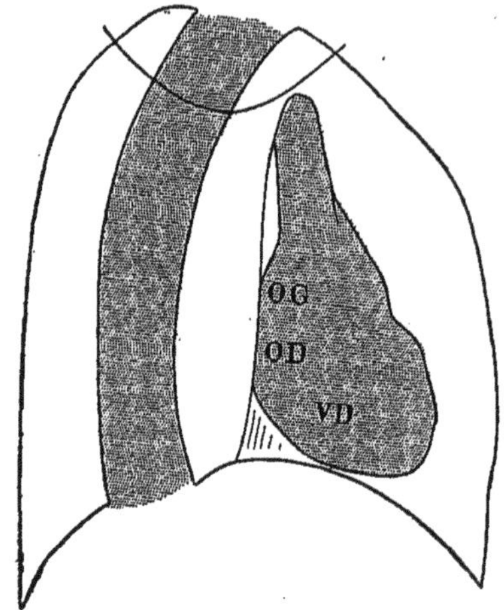

Fig. 21. — Orthodiagramme pris en position oblique antérieure droite (OAD) à 50 degrés. OG, oreillette gauche ; OD, oreillette droite ; VD, ventricule droit.

Sur la figure 21, le contour gauche, qui se profile dans l'espace clair rétro-cardiaque, ne limite pas, à 50 degrés tout au moins, l'oreillette droite, mais bien l'oreillette gauche. En effet, cette cavité se trouve être la plus rapprochée, par sa paroi postérieure, de la paroi dorsale du corps. Si l'axe bi-scapulaire décrit un angle supérieur à 50 degrés, l'oreillette gauche se découvre davantage ; si, au contraire, l'angle est inférieur à 50 degrés, c'est alors le contour de l'oreillette droite qui apparaît.

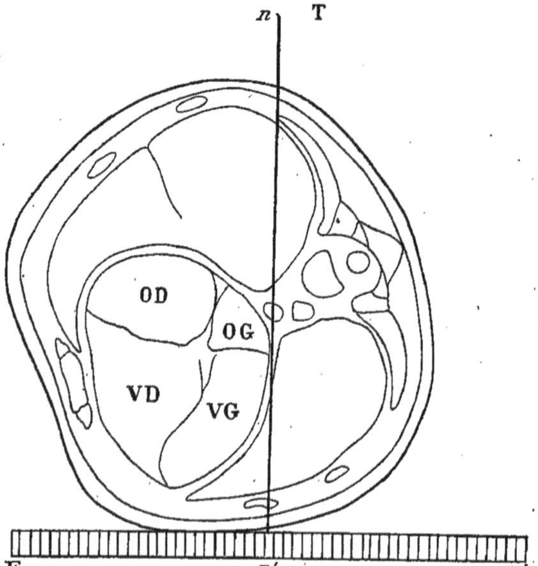

Fig. 22. — Coupe anatomique en position oblique antérieure gauche.

Au-dessous de l'ombre auriculaire, dans l'espace clair, se profile le ventricule droit.

A droite de la

figure, le contour de l'organe limite en haut l'oreillette droite; en bas et tout le long du diaphragme, le ventricule droit.

Position oblique antérieure gauche. — Le rayon normal pénètre par la paroi thoracique postérieure droite et vient sortir par la paroi costale antéro-latérale gauche (fig. 22). A 50 degrés on obtient le tracé orthodiagraphique de la figure 23. Le profil du cœur dans l'espace clair limite à sa partie supérieure l'oreillette gauche; dans sa portion inférieure, le ventricule gauche. Au niveau du diaphragme, le contour s'incurve fortement à gauche et en bas. La pointe du cœur siège en *p* et se trouve rapprochée de l'observateur. En somme, dans cette position, le grand axe du cœur suit, d'arrière en avant, la même direction que le rayon normal. A droite, la ligne de contour délimite en haut l'oreillette droite, en bas le ventricule droit.

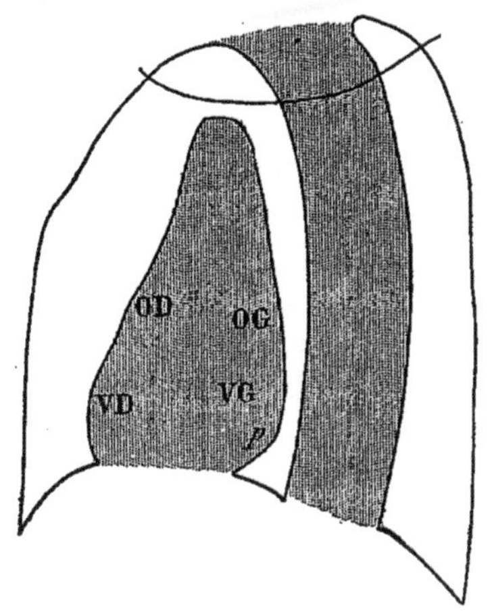

Fig. 23. — Orthodiagramme pris en positiou oblique antérieure gauche (OAG) à 50 degrés.
OD, oreillette droite; OG, oreillette gauche; VD, ventricule droit; VG, ventricule gauche; *p*, pointe du cœur.

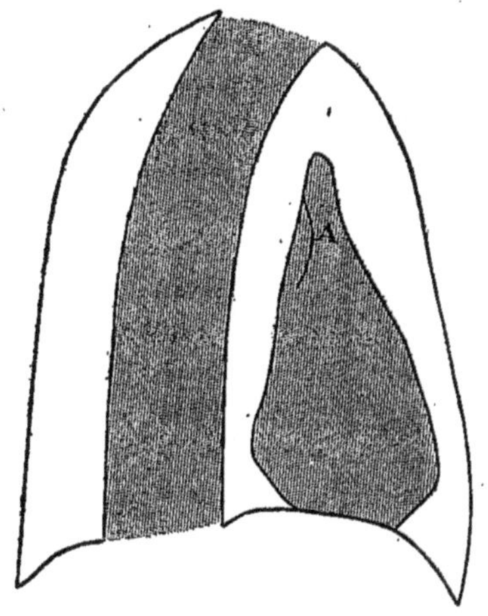

Fig. 24. — Position latérale droite.
A, aorte ascendante.

Positions latérales. — Les positions latérales droite et gauche s'obtiennent en plaçant le malade de telle sorte que, l'épaule droite ou l'épaule gauche demeurant au contact de l'écran, l'axe bi-scapulaire forme un angle de 90 degrés. Le sujet se présente de profil.

L'ombre cardiaque étudiée avec un bon éclairage est isolée en arrière de la colonne vertébrale par une mince bande claire ; et nous retrouvons là l'espace clair rétro-cardiaque. En avant, elle est séparée du profil sternal par une bande claire (fig. 24 et 25) qui constitue l'espace clair rétro-sternal.

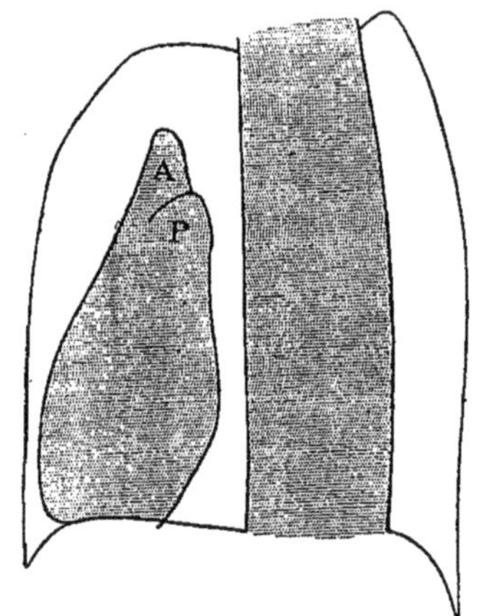

Fig. 25. — Position latérale gauche.
A, aorte ; P, pulmonaire.

Celui-ci peut être très réduit ou même disparaître complètement à sa partie inférieure lorsque le cœur est augmenté de volume. De même, si des adhérences fixent le médiastin au sternum, l'ombre sternale et l'ombre cardiaque restent accolées même dans les mouvements d'inspiration les plus profonds.

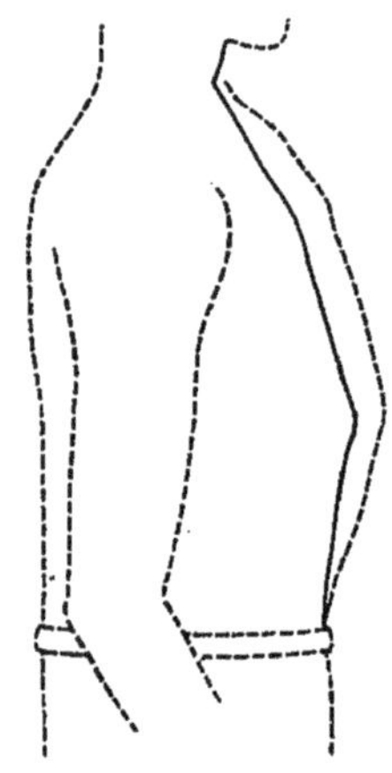

Fig. 26. — Profil respiratoire (orthodiagraphique) d'un sujet normal.
En traits pleins, expiration profonde ; en pointillés, inspiration profonde.

C'est dans cette position qu'il convient d'observer les modifications du profil thoracique pendant les actes respiratoires à l'état normal. Si l'on inscrit successivement pendant l'inspiration et pendant l'expiration les contours du profil sterno-abdominal, on obtient deux lignes sensiblement parallèles dans leur plus grand parcours qui se rejoignent seulement au niveau de la région ombilicale (fig. 26). Le professeur Wenckebach a montré que, dans certains cas pathologiques, lorsqu'il y avait des adhérences péricardiques étendues, l'amplitude et la forme de ces profils respiratoires se trouvaient plus ou moins modifiées. Nous reviendrons d'ailleurs sur ce sujet quand nous nous occuperons de la symphyse cardiaque.

III. — Des variétés de formes du cœur physiologique

Dans la description qui précède, nous avons pris comme type la forme du cœur telle qu'elle se rencontre le plus habituellement chez les adultes normaux de taille et de poids moyens. C'est la forme qui correspond au type *oblique* des auteurs. Mais même à l'état physiologique, la configuration du cœur peut être un peu différente. Certains auteurs ont en effet décrit deux autres variétés constituant le cœur *transverse* et le cœur *vertical*. Le cœur transverse se trouve être plus couché sur le diaphragme que le cœur oblique. Le cœur vertical (fig. 27) est plus étroit et plus allongé.

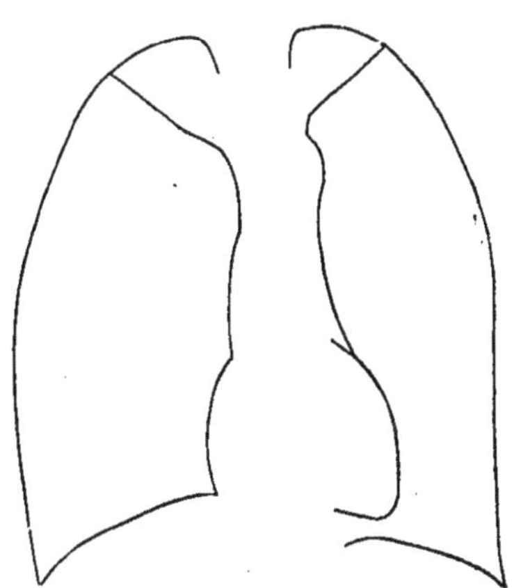

Fig. 27. — Cœur vertical.

Ces différentes formes de cœur s'accompagnent de légères modifications dans les diamètres. Il faut tenir compte de ces particularités pour l'interprétation de leurs longueurs.

Le plus souvent, c'est à une conformation spéciale de la cage thoracique qu'il faut rattacher la configuration particulière du cœur. C'est ainsi que le cœur à type transversal se rencontre surtout chez les sujets dont la taille est petite et le thorax court, tandis que le cœur à type vertical se rencontre plus habituellement chez des individus à thorax étroit et long.

Cette dernière considération est à retenir, car on a voulu faire du cœur vertical ou, comme on l'a dit aussi, du « petit cœur », l'apanage des tuberculeux. Ce serait donc dès lors une variété pathologique de conformation du cœur ; mais en y regardant de plus près on s'aperçoit que si les tuberculeux ont souvent un cœur petit et vertical, cela tient plutôt à la conformation particulière de leur thorax qu'à la tuberculose pulmonaire elle-même. D'autres sujets que les tuberculeux peuvent avoir la même disposition quand leur thorax répond aux conditions précédemment étudiées.

Signalons encore parmi les formes physiologiques de disposition du cœur celle à laquelle on a donné le nom de cœur suspendu (*Tropfherz cor pendulum*, *cuore a goccia*, *droping heart*). Il est bien entendu que cette disposition est tout à fait différente de celle réalisée par la cardioptose qui constitue, elle, une variété pathologique. Le *cor pendulum* en diffère par ce fait qu'il n'est pas abaissé en totalité, mais qu'il est simplement maintenu comme en suspension par ses attaches aux vaisseaux de la base et aux ligaments du cou, sa pointe restant légèrement éloignée du diaphragme, lequel s'abaissant au-dessous d'elle pendant l'inspiration, s'en trouve alors séparée par une bande claire et parfois assez large.

Pour Wenckebach, la raison de cette configuration anormale résiderait dans l'abaissement de l'insertion du diaphragme coïncidant avec un allongement de la cage thoracique. Pour ce même auteur, cette situation particulière du cœur entraînerait une conséquence dont l'importance en clinique n'est pas négligeable : ce serait la présence fréquente du signe d'Oliver, lequel, on le sait, est si souvent symptomatique d'un anévrisme de l'aorte. Dans le cas qui nous occupe, ce serait seulement le tiraillement exercé sur les muscles du larynx, à chaque systole cardiaque, qui provoquerait l'abaissement rythmique de cet organe.

Il nous reste à signaler deux particularités intéressantes en ce sens que leur ignorance pourrait conduire à conclure à l'existence de certaines altérations pathologiques, alors qu'elles peuvent être facilement explicables par de simples modifications accidentelles.

C'est ainsi que l'on pourrait être amené à admettre la présence d'adhérences pathologiques en constatant sur le diaphragme gauche, au niveau des attaches du péricarde, une ombre visible s'agrandissant pendant l'inspiration profonde, et prenant alors l'aspect d'un triangle dont la base reposerait sur le diaphragme même ; la chose est d'ailleurs parfaitement représentée sur la figure 28.

Tout d'abord cette image paraît différente de celle qu'on est habitué à rencontrer, car il est admis que le sac fibreux péricardique qui s'insère sur la voûte diaphragmatique et adhère intimement au centre phrénique ne donne lieu radioscopiquement qu'à une ombre inappréciable au-dessus de la portion gauche du diaphragme. Cette ombre disparaît même complètement en inspiration forcée, où le cœur est séparé du diaphragme par un espace clair dû à la base du poumon gauche ; l'organe apparaît bien alors comme complètement libre dans la cage thoracique, son bord inférieur se dessinant dans son plus grand parcours sur la clarté du tissu pulmonaire. On comprendra qu'il puisse y avoir une réelle hésitation à admettre l'intégrité du péricarde et du cœur, si l'on voit, au lieu de cette image, se dessiner celle qui est représentée dans la figure 28. Or, cette image n'est pas forcément pathologique, et nous l'avons rencontrée sur des cœurs physiologiques de sujets indifféremment gros ou maigres. Elle est due vraisemblablement à un certain épaississement des feuillets péricardiques. Ce qui permettra de la différencier des images produites par la présence d'ombres dues à de petites adhérences pathologiques, c'est qu'on pourra toujours distinguer le contour inférieur de la pointe du cœur qui reste en tous cas plus sombre que l'ombre des tissus péricardo-diaphragmatiques,

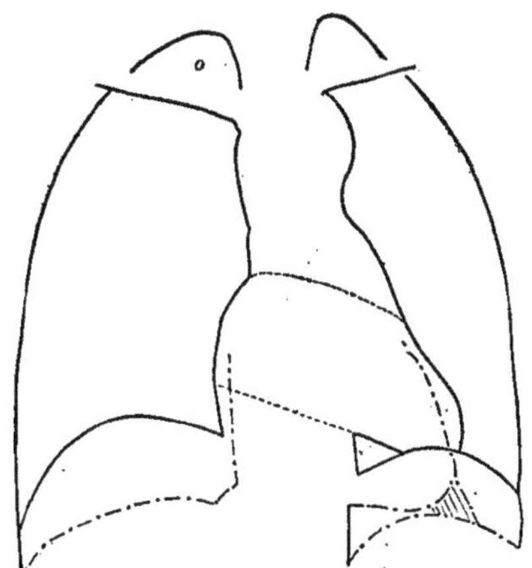

FIG. 28. — Insertion du péricarde visible pendant l'inspiration profonde au niveau du sinus cardio-diaphragmatique gauche.

ce qui n'est souvent pas possible lorsqu'il existe des adhérences ; c'est, d'autre part, que les mouvements du cœur conserveront leur amplitude normale du fait des déplacements respiratoires et de l'expansion du diaphragme.

L'autre éventualité, qui pourrait faire admettre l'existence d'adhérences péricardiques, est réalisée chez certains obèses dont le sinus cardio-diaphragmatique gauche, au lieu d'être clair, est comblé par une ombre réelle quoique moins épaisse que celle donnée habituellement par le cœur. Or, il faut savoir que cette ombre, que l'on serait tenté de rattacher à la présence d'adhérences péricardiques, peut être seulement produite par un coussinet graisseux doublant la pointe du cœur. Schwartz (1), a confirmé ces données cliniques par des examens faits sur le cadavre.

IV. — Résumé et Conclusions :

Des Règles à suivre dans l'examen radioscopique du cœur

Il nous reste maintenant à conclure. Nous avons étudié en détail chacun des temps successifs par lesquels on est logiquement conduit à passer lorsqu'on veut avoir des données précises sur l'examen radioscopique du cœur. Munis des indications que cette étude nous a fournies voyons maintenant comment on procédera :

1° — Tout d'abord on fera un *examen radioscopique d'ensemble*. Cet examen qui sera pratiqué à l'écran permettra d'avoir un aperçu général du cœur, de sa configuration ainsi que des rapports qu'il affecte avec le contenu de la cage thoracique : poumons, plèvres, péricarde et médiastin postérieur. Pour cet examen le sujet sera dans la position verticale et se présentera successivement à l'écran de face, de dos, et dans les positions obliques, ces dernières per-

1. — G. Schwartz. *Sur une caractéristique radioscopique du cœur des obèses et sa raison d'être anatomique* (Wiener, Klin, Wochens. 1910, n° 51, p. 1850).

mettant de noter le degré de transparence de l'espace rétro-cardiaque.

2° — Puis on procédera à la *prise d'un radiogramme*. Ici les méthodes à employer varieront d'après les appareils dont on disposera et l'on s'adressera suivant le cas, soit à l'orthodiagraphie, soit à la radiographie à grande distance, et s'il est possible successivement à l'une et à l'autre comme nous avons l'habitude de le faire. Par ces moyens on abordera l'étude directe du cœur et l'on déterminera le volume de l'organe en fixant le contour de la projection réelle de son ombre.

Le sujet sera mis dans la position frontale, debout ou couché suivant les cas, mais on aura soin qu'il soit toujours parfaitement immobilisé et maintenu dans un plan parallèle au plan de l'écran ou de la plaque.

Sur le radiogramme ainsi obtenu, — que ce soit un tracé orthodiagraphique ou une radiographie sans déformation, — on établira les diamètres du cœur ; on se rendra compte du développement des contours droit et gauche et de leur rapport, du siège de la pointe, de sa forme, de son éloignement du contour gauche de la cage thoracique.

3° — On continuera l'examen par la détermination de *quelques points de détails*. Pour cela, c'est à la méthode orthodiagraphique qu'il faudra s'adresser, car elle est seule capable de nous renseigner sur les particularités de très grande importance relatives à :

a) La situation du point G.

b) L'angle de disparition de la pointe du cœur en O P D.

c) L'amplitude des déplacements respiratoires du cœur et du diaphragme.

d) Le degré de mobilité de la pointe du cœur.

e) Le développement du contour inférieur du cœur observé pendant l'expiration profonde.

f) La nature des battements dont sont animés les contours du cœur.

4° — Enfin on passera à *l'examen dans les positions obliques*. Pour cela, le sujet sera placé successivement dans toutes les positions obliques décrites, ce qui permettra d'analyser de façon plus précise les diverses modifications de forme que nous avons étudiées au cours de ce chapitre. C'est ainsi notamment que l'on fixera les augmentations respectives de volume des différentes cavités cardiaques. C'est aussi au cours de ces examens successifs que l'on se rendra compte de la largeur de l'espace clair rétro-cardiaque et du profil de l'ombre du cœur à son niveau. Si ce dernier examen ne demande pas à être conduit d'une façon aussi régulière que les autres, et s'il peut être également réalisé par la radioscopie ou la radiographie intensive avec des résultats toujours suffisants pour la pratique, il est cependant indispensable de connaître l'angle d'obliquité sous lequel le sujet s'est trouvé placé pendant l'examen. Il est inutile, en effet, de rappeler que les modifications de telle ou telle partie du cœur sous un angle donné peuvent, suivant les cas, conduire à des interprétations différentes mais toujours utiles au diagnostic.

CHAPITRE III

L'Ombre du Cœur à l'état pathologique

Les changements pathologiques du volume du cœur sont globaux ou partiels : *globaux*, quand ils portent sur l'organe tout entier ; *partiels*, lorsqu'ils n'intéressent que certaines des cavités cardiaques.

Nous allons étudier les modifications qui en résultent sur l'ombre projetée par l'organe, en nous basant sur des faits cliniques caractéristiques, afin de donner des exemples et non des schémas.

Modifications globales

Elles se traduisent soit par une augmentation, soit par une diminution de la surface de l'ombre.

L'évaluation globale de cette ombre se fait en mesurant son aire (au moyen du planimètre d'Asmler ou de feuilles de papier millimétriques) et les diamètres de la projection.

Cette double mensuration est nécessaire parce que la forme du cœur peut se modifier chez un même sujet, suivant les phases de la maladie, sans que la surface totale varie. Dans ces cas, le phénomène passerait inaperçu si l'on se contentait d'énoncer la valeur de cette surface.

Nous possédons actuellement des données suffisamment précises pour juger, dès un premier examen, si l'ombre du cœur d'un sujet observé est augmentée ou diminuée de volume. En effet, Moritz, Dietlen, Grœdel, Claytor et Merril ont dressé les tables des aires et des diamètres normaux suivant l'âge, la taille, le poids et le sexe des individus. Il suffit de s'y reporter, mais en ayant soin de comparer les chiffres à ceux de tracés recueillis dans les mêmes positions, car les diamètres changent suivant que le sujet est examiné couché ou debout.

Pour Dietlen (1), dès qu'un tracé dépasse le tracé normal correspondant de cinq millimètres pour les diamètres et de cinq centimètres carrés pour l'aire, il s'ensuit que le cœur est augmenté de volume.

Inversement, pour le même auteur il y a diminution réelle de volume quand les mesures sont inférieures à celles qui correspondent au plus petit tracé normal pris dans les mêmes conditions de position, d'âge, de poids, de sexe.

D'après nous, ces déductions ne sauraient être acceptées sans réserve. La méthode orthodiagraphique présente en effet une rigueur très suffisante pour la clinique, mais elle est loin d'avoir, même entre des mains habiles, une précision géométrique.

La plupart du temps d'ailleurs, les modifications globales que nous avons à observer sont transitoires. C'est de la comparaison de plusieurs tracés en série, pris à différents intervalles chez le même sujet, que nous avons à tirer des conclusions. L'examen se trouve, de la sorte, facilité. Il suffit, en général, de superposer les tracés pour lire les changements de volume. La liste des mesures successives des aires et des diamètres, traduit également en langage clair les variations anatomo-pathologiques du volume du cœur.

C'est en procédant ainsi que Dietlen a affirmé la diminution de volume du cœur, au cours de la tachycardie paroxystique. Nous l'avons également notée chez une malade atteinte de cette affection. Nous reviendrons plus loin sur cette observation (2).

1. — Dietlen, Münch. med. Wochens, 6 octobre 1908.

2. — Voir sixième chapitre.

Les augmentations globales du cœur se rencontrent surtout au cours des maladies infectieuses : de la diphtérie, de la pneumonie, de la fièvre typhoïde (Dietlen). Les modifications de cet ordre sont importantes particulièrement en cas de myocardite. La figure 29 nous montre les contours successifs de l'ombre du cœur d'un homme de quarante-quatre ans atteint de myocardite éthylique très grave, considérablement améliorée par des injections intra-veineuses de strophantine (1). La ligne en traits brisés et en points donne l'image du cœur avant tout traitement; la ligne pointillée figure l'organe après la première injection ; enfin, la ligne en traits pleins limite l'ombre cardiaque lorsque, trois mois après, le malade quitta l'hôpital en état de guérison.

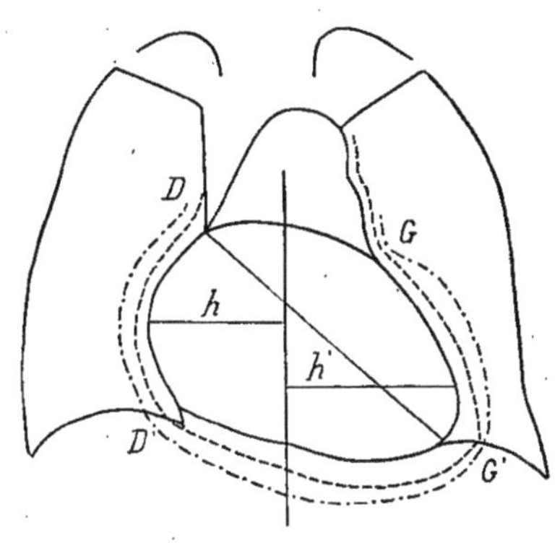

Fig. 29. — Myocardite éthylique. — En comparant les trois tracés superposés et limités par des trais différents, on peut suivre la diminution progressive du volume du cœur sous l'influence du traitement. Le tracé dont les contours sont en traits pleins a été pris le jour de la sortie de l'hôpital.

Les diamètres et les aires ont été successivement :

	Aire	Diamètre longitudinal	Diamètre horizontal
29 Octobre 1908........	168$^{cm^2}$,	17^c 7	18^c
4 Novembre 1908......	159$^{cm^2}$,	17^c 7	17^c 5
28 Janvier 1909........	132$^{cm^2}$,	15^c 8	15^c 3

Modifications partielles

La constatation des modifications partielles du volume du cœur présente une importance bien plus grande à nos yeux que celle des modifications globales. Leur étude nous fixe

1. — Vaquez et Leconte, *Les injections intra-veineuses de strophantine dans le traitement de l'insuffisance cardiaque* (Soc. méd. des hôpitaux, 26 Mars 1909).

en effet sur la réaction des différentes cavités du cœur aux lésions organiques dont il est atteint.

I. — Détermination du volume ventriculaire total

Quand on examine un cardiogramme pris en position frontale, on est frappé tout d'abord du grand développement du tracé dans le champ pulmonaire gauche, lorsque les deux ventricules sont augmentés de volume.

La pointe se trouve alors rejetée en dehors vers la paroi thoracique qu'elle atteint quelquefois. Elle est en outre abaissée et peut, dans certains cas, n'être décelable qu'a deux, trois centimètres et même plus, au-dessous du diaphragme en inspiration profonde. Sa forme devient arrondie ou globuleuse.

Le diamètre longitudinal s'allonge, mesurant parfois jusqu'à 18, 20 centimètres et au-delà.

Le diamètre horizontal augmente, surtout dans la portion qui rejoint le bord gauche.

Ce bord est lui-même plus long du fait de l'abaissement de la pointe, du relèvement de sa zône d'origine (point G) et de l'accentuation de sa courbe à convexité externe.

On peut, sans prendre de tracé, se rendre compte par un procédé plus rapide de l'état de la masse ventriculaire. Il suffit de rechercher sous quel angle d'obliquité du corps l'ombre du cœur disparaît derrière l'ombre de la colonne vertébrale en position oblique postérieure droite. Chez un sujet normal, celle-ci cesse d'être visible sous un angle de 30 degrés en moyenne. Pour cette recherche, nous opérons, comme nous l'avons déjà dit, devant un écran fixe, en conservant le rayon normal tangent à la pointe et en nous servant d'un dossier mobile indiquant l'angle d'obliquité du corps. Si donc, pour faire disparaître l'ombre cardiaque derrière la colonne vertébrale, l'angle d'obliquité atteint 40 degrés ou les dépasse, on est autorisé à en conclure que la masse ventriculaire est augmentée de volume (1). Celle-ci l'est d'autant plus que l'angle se trouve plus grand. Nous l'avons vu dépasser 65 degrés dans certains cas d'insuffisance aortique avec rétrécissement.

A titre d'exemple, nous publions ici les tracés du cœur d'un homme de quarante-huit ans, de $1^m 68$ de taille, atteint de maladie mitrale et présentant de la dyspnée au moindre effort, un pouls petit et arythmique. En position frontale, dans le décubitus (fig. 30), on constate que la pointe est rejetée en dehors et abaissée (à la palpation on la sentait battre dans le sixième espace intercostal) ; le diamètre longitudinal mesure 17 centimètres (moyenne normale pour sa taille : 13

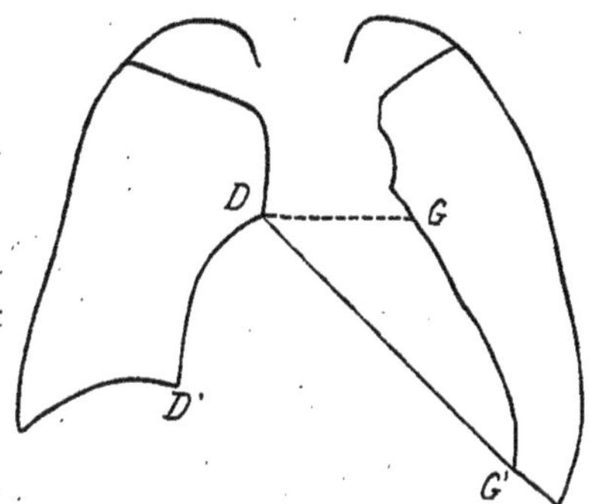

Fig. 30. — Insuffisance et rétrécissement mitral.
Le développement exagéré de ce tracé est dû à l'augmentation de volume des deux ventricules.

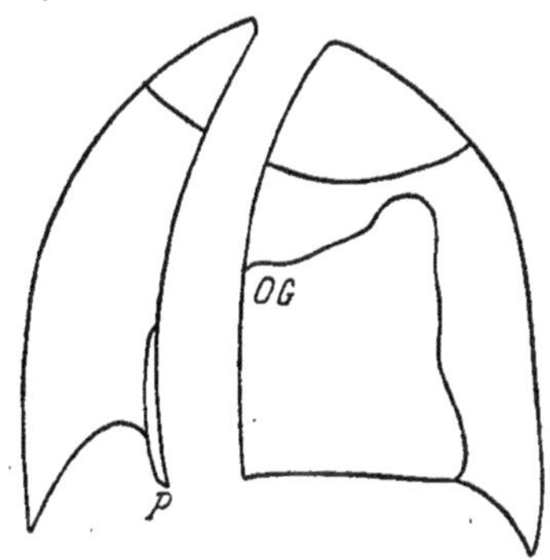

Fig. 31. — Même cœur que fig. 30 en position oblique postérieure droite. A 50 degrés la masse ventriculaire n'a pas encore disparu derrière la colonne vertébrale.

à 14 centimètres) ; le diamètre horizontal est de 15 c. 9 (moyenne : 13 à 14 centimètres) ; le point G est relevé, le bord gauche allongé mesure 12 c. 7 ; enfin, en position oblique postérieure droite (fig. 31) l'ombre 'venticulaire se voit encore à gauche à 50 degrés, elle ne disparaît derrière la colonne vertébrale que sous un angle de 55 degrés.

1. — Il est bien évident que ces considérations cessent d'être exactes si, pour des raisons indépendantes des variations du volume propre du cœur, telles que : adhérences pleurales, épanchements, etc..., l'organe se trouve déplacé soit à droite, soit à gauche de son axe vertical.

Examinons maintenant les données orthodiagraphiques relatives aux modifications de volume de chacune des cavités cardiaques.

II. — Ventricule gauche

Pour ne point schématiser et pour demeurer dans les conditions d'un examen clinique, nous prendrons un cas-type d'hypertrophie ventriculaire gauche. Il s'agit, dans la figure 32, d'un malade de trente-trois ans, pesant 67 kilos, dont la taille est de $1^m 71$, et qui est atteint *d'insuffisance aortique* en état d'adaptation parfaite Ce qui frappe tout d'abord, c'est que la pointe du cœur est peu rejetée en dehors ; mais elle s'abaisse au-dessous du diaphragme, même pendant l'inspiration profonde. Le diamètre horizontal mesure 12 cm. 8, et le diamètre longitudinal : 13 cm. 5. Si nous nous reportons aux tables de Moritz, le diamètre longitudinal serait, pour un homme de $1^m 71$, de 12 cm. 5. Il est donc augmenté d'un centimètre. D'autre part, le diamètre horizontal reste dans ce cas, sensiblement voisin de la normale. Le point G se trouve relevé, la forme générale du contour gauche est modifiée, sa convexité s'accentue, la pointe du cœur s'arrondit.

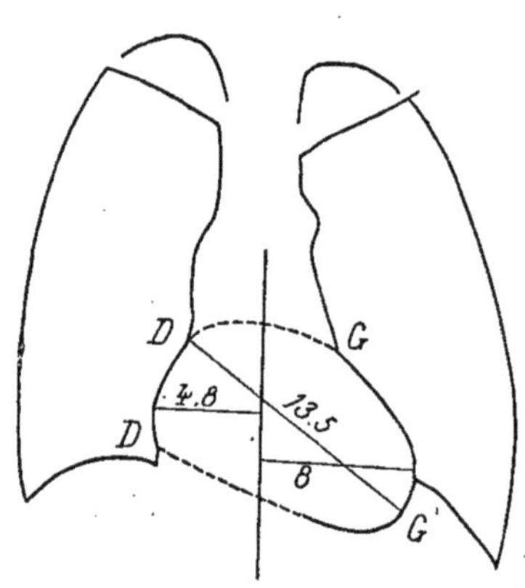

Fig. 32. — Hypertrophie du ventricule gauche (insuffisance aortique). La pointe du cœur est en G', abaissée, arrondie, le bord ventriculaire gauche G G' est allongé.

Si l'on procède à l'examen en oblique postérieure droite, on note que l'ombre cardiaque disparaît derrière la colonne vertébrale sous un angle de 40 degrés. La conclusion est formelle : le volume ventriculaire dépasse la normale. L'examen en oblique complète, comme on le voit, l'examen antérieur, surtout dans les cas où les troubles anatomiques sont encore peu accentués. On comprend d'ailleurs qu'en OPD, les moindres modifications de volume du ventricule gauche soient facilement visibles. En effet, cette cavité répond surtout à la partie postérieure de l'organe ; lorsqu'elle s'accroit, elle le fait non seulement vers la gauche, mais aussi selon son diamètre antéro-postérieur. Comme c'est la projection du contour postéro-latéral du ventricule gauche qui vient se faire sur l'écran dans la position oblique postérieure droite, il est tout naturel que cette ombre, lorsqu'elle répond à une cavité agrandie, soit lente à disparaître.

Si l'hypertrophie du ventricule gauche augmente, la pointe est reportée plus en dehors et plus bas, le contour du bord gauche est plus convexe et plus long, le cœur prend la forme d'une poire, suivant l'expression de Destot et d'Arcelin (1) ; l'allongement des diamètres augmente et l'angle de disparition de la pointe en OPD s'élève.

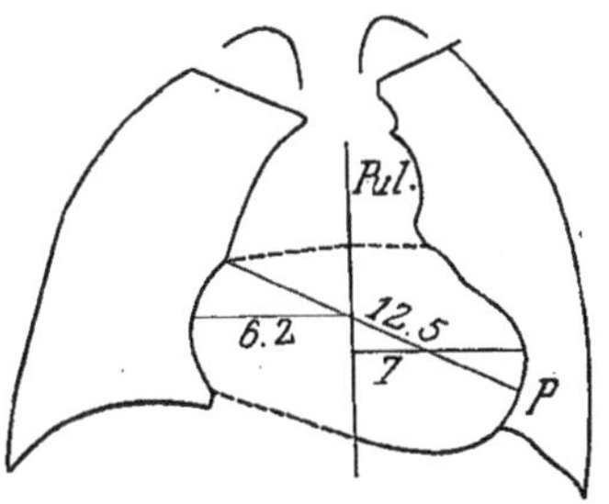

Fig. 33. — Rétrécissement pulmonaire congénital. Le ventricule droit, augmenté seul de volume, est couché sur le diaphragme gauche qu'il déprime ; il refoule en haut et en dehors le ventricule gauche dont la pointe se voit en P. (Cœur en forme de sabot.)

III. — Ventricule droit

Nous prendrons encore comme exemple clinique une affection dans laquelle le ventricule gauche peut conserver son volume normal, alors que le ventricule droit atteint seul de grandes dimensions : tel est le cas du retrécissement de l'artère pulmonaire.

La figure 33 représente la projection frontale, dans le décubitus, du cœur d'un enfant de quatorze ans atteint de retrécissement pulmonaire congénital avec cyanose extrême et dyspnée considérable au moindre effort. La saillie artérielle

1. — Arcelin. *Les formes de l'aire de projection du cœur pathologique.* Lyon, 1906.

que l'on constate en P*ul* est due à la dilatation de l'artère pulmonaire. De plus cet enfant, du fait de sa lésion et d'après les symptômes cliniques, est porteur d'un ventricule droit fortement augmenté de volume.

Quelles sont les caractéristiques du tracé correspondant ?

La pointe (P) est rejetée en dehors et *relevée.* Le contour de l'ombre après P appartient au ventricule droit, dont on suit le contour inférieur au-dessous de l'ombre diaphragmatique.

Le diamètre longitudinal est de 12 c. 5 ; chiffre élevé pour un enfant de quatorze ans ; le diamètre horizontal est encore plus grand : il dépasse le longitudinal et mesure 13 c. 2.

Le contour du bord gauche présente les particularités suivantes : la zône d'origine du ventricule (point G) se trouve relevée, ce qui se comprend, puisque la pointe l'est également sans que, d'ailleurs, la longueur totale du bord ventriculaire gauche dépasse la normale (7 c. 3). Ce contour est incliné vers la paroi gauche, mais il conserve la double ondulation normale de sa courbe.

On ne suit pas toujours facilement à la radioscopie le bord inférieur du ventricule droit, lorsqu'il est augmenté de volume. Mais si on a soin de rendre l'estomac transparent en donnant à boire successivement au malade deux solutions, l'une de bicarbonate de soude et l'autre d'acide citrique, on ne manque pas de constater que ce contour est analogue à celui que nous décrivons. Au-dessous de la saillie de la pointe, on voit une seconde saillie à convexité dirigée inférieurement et siégeant vers la région médiane de l'ombre. Celle-ci peut descendre jusqu'à 3 ou 4 centimètres au-dessous de la voûte diaphragmatique en inspiration. Mais l'image ainsi projetée diffère de celle que donne le ventricule gauche hypertrophié dont le contour a une direction plus verticale et dont la pointe pend comme le fond d'une bourse, tandis que, dans le cas présent, et pour user d'une comparaison familière, la forme de l'ombre cardiaque rappelle, en quelque sorte, celle d'un sabot.

L'accroissement du volume du ventricule droit peut encore se constater de la façon suivante : lorsqu'on examine un malade en position frontale, on observe parfois vers le tiers inférieur du contour droit de l'ombre cardiaque des battements d'une amplitude marquée. Si l'on prend le pouls du sujet, on note que chaque pulsation radiale coincide avec le retrait systolique de l'ombre cardiaque dans la région observée. C'est donc le ventricule droit qui déborde le sternum à droite et dont on voit les contractions. Cette constatation ne permet toutefois pas à elle seule de conclure à l'accroissement de volume du ventricule droit. Nous avons vu celui-ci battre également à droite dans certains cas d'insuffisance aortique, alors qu'il n'était pas gros, mais seulement refoulé à droite par le ventricule gauche hypertrophié. Aussi faut-il s'adresser à d'autres signes pour conclure qu'il existe un accroissement du ventricule droit ; ces signes complémentaires consistent dans l'allongement des diamètres, surtout de l'horizontal, le rejet en dehors avec un relèvement de la pointe, et l'abaissement du contour inférieur du cœur.

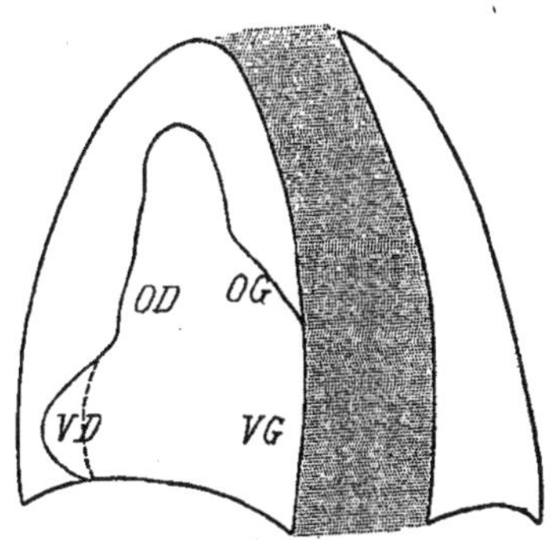

Fig. 34. — Position oblique antérieure gauche, 50 degrés. Le faisceau de rayons X pénètre par le côté droit du dos et sort dans la zone mamillaire gauche, il suit donc le grand axe du cœur. On voit se profiler à gauche de la figure, et par conséquent dans le poumon droit, le ventricule droit (VD) dont l'ombre fait une sallie considérable au-dessous de l'oreillette droite (OD). La ligne pointillée indique le contour ventriculaire normal.

Enfin, si l'on place en *position oblique antérieure gauche* un malade dont le ventricule droit est agrandi, on obtient un tracé qui vient corroborer les données antérieures. En effet, si l'on se reporte à la figure 34, la ligne de contour du cœur, située à gauche de l'image, limite en haut l'oreillette droite, puis le ventricule droit jusqu'au diaphragme. On voit que l'ombre présente un renflement très marqué qui répond à l'accroissement du volume du ventricule droit. La ligne pointillée indique schématiquement le contour normal dans cette position.

IV. — Oreillette gauche

C'est dans les positions obliques que l'on se rend compte du degré de développement de l'oreillette gauche.

En oblique postérieure droite, comme en oblique anté-

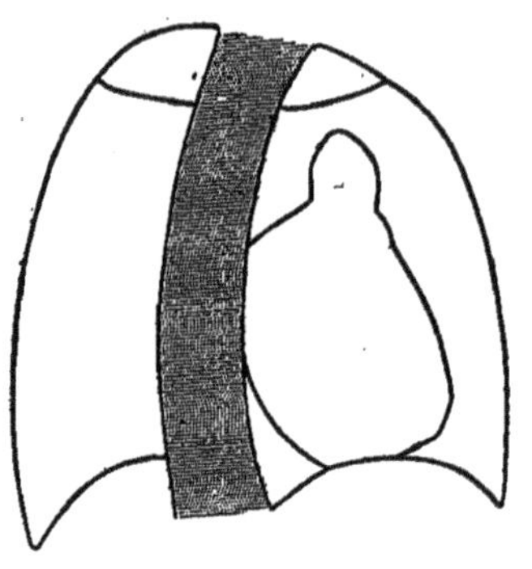

Fig. 35. — Rétrécissement mitral pur. Position oblique postérieure droite à 50 degrés. L'oreillette gauche très augmentée de volume projette une ombre qui masque une partie de l'espace clair retro-cardiaque.

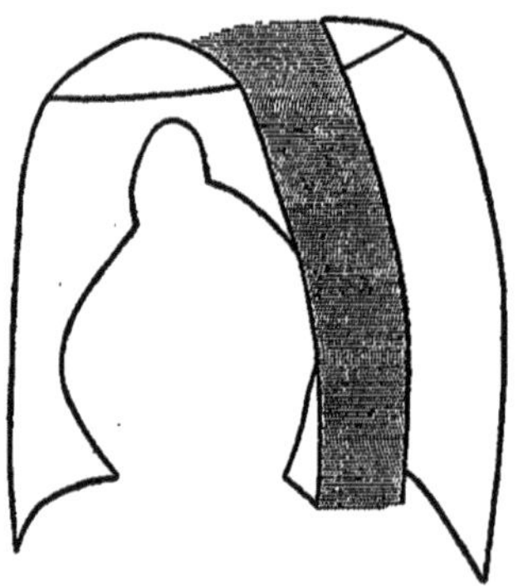

Fig. 36. — Même sujet en position oblique antérieure gauche à 50 degrés.

rieure gauche, le rayon normal passant par le médiastin postérieur est tangent au bord de l'oreillette gauche. Si cette cavité s'hypertrophie ou se dilate, son contour se développe en arrière et à gauche du cœur ; il en résulte une augmentation de la projection de son ombre dans l'espace clair rétro-cardiaque. Le rétrécissement mitral pur représente l'affection dans laquelle cette modification est le plus nettement perceptible. L'examen de l'oreillette peut être rendu parfois difficile, lorsque les deux ventricules sont hypertrophiés ou dilatés. Mais nous savons que ce n'est pas le cas habituel pour le rétrécissement mitral pur. Aussi le diagnostic radioscopique de cette lésion, par l'évaluation du volume auriculaire, est-il d'ordinaire aisé.

Une condition qui rend cet examen assez délicat est la présence d'ombres pulmonaires ou pleurales pathologiques. On aura donc soin de s'assurer qu'elles ne sont pas en cause dans l'obscurcissement de l'espace clair rétro-cardiaque.

Lorsque les tracés ont pu être pris avec toute la correction désirable, l'augmentation du volume de l'oreillette gauche apparaît nettement, ainsi qu'en témoignent les fig. 35 et 36.

La figure 35, prise en position oblique postérieure droite à 50 degrés, représente un cas typique de cet ordre. On voit que c'est bien la partie postéro-supérieure de l'ombre cardiaque qui présente un développement anormal, lequel ne saurait correspondre qu'à l'oreillette gauche. De l'espace clair rétro-cardiaque il ne subsiste qu'un petit triangle lumineux compris entre le contour ventriculaire, la colonne vertébrale et le diaphragme. Le degré d'augmentation de l'ombre auriculaire sera naturellement proportionnel à l'agrandissement de la cavité auriculaire.

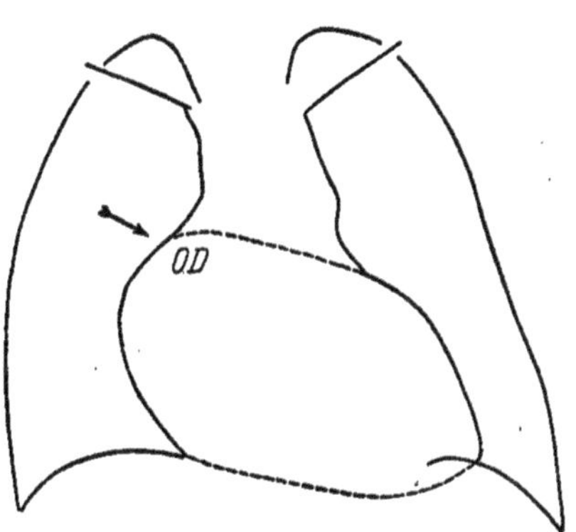

Fig 37. — Insuffisance tricuspidienne. En position frontale, l'ombre de l'oreillette droite est très agrandie, surtout dans la zone qu'indique la flèche.

Les constatations résultant de l'examen en position oblique antérieure gauche conduisent à une interprétation et à des conclusions identiques. (V. fig. 36).

V. — Oreillette droite

Ici, la position de choix pour l'examen est la position frontale, les positions obliques n'étant qu'accessoires.

En position frontale, l'oreillette droite se profile à droite du sternum et sa saillie est d'autant plus grande que l'oreillette est plus augmentée de volume.

C'est dans la portion supérieure de son contour (au niveau de la flèche de la figure 37), qu'il convient de l'observer, car le ventricule droit peut, comme nous l'avons dit, se marquer, s'il est hypertrophié ou dilaté, par un débord du côté droit. Mais, c'est alors dans le tiers ou la moitié inférieure de l'ombre. En pareilles circonstances, l'oreillette, refoulée en arrière et en haut, n'est visible que dans le voisinage de la veine cave supérieure. Aussi y a-t-il toujours lieu de la rechercher dans cette position haute. En cas de doute, l'observation du rythme des battements permettra de savoir si c'est à l'oreillette ou au ventricule que l'on a affaire : les mouvements de retrait présystoliques sont dus à l'oreillette, les mouvements de retrait systoliques au ventricule.

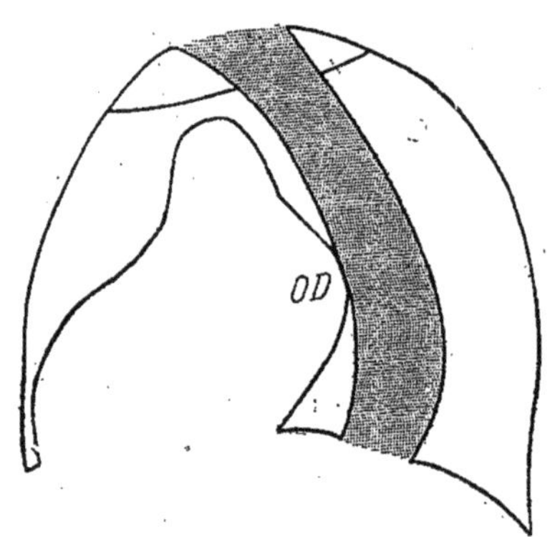

Fig. 38.— Il s'agit du même malade que sur la figure précédente, en oblique postérieure gauche à 50 degrés. Dans cette position, l'ombre de l'oreillette droite agrandie va se confondre avec l'ombre de la colonne vertébrale.

Les tracés 37, 38 et 39 ont trait à un malade atteint d'insuffisance tricuspidienne chez lequel l'oreillette droite est anormalement développée.

On note sur la figure 37, en position frontale, le grand développement de l'aire droite du cœur et l'exagération de sa courbure dans sa moitié supérieure. En cet endroit (au niveau de la flèche), on voyait à l'écran de très nets mouvements de retrait présystolique ne pouvant appartenir qu'à l'oreillette.

La figure 38 est prise en *oblique postérieure gauche* à 50 degrés. On y remarque l'ombre de l'oreillette droite effaçant une partie de l'espace clair rétro-cardiaque.

Enfin, en *oblique antérieure gauche* on voit (fig. 39) que le contour de l'oreillette droite décrit une courbe à grand diamètre débordant l'ombre du ventricule droit, ce qui est le contraire de ce que nous avons décrit dans la figure 34, où le ventricule est très gros par rapport à l'oreillette.

Quelquefois l'ombre de l'oreillette droite peut être agrandie sans que pour cela cette cavité soit augmentée de volume. C'est un fait que l'on observe dans le rétrécissement mitral. Nous l'expliquons par le relèvement des cavités droites et leur rapprochement du sternum par suite du développement exagéré de l'oreillette gauche. L'obliquité du cœur d'arrière en avant se trouve donc diminuée ; sa projection est agrandie par suite du déplacement de l'organe et non à cause de son augmentation propre de volume.

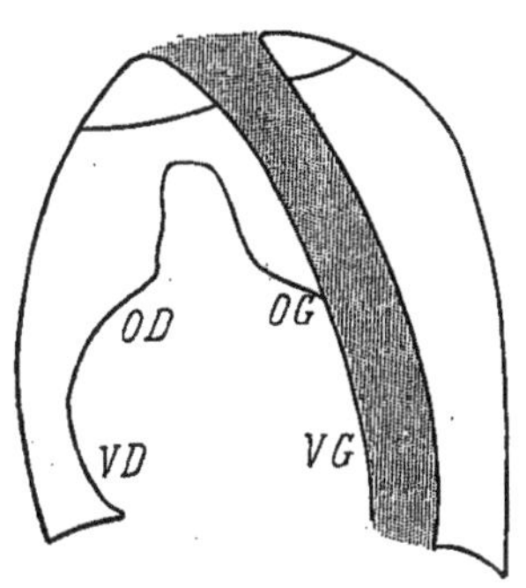

Fig. 39. — Même cœur que sur les figures 37 et 38, mais en position oblique antérieure gauche à 50 degrés. Le profil de l'oreillette droite agrandie (OD) fait une saillie plus grande dans le poumon droit que le ventricule droit (VD).

*
* *

Nous avons choisi, autant que possible, des cas où le cœur ne subissait que des modifications *partielles* de son volume, afin de montrer plus clairement quelles particularités entraînait sur les tracés orthodiagraphiques l'augmentation de chacune des cavités cardiaques. Mais celles-ci ne varient pas toujours séparément. Plusieurs d'entre elles sont fréquemment atteintes en même temps ; alors les signes particuliers que nous venons d'étudier se retrouvent avec plus ou moins de prédominance à l'état de combinaison, suivant la topographie et l'intensité des modifications anatomiques. De là des formes spéciales de tracés qui suffisent parfois à caractériser certaines affections cardiaques. C'est à les étudier en détail que nous consacrerons les pages suivantes.

CHAPITRE IV

Affections valvulaires mitrales

I. — Rétrécissement mitral pur

Le diagnostic du rétrécissement mitral est chose le plus souvent aisée, et l'auscultation nous donne habituellement des renseignements qui nous permettent d'en affirmer la réalité.

Cependant, il est des cas où, malgré le soin qu'on y mette, il est difficile d'arriver à une conclusion formelle. D'autres fois, alors que la sténose est indubitable, on n'est pas en mesure de décider si elle est l'unique lésion ou si un certain degré d'insuffisance ne lui est pas associé. Il en résulte une incertitude dont l'importance pratique est considérable, la conduite à tenir étant, suivant l'une ou l'autre solution, sensiblement différente. Il nous semble que, des données fournies par la radiologie, il résulte dès maintenant des indications suffisantes pour lever les doutes dans les cas litigieux que nous venons de rappeler.

Pour établir le diagnostic de la sténose mitrale, il faut être avant tout renseigné sur le volume du ventricule gauche et sur celui de l'oreillette correspondante. On y parvient en pratiquant l'examen radiologique en deux positions au moins : position directe et position oblique.

EXAMEN DIRECT

Les orthodiagrammes du cœur en position frontale ou directe antérieure offrent dans le rétrécissement mitral pur des particularités absolument typiques.

Si l'on étudie la figure 40 on est, en effet, frappé de la forme très spéciale qu'affecte l'ombre du cœur. On y relève trois caractères principaux :

1° — Un développement considérable de l'arc moyen gauche, développement surtout accentué dans sa portion inférieure ;

2° — Un profil ventriculaire gauche de faibles dimensions ;

3° — Une modification du contour droit se traduisant, à la fois, par une exagération du débord de l'ombre à droite et par un relèvement de ses points extrêmes D et D'.

Etudions en détail toutes ces particularités :

Arc moyen gauche. — Si nous examinons le profil de l'ombre médiastinale à gauche, depuis la clavicule jusqu'au diaphragme, nous constatons que, dans la plupart des cas de rétrécissement mitral, la ligne de contour, après avoir dessiné l'hémicercle aortique, prend une direction oblique de dedans en dehors et à peu près rectiligne jusqu'à la pointe du cœur. Un seul accident se note sur ce profil, c'est une encoche parfois à peine marquée qui correspond au point G, au niveau duquel on observe le mouvement général de bascule ou de sonnette dont il constitue l'axe immobile. Dans le rétrécissement mitral, ce phénomène est d'une netteté parfaite.

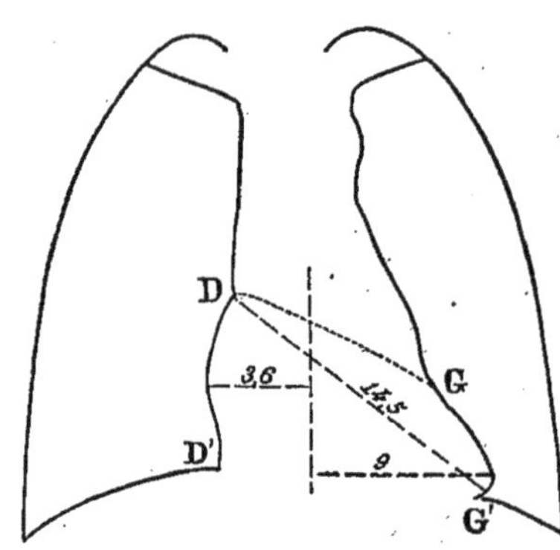

Fig. 40. — Rétrécissement mitral pur. Femme de 52 ans.

Le point G siège ici beaucoup plus bas que normalement ; il se trouve très au-dessous du point D qui lui est opposé. Toute la ligne qui s'élève de G jusqu'à l'arc aortique limite donc l'arc moyen qui est exagérément développé. Les deux tiers supérieurs de son profil, qui constituent sa portion relativement la moins saillante, répondent à l'artère pulmonaire et présentent des mouvements systoliques d'expansion ;

le tiers inférieur de l'arc moyen, qui bombe le plus fortement, répond à l'auricule gauche et n'a que des battements très faibles.

Profil ventriculaire gauche. — La ligne GG′ qui limite l'ombre du ventricule gauche est assez courte et ne présente pas, dans la plupart des cas, une convexité aussi accusée qu'à l'état normal. La moins grande réplétion de cette cavité explique que ses parois soient peu bombées.

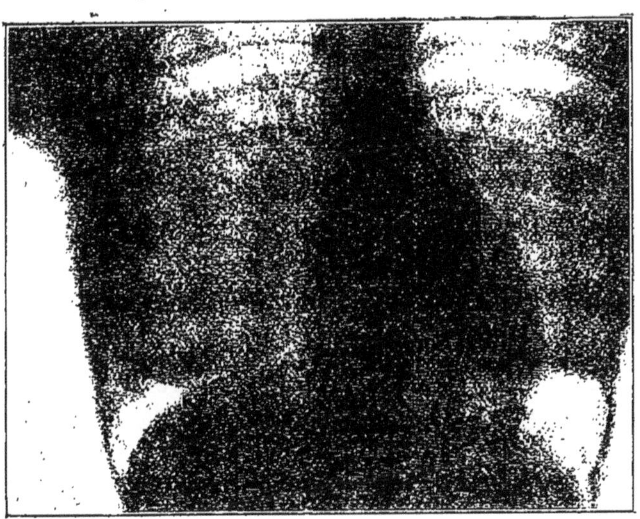

Fig. 41. — Téléradiographie de sténose mitrale pure.

Nous arrivons alors à l'extrémité G′ du contour gauche, autrement dit à la pointe du cœur.

Pointe du cœur. — Celle-ci siège au voisinage du diaphragme gauche. Elle est généralement figurée par un angle assez aigu, ce qui fait dire à M. Destot que, dans le rétrécissement mitral, « la pointe du cœur est pointue ». Cette pointe nous a paru être d'autant plus aiguë que le rétrécissement est plus serré ou que le ventricule gauche est plus petit; en effet, lorsque la sténose est peu prononcée, la pointe est légèrement arrondie comme à l'état normal.

La pointe du cœur est toujours notablement éloignée du

contour thoracique gauche ; elle se trouve souvent un peu plus rejetée en dedans qu'à l'état normal et elle est fréquemment abaissée. S'ensuit-il que le contour ventriculaire soit allongé ? Assurément non : de même que la pointe, le point G, où commence le contour ventriculaire, est situé moins haut que normalement et comme les deux extrémités de la ligne GG' sont également abaissées, sa longueur totale reste la même.

Contour droit. — L'aire de projection du cœur déborde très notablement le bord droit du sternum. Son contour est figuré par une ligne courbe qui s'écarte du sternum dès son origine (point D), pour s'en rapprocher au voisinage du diaphragme (point D').

On remarque souvent que la ligne de contour droite prend à sa partie inférieure une direction verticale jusqu'à l'ombre diaphragmatique ; elle limite alors l'ombre de la veine cave inférieure qui se trouve plus visible qu'à l'état normal.

Si l'on mesure la longueur de la ligne DD', on note généralement un chiffre relativement supérieur à la normale. En comparant cette longueur DD' à celle du bord gauche GG', on établit le rapport des deux bords du cœur. Alors que, nous l'avons vu précédemment, GG' est, chez un sujet normal, plus grand que DD', dans le rétrécissement mitral pur au contraire GG' est à peine supérieur, égal ou même inférieur à DD'.

Diamètres. — Le diamètre longitudinal est habituellement plus long qu'à l'état normal ; cela tient d'une part au relèvement du point D et d'autre part à l'abaissement de la pointe.

Quant au diamètre horizontal, il ne paraît relativement pas exagéré et, malgré le développement de l'aire droite, il est toujours très inférieur au diamètre longitudinal. L'augmentation de ce dernier diamètre tient uniquement à l'accroissement de l'aire auriculaire.

Cas cliniques. — Il est aisé de voir, d'après les tracés que nous publions, que ceux-ci sont toujours très comparables entre eux lorsqu'il s'agit de rétrécissement mitral pur. Nous pourrions citer de nombreux cas où le diagnostic clinique a été contrôlé à l'examen radioscopique, par des cardiogrammes répondant aux caractères que nous venons de décrire et dont nous ne rapporterons que quelques exemples.

Le tracé 40 a trait à une femme de 52 ans, entrée en octobre 1911 à l'hôpital Saint-Antoine avec des accidents d'hémiplégie droite et d'aphasie. Ces accidents venaient compliquer une sténose mitrale qui se reconnaissait facilement à l'examen. A la palpation, en effet, on constatait un frémissement présystolique très net de la pointe. A l'auscultation il y avait un rythme typique de rétrécissement mitral avec roulement diastolique à renforcement présystolique, dureté du premier bruit et dédoublement du second bruit. Le diagnostic d'ailleurs avait été fait par Duroziez lui-même qui avait publié l'observation dans ses premiers travaux. Notons de plus que la percussion faite dans le dos du côté de l'omoplate gauche réveillait une douleur très nette. On avait à faire au point de côté auriculaire que l'un de nous a décrit.

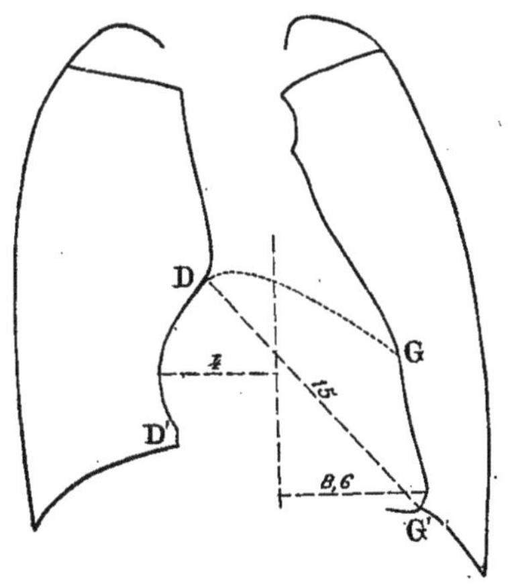

Fig. 42. — Rétrécissement mitral pur. Homme de 24 ans.

Le cardiogramme montrait, en position frontale, un fort accroissement de l'arc moyen avec profil du ventricule gauche peu développé, comme nous le verrons plus loin. L'aire de l'oreillette droite était exagérée. Le diamètre longitudinal mesurait 14c5 et le diamètre horizontal 12c6. Enfin l'examen oblique montrait une augmentation de volume de l'oreillette gauche.

Le tracé 42 se rapporte à un jeune homme de 24 ans, de constitution frêle, atteint de rétrécissement mitral depuis l'enfance. Comme signes fonctionnels on notait une cyanose des extrémités surtout marquée lorsque la température extérieure était basse et une dyspnée d'effort gênant le malade dans l'exercice de sa profession. Musicien de son état, il avait dû récemment abandonner le violon qui le fatiguait trop. A l'examen objectif, on notait un frémissement cataire très accentué, présystolique, accompagné à l'ausculation des signes caractérisques de la lésion.

Sur le cardiogramme, on remarque un abaissement très marqué du point G; le contour ventriculaire suit une direction à peu près verticale mais il est légèrement concave au lieu

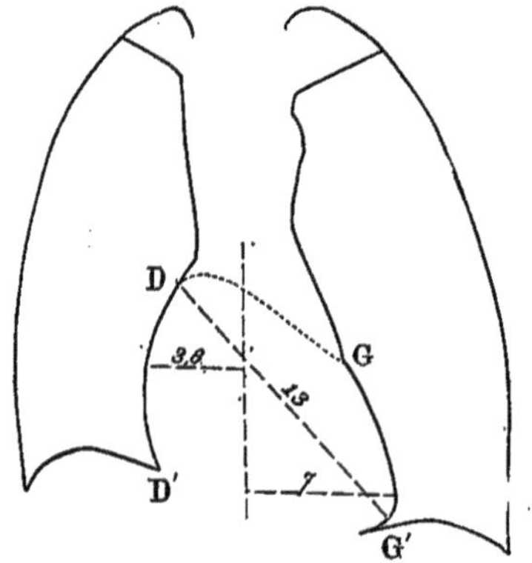

Fig. 43. — Rétrécissement mitral pur, peu serré Homme de 33 ans.

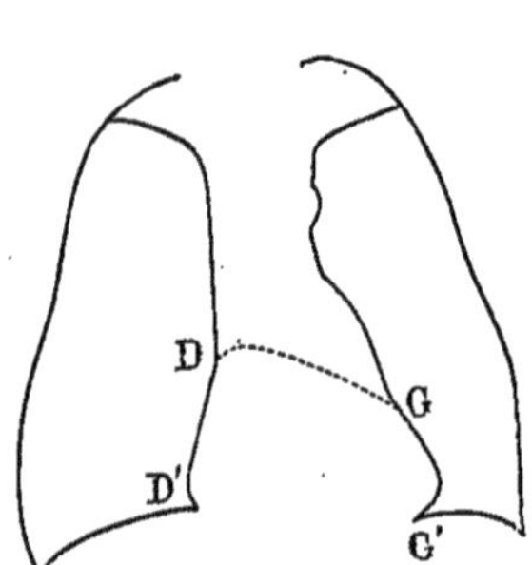

Fig. 44. — Rétrécissement mitral pur. Enfant de 8 ans.

d'être convexe ; le bord gauche GG' mesure 8cm, le bord droit DD' en mesure 9 ; le diamètre longitudinal est de 15cm et le diamètre horizontal de 12cm6.

Les cas précédents n'ont trait qu'à des sujets porteurs d'une sténose mitrale très accentuée avec des signes fonctionnels déjà très prononcés, mais il ne faudrait pas croire que les cardiogrammes radiologiques ne soient caractéristiques que dans ces seuls cas. Ils le sont déjà alors que l'affection n'est que peu développée et qu'elle est, pour ainsi dire, une trouvaille clinique. En voici deux exemples :

Un homme de 33 ans entre à l'hôpital pour y subir une opération. En l'examinant on constata l'existence d'une sténose mitrale qui ne donnait lieu à aucun signe subjectif; malgré l'absence de tout trouble fonctionnel, le cardiogramme montrait déjà une saillie exagérée de l'arc moyen, un abaissement du point G et un développement excessif du bord droit du cœur (fig. 43). Si la pointe de l'organe était moins aiguë que dans les cas précédents, si le contour du ventricule gauche était un peu bombé, comme à l'état normal, le rapport des bords et des diamètres n'en était pas moins modifié dans le sens que nous avons indiqué : le bord gauche GG' mesurait 8^{cm}, le bord droit DD' 9^{cm}5. Quant aux diamètres, ils mesuraient : le longitudinal 13^{cm}, l'horizontal 10^{cm}8.

Le cardiogramme suivant (fig. 44) est également tout à fait typique. Il concerne un jeune sujet de 8 ans, présentant, d'autre part, les signes exacts d'une sténose mitrale pure. On voit donc, qu'à peine constituée, la lésion donne déjà à l'écran des particularités caractéristiques.

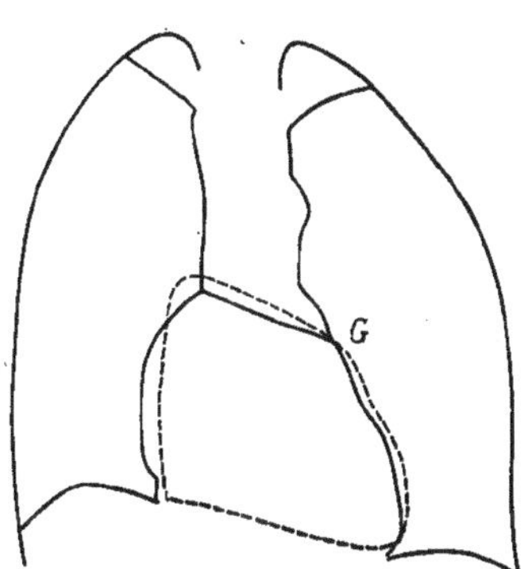

Fig. 45. — Rétrécissement mitral pur. En traits pleins, orthodiagramme ; en pointillés, tracé de percussion.

Comparaison des cardiogrammes et des tracés de percussion. — Avant de donner aux faits que nous venons d'exposer l'interprétation qui nous paraît leur convenir, nous comparerons les données de l'examen radioscopique à celles qui sont fournies par la percussion.

Pour la majeure partie de la figure obtenue dans l'un et l'autre cas, il y a identité absolue : le contour du bord gauche, la position de la pointe sont fixés par la percussion avec leur forme et leur siège précis. La petitesse de l'aire de percussion constatée sur les tracés concorde avec le peu de développement de l'organe prouvé par la radioscopie de précision (figure 44).

En résumé, dans la sténose mitrale pure, le ventricule gauche est petit, ce qui concorde avec les constatations anatomiques. « Cette diminution, dit Merklen (1), autrefois attribuée à une atrophie de ses parois, n'est due qu'à sa moindre capacité. Ne recevant qu'une petite quantité de sang à chaque diastole, le ventricule gauche a une masse liquide à mouvoir moindre que normalement et sa capacité se rétracte progressivement, mais l'épaisseur de ses parois ne présente pas ordinairement de modifications bien appréciables. Telle est la conclusion de Potain et Rendu, d'ailleurs confirmée par les recherches très précises de Briquet. »

Comment se fait-il que les cliniciens n'aient pas été toujours d'accord sur ce point ? Cela tient, à notre avis, à ce que certains n'ont tenu compte, dans l'estimation du volume du cœur, que de la position de la pointe. Or la palpation révèle souvent que celle-ci est abaissée et vient battre alors à la partie inférieure du cinquième espace ou même plus bas encore, mais elle indique aussi qu'assez habituellement elle est rejetée en dedans. Cette unique constatation est insuffisante pour juger du développement de l'organe ; si l'on suppose que celui-ci est abaissé dans sa totalité, on comprendra que sa pointe puisse se trouver rejetée au-dessous de la place qu'elle devrait normalement occuper sans que le volume du cœur soit pour cela augmenté. C'est en effet ce qui existe et si, après avoir pratiqué la percussion méthodique et fixé le tracé du cœur, on en mesure l'aire, suivant le procédé de Potain, on s'aperçoit bientôt que celle-ci ne dépasse pas la dimension normale. L'orthodiagraphie confirme ainsi pleinement les données de la percussion et met la clinique en complet accord avec l'anatomie pathologique.

Le bord droit du cœur présente, avons-nous dit, un développement assez marqué habituellement et que seule la radioscopie permet de déceler. La percussion donne, on le sait, à ce sujet des renseignements qui peuvent être contestables. Appliquée à la délimitation du ventricule gauche, elle fournit des résultats précis et indiscutables parce que

1. — P. Merklen. Art. « Maladies du cœur », *in* Traité de médecine et de thérapeutique de Brouardel et Gilbert, t. VI, p. 202. Paris, 1899.

l'épaisseur de l'organe, sa proximité de la paroi thoracique, donnent au doigt qui percute non seulement un abaissement très net de la sonorité, mais aussi une sensation de résistance toute spéciale. Il n'en est pas de même pour les cavités droites, et c'est parfois un peu par intuition qu'on les retrouve à l'état normal, par la percussion faite sur le bord du sternum. Cependant, si ces cavités sont fortement distendues, comme il arrive au cours de l'asystolie, alors l'hésitation n'est plus possible et la délimitation de leur contour se fait avec la plus grande exactitude.

Au cours de la sténose mitrale pure, à la période d'adaptation, le développement un peu exagéré de l'oreillette droite que révèle l'examen radioscopique n'a, à coup sûr, rien à faire avec un état asystolique. A quelle cause, dès lors, faut-il l'attribuer ?

Interprétation des cardiogrammes. — C'est ici qu'intervient l'interprétation que nous devons maintenant fournir de la forme particulière de l'ombre cardiaque dans la sténose mitrale pure, et cette interprétation, qui nous paraît d'accord avec les faits observés, rendra compte des particularités que nous venons de signaler.

Il ne nous paraît pas douteux que le cœur ne subisse, du fait de la sténose mitrale, un mouvement de déplacement en rapport avec le volume exagéré de l'oreillette gauche et commandé par lui. L'oreillette gauche ne peut pas se développer librement ; pour peu qu'elle s'hypertrophie, et c'est ce qui se produit toujours dans la sténose mitrale, elle vient rapidement s'appliquer contre la paroi thoracique, à sa partie postérieure, où elle se revèle par la percussion. Il n'est pas étonnant que, sous l'influence de l'augmentation de volume de cette oreillette, le cœur, dont la mobilité est si grande, puisse se déplacer, et ce déplacement est, en réalité, prouvé par les données de la percussion et celles de l'orthodiagraphie. Et justement il se fait dans le sens que l'on pouvait prévoir. Les cavités gauches, pointe et ventricule, sont simplement abaissées et reportées en dedans, alors que les cavités droites, et notamment l'oreillette, sont légèrement relevées et se rapprochent de la région sternale. C'est ce qu'indique, d'une façon certaine, l'examen des figures de projection, qu'elles soient données par la percussion ou l'orthodiagraphie. L'élévation de la courbe droite du cœur dans sa partie supérieure, au niveau des vaisseaux, le relèvement de sa portion diaphragmatique laissant voir très souvent la veine cave inférieure (dans le décubitus) ne peuvent se comprendre qu'avec un relèvement correspondant de l'oreillette droite. Cela vient donc confirmer les données relatives à la position du cœur gauche telles que nous les avons notées précédemment.

Ces considérations nous autorisent à admettre comme évident que le cœur subit dans le rétrécissement mitral pur un double déplacement, d'ailleurs léger : mouvement de bascule de droite à gauche et de haut en bas, refoulement de la partie droite vers la région sternale.

Ce refoulement en avant de la partie droite du cœur explique l'augmentation de la projection de l'oreillette droite sans que cette cavité soit *réellement* agrandie.

EXAMEN DANS LES POSITIONS OBLIQUES

L'examen de l'oreillette gauche est d'une grande importance pour le diagnostic du rétrécissement mitral. C'est l'augmentation de volume de cette cavité qui est, en effet, la première et la principale réaction des cavités cardiaques à la sténose de l'orifice mitral. On la constate cliniquement par la percussion de la paroi thoracique postérieure gauche. Celle-ci décèle l'existence d'une zone de matité plus ou moins large suivant les cas, siégeant entre l'omoplate et la colonne vertébrale et s'étendant de la cinquième à la huitième ou dixième vertèbre dorsale. Ce signe physique n'existe d'ailleurs pas dans tous les cas. Il est nécessaire que les parois du cœur s'avancent suffisamment vers le dos pour que les vibrations provoquées dans la cage thoracique donnent un bruit mat. D'autre part, chez les sujets à cœur normal dont la cage thoracique est étroite, la percussion en arrière peut également faire percevoir une zône mate. Ce sont les dimensions de cette matité qui seules ont de l'importance pour le diagnostic. Il est donc très intéressant de pouvoir ajouter aux renseignements fournis par la clinique ceux de la radioscopie.

M. Santiard (1) a publié une observation de rétrécissement mitral dans laquelle la percussion postérieure ne permettait pas de constater de matité révélant une augmentation de volume de l'oreillette gauche. « Cependant, ajoute l'auteur en donnant deux tracés à l'appui de son texte, à la radioscopie nous voyons se dessiner à gauche du cœur, sur l'image antérieure, une pénombre produite certainemeni par l'oreillette gauche dilatée. Sur les tracès postérieurs nous voyons nettement cette oreillette hypertrophiée se dessiner au-dessus du ventricule. »

M. Arcelin (2) a décrit dans sa thèse le signe suivant : « A l'éclairage oblique, chez l'homme normal, le médiastin postérieur donne une étroite bande claire située entre le cœur et la colonne vertébrale ; dans le rétrécissement mitral, cette bande claire disparaît dans sa partie postéro-inférieure. » Aucun tracé n'accompagne cette description et l'auteur ne nous dit pas dans quelle position oblique il place son malade.

Enfin M. Galli (3) a publié en 1908 un tracé de sténose mitrale où il indique une saillie surmontant le bord du ventricule gauche et qu'il désigne comme étant la projection de l'oreillette gauche agrandie et dont les pulsations sont nettement présystoliques.

La saillie que l'on constate parfois si nettement entre la crosse de l'aorte et l'origine du ventricule gauche n'est pas due, selon nous, à la projection de l'ombre de l'oreillette

1. — P. Santiard. *Etude de l aire de projection du cœur sur la paroi thoracique par la radioscopie.* Thèse de Paris, 1900, p. 57.)

2. — F. Arcelin. *Les formes de l'aire de projection du cœur pathologique* (Thèse de Lyon, 1906, p. 33.)

3. — G. Galli. *L'ortodiagraphia nella diagnosi delle malatti di cuore.* (Polilinico, partie méd., 1908, XV, 2.)

gauche, comme l'ont écrit certains auteurs ; du moins n'avons-nous pas constaté de faits semblables à ceux qui ont été publiés. Mais nous pensons que l'augmentation de volume de l'oreillette peut contribuer pour une part à refouler l'auricule en haut et en dehors et à rendre son ombre plus visible. Deux autres facteurs interviennent d'ailleurs pour modifier la configuration de l'arc moyen gauche : l'abaissement de l'organe qui exerce une certaine traction sur les vaisseaux et rend plus rectiligne le profil de l'artère pulmonaire, enfin le peu de développement du ventricule gauche qui, par comparaison, rend plus apparentes les modifications de la projection de l'artère pulmonaire et de l'auricule gauche. Nous admettons, d'ailleurs, que cette particularité contribue à la caractéristique radiologique du rétrécissement mitral. Nous croyons toutefois qu'il n'est pas rigoureusement exact de déduire du degré de saillie de l'auricule gauche un degré correspondant d'augmentation de volume de l'oreillette du même côté. Il faut donc user de moyens plus précis pour constater les changements de volume de l'oreillette gauche.

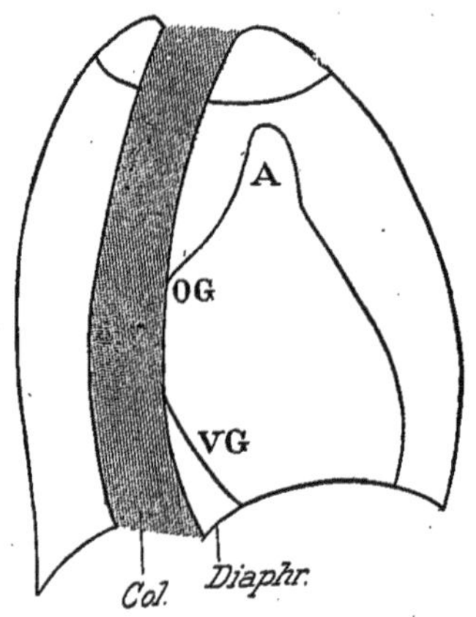

Fig. 46. — Position OPD, 50 degrés. A, aorte ; OG, oreillette gauche ; VG, ventricule gauche ; *Diaph.*, diaphragme ; *Col.*, colonne vertébrale.

Ces moyens nous les connaissons, nous les avons étudiés au chapitre II. Nous savons qu'en plaçant le sujet dans les positions oblique postérieure droite et oblique antérieure gauche, nous voyons le contour de l'oreillette gauche se profiler dans l'espace clair rétro-cardiaque, vers son tiers moyen.

Dès que l'oreillette gauche est hypertrophiée, ou dilatée, son profil se modifie ; il fait une saillie plus grande que normalement dans la bande rétro-cardiaque, et sa courbe, en s'agrandissant, se rapproche de l'ombre de la colonne vertébrale ; elle peut même arriver à se confondre avec elle, et dès lors, l'espace clair cesse d'être visible au niveau de l'oreillette.

Pour avoir des données complètes sur l'importance du développement de l'ombre auriculaire, il faut connaître le degré d'obliquité du corps pendant l'examen. En effet, suivant que l'axe biscapulaire décrit avec le plan de l'écran un angle de 45, 50 ou 60 degrés, l'espace clair rétro-cardiaque est naturellement de plus en plus large et, partant, les bords du cœur sont d'autant plus éloignés de la colonne vertébrale.

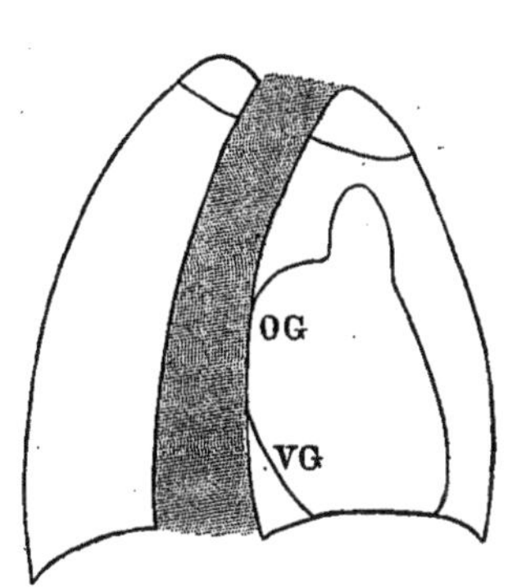

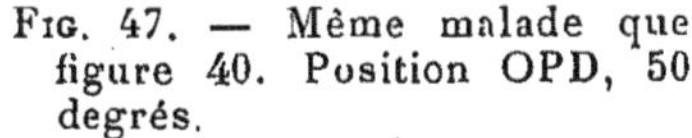
Fig. 47. — Même malade que figure 40. Position OPD, 50 degrés.

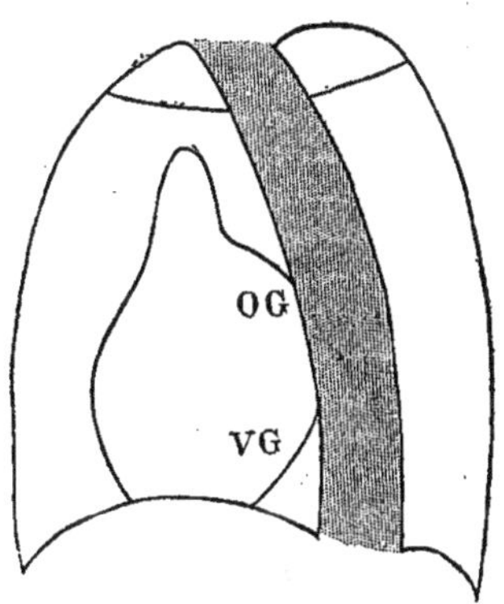

Fig. 48. — Même malade que sur la précédente en position OPG, 50 degrés.

C'est à 50 degrés qu'il convient d'examiner les malades en oblique postérieure droite. Si sous cette incidence l'espace clair est masqué, on peut être sûr qu'on a affaire à une grosse oreillette gauche. On augmente alors l'angle d'incidence jusqu'à 60 degrés. Si l'on fait les mêmes constatations, si la bande claire rétro-cardiaque n'apparaît pas encore, c'est que l'oreillette est considérablement agrandie. Les oreillettes de volume moyen font à 50 degrés une saillie de moindres proportions, dans le médiastin postérieur.

Il est certain que pour mener à bien l'examen en oblique, il est nécessaire que les plages pulmonaires soient transparentes et qu'aucune ombre pathologique, ganglionnaire ou pulmonaire, ombre de tumeur ou d'épanchement, ou simplement ombre de seins volumineux chez la femme, ne vienne obscurcir la région. Pour bien découvrir l'oreillette, il est bon de faire relever les bras du malade sur sa tête et d'obtenir de lui de profondes inspirations. Alors le contour de l'ombre se voit avec netteté ; mais on est obligé de le dessiner rapidement et comme au vol. Les poumons des malades atteints de rétrécissement mitral sont généralement peu transparents à cause de la gêne circulatoire due à leur affection ; il faut donc procéder à cet examen avec persévérance, déplacer son patient jusqu'à ce qu'on ait trouvé la bonne position et repérer l'angle sous lequel se fait l'observation.

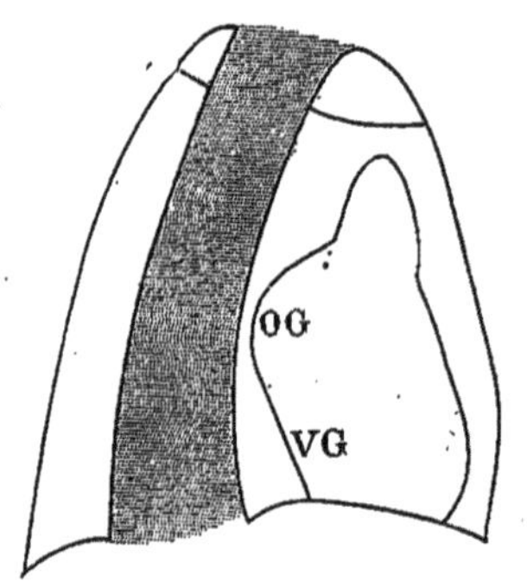

Fig. 49. — Rétrécissement mitral pur. Position OPD, 50 degrés. Augmentation moins accentuée de l'oreillette gauche.

Les indications que nous venons de donner relatives à l'examen en position oblique vont nous permettre de compléter le diagnostic radiologique du rétrécissement mitral pur.

Reportons-nous en effet au premier cas clinique que nous avons étudié dans la figure 40, figure qui nous a donné des renseignements sur l'aspect du cœur en position frontale, et nous verrons que, s'il y avait doute, celui-ci serait levé par le profil de l'oreillette gauche vu en position oblique postérieure droite à 50° (fig. 46). On y voit une oreillette gauche très agrandie dont l'ombre masque tout le tiers moyen de l'espace clair. En bas de cette même figure on retrouve le triangle lumineux compris entre le bord ventriculaire peu développé (V G), la colonne vertébrale (Col) et le diaphragme (Diaph). En haut l'espace clair existe bien au niveau du bourgeon aortique (A) mais il cesse bientôt d'être visible, et le contour de l'oreillette va rejoindre celui de la colonne vertébrale.

L'examen de la figure 47 conduit à des constatations identiques ; cette figure a trait au deuxième malade dont nous avons rapporté l'observation ainsi que le cardiogramme en position frontale (fig. 42). L'oreillette gauche est ici encore très volumineuse, comme en font foi les tracés pris en position oblique postérieure droite et en oblique antérieure gauche (fig. 47 et 48). D'ailleurs la percussion permettait de reconnaître cette augmentation de volume de l'oreillette.

Sur la figure 49 les caractères précédents sont moins accentués. L'oreillette gauche est, il est vrai, très augmentée de volume, puisqu'elle forme une saillie manifeste dans l'espace clair rétro-cardiaque. Cependant son développement n'est pas aussi considérable que dans les cas antérieurs, car à 50° il existe encore une mince bande claire entre l'ombre du cœur et l'ombre vertébrale.

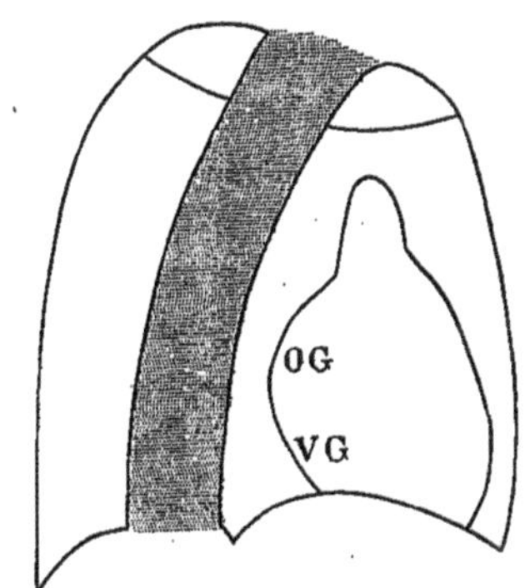

Fig. 50. — **Position OPD, 50 degrés. Dilatation modérée** de l'oreillette gauche.

Il peut y avoir des cas d'interprétation plus délicate. Ce sont ceux où la saillie de l'oreillette est à peine accusée et où il ne faut pas s'attendre à trouver les grosses anomalies que nous venons de signaler. Pour se convaincre cependant que l'oreillette gauche n'est pas normale, il n'y a qu'à examiner avec attention la configuration de la courbe qui s'étend en arrière, de l'origine des vaisseaux au niveau du diaphragme, et on verra alors, comme dans la figure 50, que le point culminant de cette courbe, au lieu de se trouver, ainsi qu'à l'état normal, au niveau du ventricule, siège au niveau de l'oreillette, ce qui permet de conclure à une augmentation de volume de cette cavité.

De l'exposé précédent, il se dégage une conclusion pratique de la plus haute importance c'est que tout sujet chez lequel l'examen en position oblique à 50° permet de constater que l'ombre du cœur obscurcit complètement l'espace clair rétro-cardiaque au niveau de son tiers moyen, doit être considéré comme atteint d'hypertrophie considérable de l'oreillette gauche. Ajoutons aussi que, d'une façon générale, le degré de cette hypertrophie se mesure à la réduction de l'espace clair rétro-cardiaque, une faible réduction de cet espace correspondant à une augmentation peu marquée du volume de l'oreillette. Il est bien entendu, d'ailleurs, qu'il faut être assuré que l'obscurcissement du médiastin postérieur ne tient pas à une des autres causes que nous avons signalées.

II. — **Insuffisance mitrale**

Le chapitre que nous abordons ici est peut-être celui pour lequel les renseignements fournis par la radiologie ont le plus grand intérêt, non seulement parce qu'ils permettent souvent de parfaire un diagnostic laissé en suspens, mais aussi et surtout parce qu'ils conduisent à des aperçus nouveaux sur la genèse et l'évolution de l'affection cardiaque.

L'histoire clinique de l'insuffisance mitrale comporte en effet une série de problèmes dont la solution, pour d'eux d'entre eux tout au moins, n'est pas toujours aisée. Le premier consiste à savoir si le souffle systolique de la pointe, signe de cette affection, n'appartient pas simplement à la catégorie des souffles anorganiques étudiés par Potain ; le second à en reconnaître la cause, ce souffle pouvant être symptômatique d'une lésion valvulaire ou d'une insuffisance valvulaire purement fonctionnelle. Or chacun sait, qu'appliquées à ces questions, les données de la séméiologie sont trop souvent incertaines, ou même contradictoires. Il était dès lors intéressant de demander à la radiologie les précisions dont la clinique était ainsi privée. C'est ce que nous n'avons pas manqué de faire, et l'on verra que les résultats auxquels nous sommes arrivés méritent d'être pris en considération.

Nous nous placerons tout d'abord, en présence d'un cas typique d'insuffisance mitrale d'origine rhumatismale, de développement moyen et n'ayant pas provoqué de troubles circulatoires asystoliques.

Le cas que nous allons prendre pour exemple concernait un sujet âgé de 25 ans, chez qui l'on constatait l'existence d'un souffle de la pointe, à timbre grave, remplissant toute la systole, se propageant vers l'aisselle, en un mot d'un souffle typique d'insuffisance mitrale. L'affection remontait à un rhumatisme de l'adolescence. Elle n'avait pas encore provoqué de troubles graves d'adaptation.

Voici quelles furent, dans ce cas, les données de l'examen radiologique (fig. 51).

A première vue, la forme de l'aire de projection était celle d'un cœur *trauverse*, c'est-à-dire d'un cœur dont le diamètre horizontal l'emporte sur le longitudinal. Il était couché sur le diaphragme. Son développement droit était nettement exagéré, comme en témoignait l'agrandissement du contour de l'ombre cardiaque de ce côté. De plus, au voisinage de l'ombre diaphragmatique, on percevait les battements du ventricule droit (au niveau de la flèche).

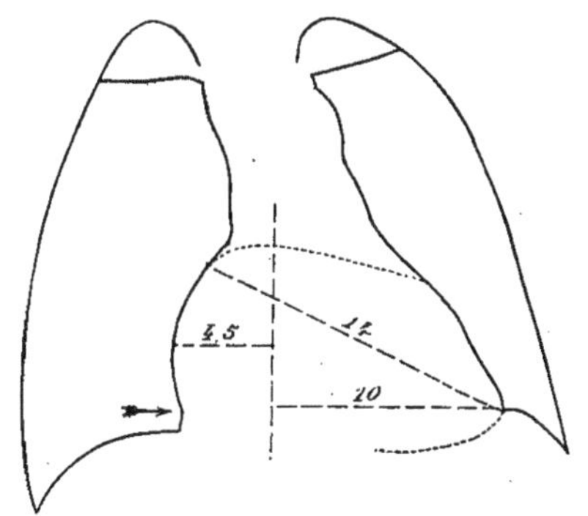

Fig. 51.— Insuffisance mitrale à l'état d'adaptation. Homme de 25 ans.

Le contour du ventricule gauche paraissait tout d'abord normal, son point d'origine n'était pas relevé ; quant à la pointe, elle siègeait au niveau de l'ombre diaphragmatique gauche, elle n'était pas abaissée, mais simplement rejetée en dehors ; elle était assez aiguë.

Tout cela n'indiquait, à première vue, que des modifications portant sur la région droite du cœur, la région gauche ne semblant pas y participer. Cette impression fut d'ailleurs confirmée par la mesure des diamètres qui donna :

Diamètre longitudinal, 14c. — Diamètre horizontal, 14c5.

Le chiffre du diamètre longitudinal ne dépassait pas la normale pour un homme de 25 ans, de corpulence moyenne. Mais le diamètre horizontal lui était supérieur de cinq millimètres. La différence plaidait, comme il était prévu, en faveur de notre diagnostic radiologique : accroissement transversal du volume du cœur dû au développement des cavités droites.

Ce n'est pas tout. Si l'on pratiquait l'examen en position oblique postérieure droite, la pointe du cœur ne disparaissait derrière l'ombre de la colonne vertébrale que sous un angle de 42 degrés, au lieu de 25 à 30 degrés, chiffre normal. Or, cela ne pouvait s'expliquer que par une augmentation du volume ventriculaire, à laquelle le ventricule gauche participait dans une mesure moindre que son congénère, mais réelle cependant.

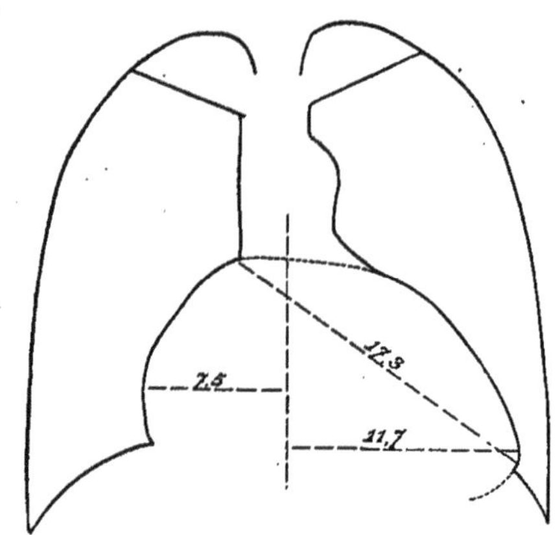

Fig. 52. — Insuffisance mitrale. Forte augmentation du cœur droit. Homme de 34 ans.

Les conclusions étaient donc les suivantes : hypertrophie nette du ventricule droit, modification légère du volume du ventricule gauche. Ajoutons enfin que l'oreillette gauche, vue en position oblique, n'était pas augmentée de volume.

Il est intéressant de comparer ces données à celles de l'anatomie pathologique. Or, celles-ci nous apprennent que, dans l'insuffisance mitrale, il existe une hypertrophie compensatrice légère du ventricule gauche, une hypertrophie plus considérable du ventricule droit, laquelle s'accentue et s'accompagne de dilatation lorsque la circulation pulmonaire, à l'approche des accidents asystoliques, se trouve progressivement gênée. Il y a, comme on le voit, une corrélation très nette entre les résultats des constatations anatomiques et ceux de l'examen radiologique.

Les modifications, précédemment décrites, du profil cardiaque s'accentuent lorsque l'on se trouve en présence d'un sujet atteint d'insuffisance mitrale, avec troubles fonctionnels marqués, dyspnée, cyanose, œdème des jambes, etc...

En pareil cas (fig. 52) l'orthodiagraphie nous montre un cœur très volumineux, l'augmentation portant à la fois sur les deux ventricules, mais surtout sur le ventricule droit. A gauche, le ventricule est bombé, son contour est allongé ; la pointe du cœur est fortement rejetée en dehors, mais n'est pas abaissée. A droite, c'est la portion inférieure du contour de l'ombre, répondant au ventricule droit, qui se trouve la plus saillante en dehors. Dans cette région on constate des battements systoliques très nets. Les deux diamètres mesurent :

Diamètre horizontal 19c 2.
— longitudinal 17c 3 (au lieu de 14).

Comme on le voit, tous deux sont augmentés, l'horizontal plus encore que le longitudinal, ce qui est en rapport avec une hypertrophie des deux ventricules mais prédominante à droite.

Dans la figure 53, mêmes caractères généraux, plus accentués encore, car il s'agit d'un sujet en pleine asystolie et que l'on eut même de la peine à examiner, la station dans le décubitus étant presque impossible.

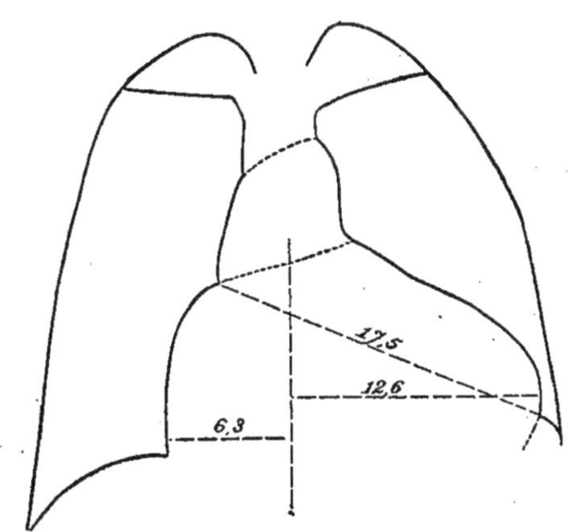

Fig. 53. — Insuffisance mitrale. Période d'asystolie.

Ici, le cœur observé dans la station verticale présente un développement transversal considérable. Il est fortement abaissé à droite et son contour droit, très allongé, s'écarte progressivement de la ligne médiane jusqu'au niveau du diaphragme.

La pointe du cœur se trouve relevée et refoulée vers la

gauche, au voisinage de la paroi thoracique ; tous les diamètres sont augmentés et l'horizontal dépasse de beaucoup le longitudinal.

Ajoutons enfin qu'à l'écran, les battements du cœur étaient très affaiblis, surtout au niveau du ventricule droit.

Par ces différents exemples on peut suivre pas à pas les effets imprimés au cœur par l'existence d'une insuffisance mitrale, pure ou compliquée de phénomènes asystoliques.

Dans ces cas, les renseignements fournis par la radiologie n'étaient à vrai dire que de médiocre importance. Ils confirmaient simplement ceux que la clinique avait déjà permis de recueillir, et l'examen à l'écran n'avait fait qu'objectiver avec plus de netteté les modifications anatomiques du cœur.

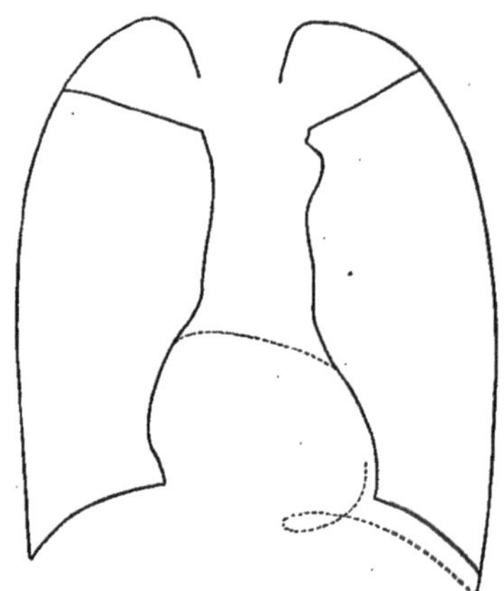

Fig. 54. — Insuffisance mitrale légère. Femme de 32 ans.

Mais l'intérêt des données radiologiques augmente quand, au lieu de s'adresser à des cas aussi peu litigieux, on a en vue ceux où le diagnostic ne se pose qu'avec quelque hésitation, la lésion orificielle étant peu accentuée et les troubles fonctionnels faisant complètement défaut.

Tel est le cas représenté par la figure 54. Cet orthodiagramme avait trait à une femme de 32 ans, atteinte à coup sûr d'insuffisance mitrale, comme en témoignait un souffle systolique de la pointe, à propagation axillaire, mais dont la lésion pouvait paraître surprenante, étant donnée l'absence presque complète de tout trouble fonctionnel.

L'examen à l'écran ne dénotait pas tout d'abord de modifications appréciables du cœur. Le diamètre longitudinal mesurait 11 c. 2, l'horizontal 10 c. 5, chiffres normaux, comme l'on voit. Mais les anomalies ne tardaient pas à apparaître.

Le contour droit avait un développement un peu plus marqué qu'à l'état normal. D'autre part, si l'on faisait exécuter à la malade de très grands efforts d'inspiration, on voyait se dessiner la pointe du cœur au-dessus du diaphragme gauche abaissé, le contour inférieur de l'organe ne se séparait pas de l'ombre abdominale, fait qui ne pouvait s'expliquer que par un accroissement de volume du ventricule droit.

Enfin, si l'on se servait de l'indicateur d'incidence, on notait que la disparition de la pointe, derrière l'ombre de la colonne vertébrale, ne s'effectuait que sous un angle de 40 degrés.

Ainsi, un examen approfondi corrigeait ici la première impression ; le cœur qui paraissait normal était pathologique, comme le prouvaient ces trois signes : l'augmentation du contour droit, l'abaissement du bord inférieur du ventricule correspondant, la disparition de la pointe sous une incidence trop élevée ; et la réunion de ces trois signes nous permettait d'affirmer que les modifications pathologiques consistaient dans une augmentation modérée, mais indubitable, du volume du cœur, intéressant surtout le ventricule droit.

Mais de pareils renseignements sont-ils à eux seuls suffisamment concluants pour nous autoriser à admettre formellement l'existence d'une insuffisance mitrale, en dehors de tout autre signe clinique, et quelles que soient par ailleurs les indications fournies par la percussion et l'auscultation ? En d'autres termes, le profil cardiaque de l'insuffisance mitrale est-il assez caractéristique pour imposer un diagnostic à l'observateur, ignorant toute autre chose du malade qu'il examine ?

On voit, pensons-nous, où nous voulons en venir. C'est l'éternelle question du diagnostic différentiel des souffles organiques et des souffles anorganiques qui se pose devant nous. Cette question n'a pas, à notre avis, été résolue complètement par Potain, malgré le soin qu'il a mis à y parvenir.

Elle ne l'a pas été parce que cet auteur n'a point fait entrer dans le débat les souffles fonctionnels dont la réalité ne lui apparaissait pas comme démontrée. Or, nous savons aujourd'hui que ces souffles sont loin d'être exceptionnels et qu'ils empruntent très souvent, dans les premiers stades de leur apparition, certains des caractères des souffles anorganiques. Nous n'insisterons pas plus longuement ici sur ce sujet, et nous nous demanderons seulement si, en l'état actuel, la radiologie nous met en mesure de conclure à l'existence ou à l'absence d'une insuffisance mitrale alors que les données fournies par l'auscultation ont laissé le diagnostic en suspens.

Eh bien, si l'on admet, ce que nous pensons être la vérité, qu'il n'y a pas d'insuffisance mitrale, si peu accentuée soit-elle, qui ne donne à l'examen radioscopique des modifications appréciables de l'ombre cardiaque, pourvu qu'on les ait présentes à la mémoire et qu'on sache les rechercher comme il convient, on en concluera nécessairement que tout sujet chez lequel le cœur n'offre aux rayons X aucun aspect anormal, aucune augmentation de volume de ses cavités ventriculaires, doit être tenu pour indemne de lésion d'insuffisance, quels que soient par ailleurs les résultats de l'examen clinique.

Inversement, tout sujet chez lequel l'auscultation aura permis de reconnaître l'existence d'un souffle que sa nature, son siège tendraient à faire rentrer dans la catégorie des bruits anorganiques, devra être tenu pour suspect d'insuffisance mitrale si l'examen radiologique a décelé chez lui tout ou partie des signes que nous venons d'étudier.

Ces deux propositions ont été maintes fois vérifiées par nous, et cela de deux façons : ou bien il s'agissait de sujets porteurs d'un souffle superficiel, court, variable d'un moment à l'autre, surtout dans les changements de position, en un mot, d'un souffle nettement anorganique, de par ses caractères stéthoscopiques, et alors l'examen radiologique ne décelait aucune modification du volume du cœur dans une quelconque de ses parties, ou bien il s'agissait de sujets chez lesquels l'auscultation, moins formelle dans ses résultats, laissait suspecter la nature du souffle entendu, et alors l'examen à l'écran, peu concluant peut-être à une première épreuve, montrait ultérieurement un accroissement lent, mais progressif, du volume du cœur, et permettait enfin de préciser un diagnostic laissé tout d'abord en suspens.

Ainsi, dans l'une ou l'autre de ces éventualités, l'expérience nous a montré que, tôt ou tard, les données radiologiques finissaient par trouver leur confirmation dans la clinique.

Il nous est même arrivé d'être contraint de réformer notre diagnostic, et du même coup, notre pronostic, dans quelques circonstances, sous la pression des observations radiologiques. Tel sujet chez lequel nous avions été tentés tout d'abord d'admettre l'existence d'un souffle anorganique de la pointe, tant par les caractères mêmes de ce souffle que par l'absence complète de tout trouble fonctionnel, dut être reconnu par nous porteur d'une insuffisance mitrale, des examens radiologiques successifs nous ayant montré des modifications de volume insoupçonnées à la percussion, mais évidentes à l'écran. Et si nous n'avions pas voulu tout d'abord nous incliner devant la conclusion qui s'imposait, l'apparition de quelques légers troubles fonctionnels nous forçait ultérieurement à reconnaître où se trouvait la vérité.

INSUFFISANCE MITRALE FONCTIONNELLE

Abordons maintenant une autre question dont la solution reste souvent litigieuse en clinique, celle de savoir si une insuffisance mitrale dûment reconnue par ses signes habituels et par l'examen radiologique doit être attribuée à une infection antérieure, ou si elle n'est pas imputable à une dilatation fonctionnelle de l'orifice.

On sait que toutes les insuffisances mitrales ne relèvent pas forcément de processus endocarditiques. Il y a des sujets chez lesquels l'insuffisance valvulaire se produit à la suite d'une dilatation soudaine ou progressive du ventricule gauche et qui, suivant les circonstances, disparaît sous l'influence d'un régime et d'une médication appropriés, ou au contraire persiste indéfiniment. Le mécanisme de ces insuffisances fonctionnelles relève habituellement de l'hypertension, laquelle peut exister encore, alors que l'insuffisance est constituée de toutes pièces, ou avoir rétrocédé par l'effet de la dilatation cardiaque. Le diagnostic clinique de cette variété d'insuffisance est des plus difficiles ; ses éléments principaux reposent sur les anamnestiques, sur la constatation de l'hypertension lorsqu'elle a persisté, sur la présence, d'ailleurs très infidèle, d'un bruit de galop et surtout sur les données de la percussion et de la palpation qui révèlent l'existence d'une hypertrophie cardiaque portant principalement sur le ventricule gauche. Tous ces signes, pour multiples qu'ils soient, ne suffisent pas toujours pour entraîner la conviction, et le diagnostic reste alors en suspens.

En pareille circonstance, la radiologie est susceptible de donner de précieuses indications, comme l'on va s'en convaincre par l'exemple suivant :

Un malade de 46 ans, sujet depuis deux ans à de la dyspnée d'effort, a dû faire en 1908 et en janvier 1910 des séjours à l'hôpital pour des crises de suffocation plus marquées, à caractère œdémateux. Un régime approprié l'a rapidement soulagé. En mars 1910, il entre dans notre service, en proie à une crise œdémateuse des plus nettes, laquelle cède à une saignée copieuse. En l'examinant, on constate que le cœur est très augmenté de volume et dilaté, et qu'il y a à la pointe, avec un frémissement cataire des plus nets, un souffle systolique assez limité, à siège superficiel, quoique rude, et s'entendant surtout au-dessous et en dedans de la pointe. La tension artérielle mesure 15c au sphygmo-signal. Les urines contiennent une notable proportion d'albumine.

Logiquement ces constatations devaient conduire au diagnostic suivant : insuffisance mitrale avec début d'insuffisance cardiaque. Un diagnostic aussi simpliste n'expliquait pas d'ailleurs les principales particularités de cette observation, notamment les crises franchement œdémateuses du poumon, évoluant en dehors des autres signes habituels de l'asystolie : il n'y avait pas, en effet, trace d'œdème périphérique et la valvule tricuspide était restée suffisante. Enfin, on ne relevait dans les antécédents du sujet aucune maladie infectieuse ayant pu provoquer une endocardite mitrale.

L'examen radioscopique devait nous apporter quelques renseignements complémentaires de la plus grande importance (fig. 55).

S'il permettait tout d'abord de reconnaître les signes ordinaires de l'insuffisance mitrale : pointe peu abaissée, mais rejetée en dehors, avec augmentation de volume du ventricule droit, il comportait, en plus, quelques anomalies. Le contour du ventricule gauche était plus marqué que dans les cas d'insuffisance mitrale endocarditique ; la pointe, au lieu d'être aiguë, était arrondie, légèrement globuleuse. Enfin le diamètre longitudinal mesurait 16c8, tandis que l'horizontal n'atteignait que 16c 3, il y avait donc une différence au profit du diamètre longitudinal, contrairement à ce que nous avons indiqué précédemment.

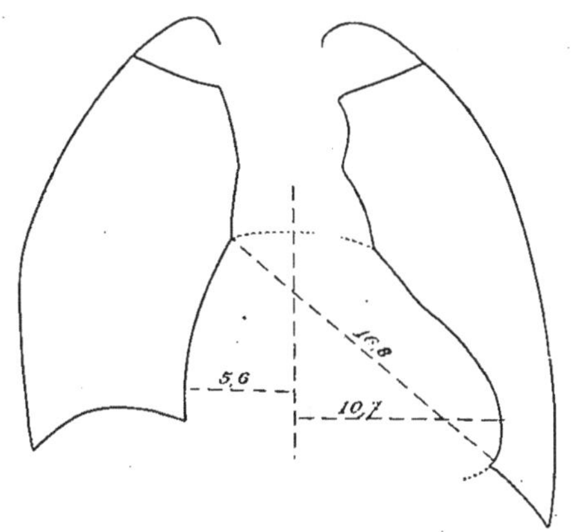

Fig. 55. — Insuffisance mitrale fonctionnelle. Homme de 46 ans.

En conclusion, l'hypertrophie du ventricule gauche entrait ici, dans l'évaluation de l'augmentation globale du volume du cœur, pour une part bien plus notable que dans le cas d'insuffisance mitrale pure.

Par là se trouvait confirmée l'impression, très aléatoire il est vrai, donnée par l'examen clinique, qu'il s'agissait d'une insuffisance mitrale d'origine fonctionnelle.

L'évolution des accidents devait bientôt montrer qu'il en était réellement ainsi.

Après quelques jours de repos, le malade ayant été mis au régime lacté et à l'usage de la digitaline, l'amélioration s'était manifestée et les troubles constatés tout d'abord avaient disparu progressivement. L'auscultation de la pointe ne permettait plus d'y retrouver le souffle préalablement entendu, mais, par contre, il y avait un rythme de galop siégeant dans la région préventiculaire gauche.

Le diagnostic devait, dès lors, se libeller ainsi : hypertrophie cardiaque, crises d'œdème pulmonaire, dilatation du cœur gauche, insuffisance fonctionnelle mitrale, sclérose rénale.

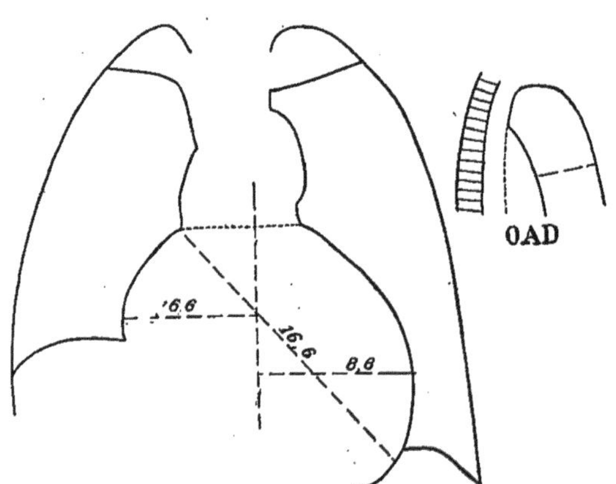

FIG. 56. — Insuffisance mitrale et sclérose artérielle. Homme de 53 ans.

Le malade n'était pas un cardiaque, mais, comme on le dit vulgairement, un cardio-rénal. La radioscopie nous avait été, comme on le voit, d'un très utile secours pour rétablir le diagnostic dans les termes où il devait être posé.

Le malade sur lequel a été pris le tracé représenté par la figure 56 a soulevé le même problème, qui s'est résolu de façon identique. Il s'agissait d'un homme de 53 ans, porteur d'un souffle d'insuffisance mitrale dont la cause ne pouvait être attribuée à aucune infection antérieure. Il semblait bien que cette insuffisance mitrale n'était qu'un épiphénomène à côté d'altérations plus importantes du système artériel et du cœur. Or, dans ce cas, les examens clinique et radioscopique se prêtèrent mutuellement appui pour prouver qu'il en était bien ainsi.

L'orthodiagramme, pour ne parler que de lui, nous montra un contour ventriculaire gauche extrêmement développé avec une pointe du cœur très abaissée et arrondie. Le ventricule droit débordait fortement à droite. Les diamètres mesuraient : le longitudinal 16 c. 6, l'horizontal 15 c. 2. On voit que, comme dans le cas précédent, l'écart entre les deux diamètres est exactement l'inverse de celui qui existe dans l'insuffisance mitrale endocarditique.

Ajoutons de plus qu'il y avait une augmentation très marquée des diamètres de l'aorte qui était très sombre et dont les battements étaient faibles.

Cet homme était donc, avant tout, atteint de sclérose cardio-vasculaire, et l'insuffisance mitrale constatée chez lui ne constituait, comme on l'avait supposé, qu'un accident surajouté.

Les faits que nous venons d'exposer répondent aux questions que nous nous sommes fixées au début de ce chapitre, et les figures explicatives y répondent encore mieux.

En présence d'une insuffisance mitrale, et dans l'hésitation où l'on est si souvent d'en admettre la réalité et d'en reconnaître la nature, la radiologie s'impose comme un moyen précieux de décider du sens du diagnostic et d'en compléter les données.

III. — Maladie mitrale

La lecture correcte d'un bon tracé d'orthodiagraphie est, dans ces cas, plus nombreux qu'on ne serait tenté de le supposer, capable de poser des diagnostics en dehors de tout examen préalable du sujet, à la muette, pourrait-on dire. En voici la preuve :

L'un de nous fut appelé récemment en consultation par un de nos confrères auprès d'une jeune fille cardiaque. Ce confrère avait eu la précaution de se munir d'un relevé orthodiagraphique du cœur de cette malade. On y lisait clairement son histoire pathologique. Le profil du cœur gauche et de l'oreillette indiquait l'existence d'une lésion mitrale double, l'augmentation très visible du contour du ventricule droit conduisait à supposer l'existence de troubles d'adaptation déjà marqués. Nous fûmes dès lors en état, avant d'avoir vu la malade, de formuler ainsi le diagnostic : Sténose mitrale compliquée d'insuffisance, avec insuffisance cardiaque. L'examen clinique confirma de tous points ce diagnostic.

Cette façon de procéder ne présente rien de mystérieux, elle sera désormais aisée pour quiconque se sera familiarisé avec la lecture des orthodiagrammes et aura présentes à

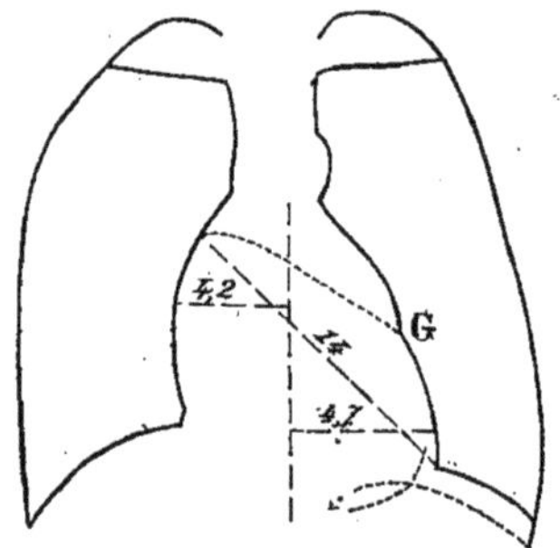

Fig. 57. — Double lésion mitrale. Fillette de onze ans.

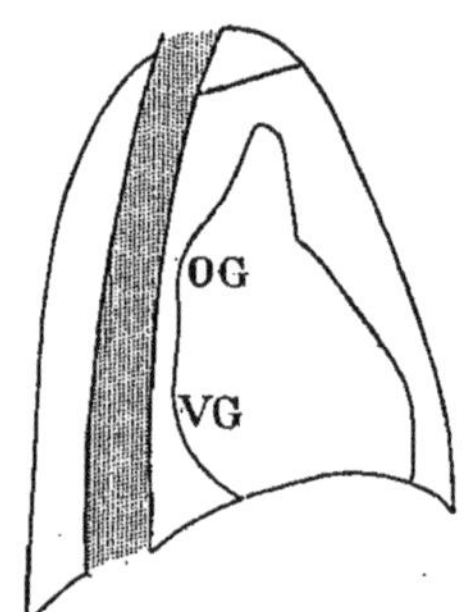

Fig. 58. — Même malade. Double saillie de l'oreillette gauche et du ventricule gauche en OPD, 50 degrés.

l'esprit les données essentielles que nous avons étudiées au cours de cet ouvrage.

Prenons comme démonstration la figure 57 et examinons-la ensemble. Qu'y relevons-nous tout d'abord ?

En position frontale : le point G est abaissé et une saillie le surmonte, le contour droit présente un développement inaccoutumé, ce sont là des particularités propres à la sténose mitrale. En position oblique, il faut mettre le sujet sous un angle de 60 degrés pour voir apparaître l'espace clair rétrocardiaque sous la forme d'une étroite bandelette dans laquelle se montre, en haut, une saillie due certainement à l'oreillette gauche hypertrophiée. La sténose mitrale est donc flagrante.

Ce n'est pas tout. Revenons maintenant à l'examen en position directe : la pointe du cœur n'est pas aiguë, comme on devrait s'attendre à la trouver s'il s'agissait de sténose mitrale pure ; de plus, elle s'abaisse au-dessous du diaphragme et, pendant les efforts d'inspiration profonde, le contour inférieur du cœur demeure au-dessous de l'ombre diaphragmatique. Enfin, en recherchant sous quel angle la pointe du cœur se cache derrière l'ombre de la colonne vertébrale, on

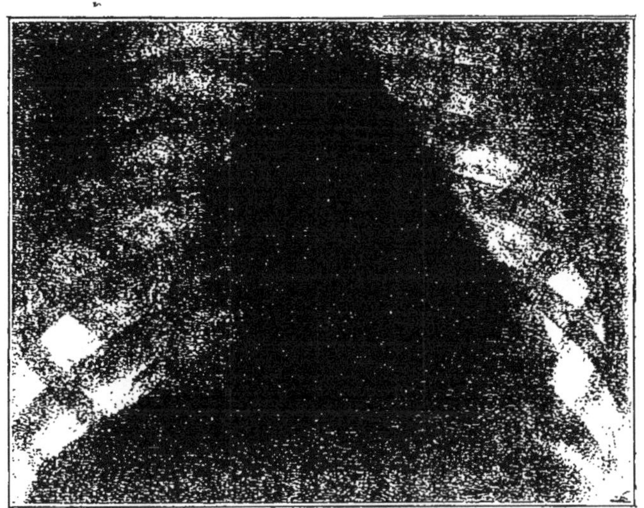

Fig. 59. — Téléradiographie de maladie mitrale.

trouve qu'il est de 45 degrés, ce qui est un chiffre élevé : le ventricule gauche est donc augmenté de volume. D'ailleurs en position oblique postérieure gauche à 60° ce ventricule vient faire saillie, au-dessous de l'oreillette gauche, dans l'espace clair rétro-cardiaque, ce qui confirme ce diagnostic.

Ainsi cet examen nous permet de relever les particularités caractéristiques : d'une part, de la sténose mitrale, de l'autre de l'insuffisance. En conclusion, nous formulerons le diagnostic de lésion mitrale double. Il est inutile d'ajouter que la malade sur laquelle a été recueilli cet orthodiagramme répondait absolument à ce signalement radioscopique :

frémissement cataire de la pointe, roulement diastolique, souffles présystolique et systolique, etc.

Ce signalement radioscopique si spécial de la double lésion mitrale, qui permetde poser le diaguostic à la simple vue de l'ombre rœntgénienne, a reçu des auteurs allemands la dénomination de « Mitral-configurierte-Herz », « configuration mitrale du cœur ». Ses principaux éléments consistent dans l'augmentation de volume de l'oreillette gauche et l'hyperthopie du ventricule gauche. (Voir la téleradiographie fig. 59.)

Les figures 60 et 61 sont de signification identique. Elles

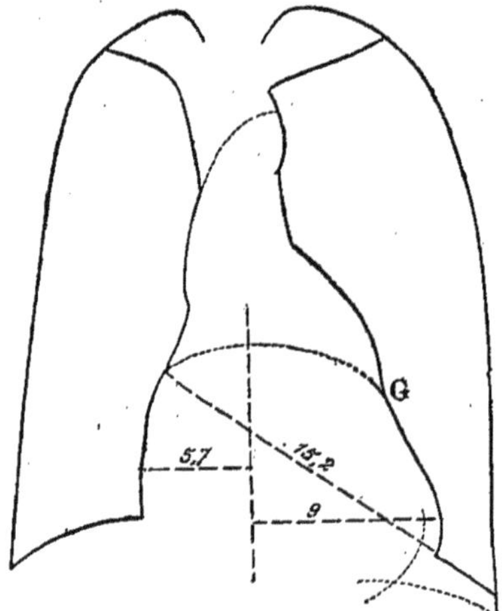

FIG. 60. — Double lésion mitrale en période d'état. Homme de 20 ans.

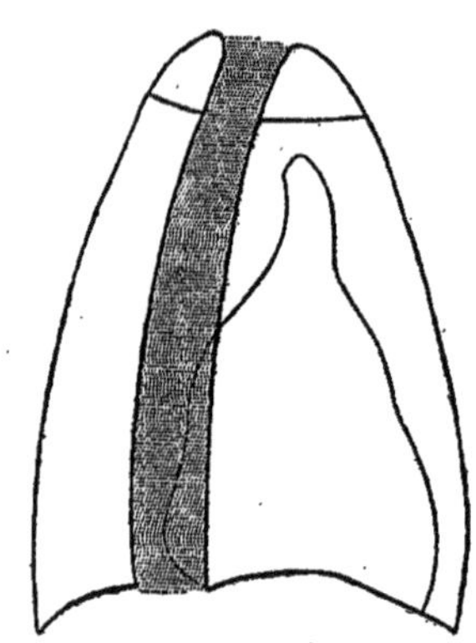

FIG. 61. — Même malade en OPD, 50 degrés.

ont été recueillies chez un malade porteur d'une double lésion mitrale à la période d'état : on y relève également en position frontale (fig. 60) une saillie de l'arc moyen gauche et une augmentation notable du ventricule gauche. Les diamètres du cœur sont exagérés : le longitudinal mesure 15 c. 2 et l'horizontal 14 c. 7.

En position oblique postérieure droite (fig. 61), l'espace clair rétro-cardiaque est complètement masqué par les ombres de l'oreillette gauche et du ventricule gauche.

Il est inutile, pensons-nous, d'ajouter que ces caractères radiologiques sont susceptibles de modifications lorsque la lésion cardiaque se complique de signes asystoliques ; on voit qu'alors le ventricule droit prend une part de plus en plus importante à l'augmentation de volume du cœur. La pointe du cœur apparaît rejetée de plus en plus en dehors et le contour droit du cœur, dans sa portion inférieure, profile une saillie d'autant plus grande que ce ventricule est plus hypertrophié ou plus dilaté. Les examens en position oblique confirment ces observations.

On comprendra, enfin, que la lecture attentive de ces mêmes orthodiagrammes soit susceptible d'apporter plus de

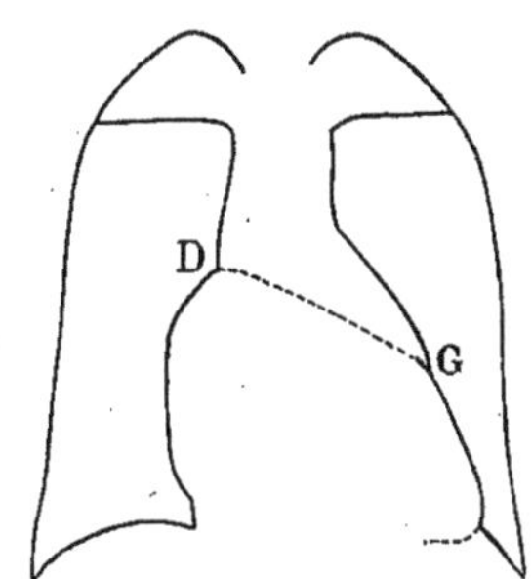

Fig. 62. — Double lésion mitrale avec prédominance de sténose mitrale. Fillette de 8 ans.

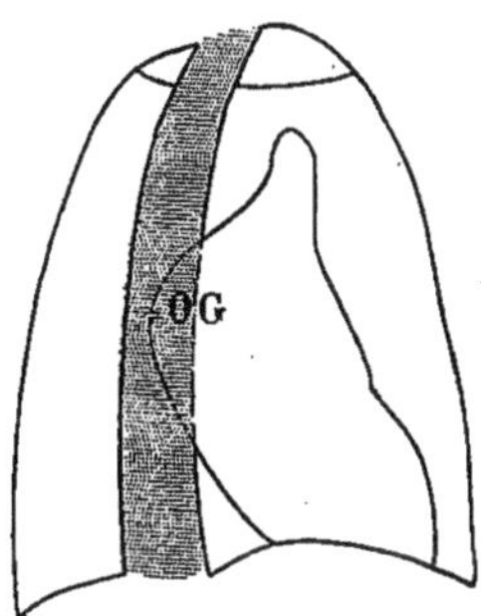

Fig 63. — Même malade en OPD, 50 degrés.

précision au diagnostic clinique, en montrant, dans le cas où la double lésion mitrale est évidente, la part respective qui revient à l'élément sténose et à l'élément insuffisance. Ce départ est habituellement assez délicat à établir avec les ressources de la séméiologie courante. Il n'est pas cependant sans présenter une certaine importance.

La fillette de 8 ans dont on voit le tracé sur la figure 62 offrait bien à l'auscultation tous les signes d'une double lésion mitrale. Mais dans quelle mesure les deux éléments constitutifs de cette lésion s'associaient-ils, c'est ce que, seul, pouvait nous dire l'examen radioscopique. Or celui-ci nous révéla que la sténose mitrale l'emportait de beaucoup sur l'insuffisance.

En effet, en position frontale, l'arc moyen est très exagéré, dans sa portion inférieure, le point D est relevé, le contour droit est anormalement développé dans sa portion supérieure ; ce sont bien là les indices d'une grosse dilatation de l'oreillette gauche. Quant au ventricule gauche, il n'est que faiblement augmenté de volume, non point parce que son bord GG est allongé, mais parce que la pointe ne se sépare pas du diaphragme pendant l'inspiration profonde et parce qu'elle disparaît derrière la colonne vértébrale, en position oblique postérieure droite, un peu au-delà d'un angle de 30 degrés.

En position oblique postérieure droite à 50 degrés (fig. 63), l'oreillette est très grosse et son ombre masque complètement à son niveau l'espace clair rétro-cardiaque. Par contre, l'ombre du ventricule gauche n'est pas très considérable puisqu'elle laisse percevoir la partie inférieure de l'espace rétro-sternal sous l'aspect d'une petite zône claire triangulaire.

En conclusion, il y a bien une double lésion mitrale, mais la sténose l'emporte de beaucoup sur l'insuffisance.

* * *

Comme on vient de le voir, les profils de l'ombre cardiaque présentent, suivant la variété des lésions mitrales à laquelle on a affaire et suivant le degré, des aspects tout différents. Mais ces différences ne sont pas dues au hasard, elles sont commandées par des conformations anatomiques spéciales, elles aussi, à la variété et au degré des lésions. Il nous arrive fréquemment de préjuger sur la table d'autopsie et avant toute ouverture du cœur, de la nature de la lésion valvulaire dont le couteau va nous révéler la présence, et cela grâce aux données qui résultent de la connaissance de la configuration pathologique de l'organe, de l'état d'hypertrophie ou de dilatation de ses différentes cavités. Si l'on songe que la radioscopie traduit objectivement du vivant même du malade ces aspects si différents et qui nous paraîtront caractéristiques après la mort, il n'est pas surprenant que l'on soit si souvent en état de lire sur un tracé orthodiagraphique le signalement d'une lésion valvulaire supposée ou affirmée, d'autre part, par la clinique, d'en établir le diagnostic et dans une certaine mesure d'en déduire le pronostic.

Ces considérations qui nous ont été suggérées par l'étude que nous venons de faire de la radiologie des lésions mitrales, s'appliquent aussi pleinement, comme on va le voir, à celles des lésions aortiques.

CHAPITRE V

Affections valvulaires aortiques

En présence d'un sujet chez lequel on constate l'existence d'un souffle de la base, au foyer aortique, le premier soin doit être de rechercher si ce souffle est symptomatique ou non d'une lésion de l'appareil valvulaire de l'aorte. La lésion paraît-elle indubitable, on poursuivra les investigations en examinant les autres parties du cœur et l'aorte pour savoir si l'affection n'est pas compliquée d'autres altérations cardiaques ou vasculaires. Pour cela, on s'aidera de toutes les ressources que la séméiologie met à notre disposition et notamment de la radiologie, seule capable, dans certains cas, de confirmer un diagnostic encore hésitant et d'en préciser les termes.

Il arrive fréquemment, en effet, que les caractères du souffle dûment constaté ne soient pas suffisamment nets pour lever tous les doutes relatifs à sa nature, et que l'on ne trouve pas dans l'examen de l'appareil circulatoire de motifs satisfaisants pour décider du sens du diagnostic que ce souffle comporte. Celui-ci est-il d'origine organique ? N'appartient-il pas, au contraire, à cette catégorie des bruits anorganiques de la base, si bien étudiés par Potain et qui, pour plus rares que ne l'a dit cet auteur, n'en sont pas moins réels ? Telle est la première question qu'il y a lieu de se poser, question, comme on le voit, d'un intérêt capital pour le pronostic et pour le traitement.

Pour savoir comment, en pareilles circonstances, la radioscopie sera utile au médecin, il nous faut exposer les données essentielles fournies par cette méthode d'exploration dans les cas de lésion valvulaire aortique non douteuse.

Occupons-nous tout d'abord de l'insuffisance aortique endocarditique.

Insuffisance aortique endocarditique

La figure 64 a été relevée chez un sujet porteur d'une insuffisance aortique typique, d'origine rhumatismale, n'ayant pas encore provoqué de troubles sérieux d'adaptation.

Cette figure montre que l'ombre du cœur occupe une situation plutôt médiane et que la pointe, abaissée, n'est que peu rejetée en dehors. Celle-ci, de plus, est arrondie et elle ne se sépare pas du diaphragme gauche pendant les efforts d'inspiration. Si on considère la forme représentée par cette région, on voit qu'elle rappelle assez bien l'aspect d'une bourse dont le fond répondrait à la pointe de l'organe.

Le contour du ventricule gauche est allongé, bombé, mais sans exagération. Le point G, s'il n'est pas très anormalement élevé, siège cependant un peu haut, puis qu'il est sur la même ligne que le point D correspondant. On note enfin tout le long du profil gauche des battements systoliques d'une amplitude et d'une énergie très grandes.

Le contour droit est normal. Ce fait est habituel dans les cas qui nous occupent en ce moment et, si ce contour présente quelques modifications, celles-ci n'apparaissent qu'à l'époque où les troubles fonctionnels commencent à se manifester. Mais il ne faudrait pas, parce que les battements systoliques du ventricule droit sont souvent très apparents sur une assez grande hauteur au-dessus du diaphragme, en conclure que cette cavité est hypertrophiée ou dilatée. Cela tient seulement à ce que le cœur s'étant abaissé et étant devenu plus médian par suite du poids du ventricule gauche, le ventricule droit se trouve refoulé d'autant, ce qui le rend plus perceptible à droite.

Comme il fallait s'y attendre, après les constatations précédentes, la mesure des diamètres montre que le longitudinal dépasse la normale et que l'horizontal lui est nettement inférieur.

En oblique postérieure droite, la pointe du cœur ne disparaît derrière la colonne vertébrale, que sous un angle élevé. Ce fait paraît tout d'abord surprenant, étant donné que, comme nous l'avons signalé, la pointe n'a qu'un faible développement en dehors. Il s'explique au contraire très

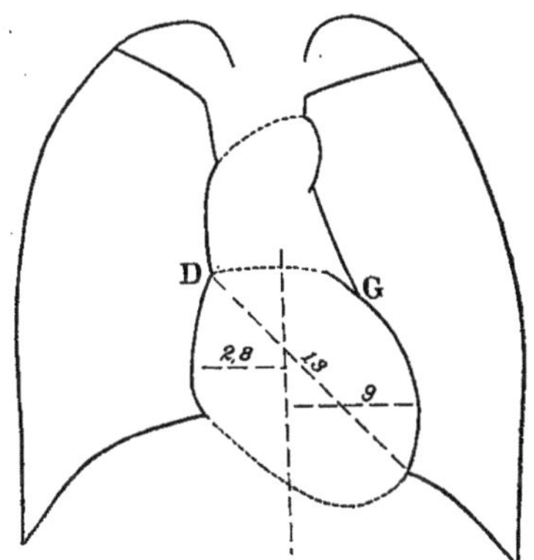

Fig. 64. — Insuffisance aortique. Période d'adaptation. Homme de 40 ans.

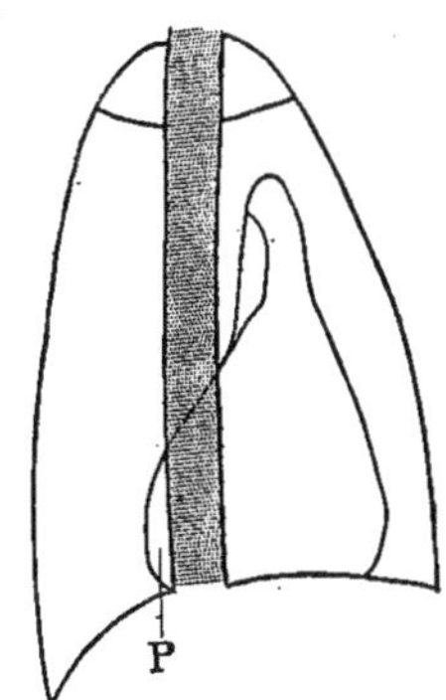

Fig. 65. — Même sujet en position oblique postérieure droite. Sous un angle de 40 degrés la pointe du cœur n'a pas encore disparu derrière la colonne vertébrale.

bien si l'on admet l'existence d'une hypertrophie commençante du ventricule gauche dans la région postérieure du médiastin. Or, c'est le cas ici. L'anatomie normale nous apprend en effet que le ventricule gauche ne participe que très peu à la constitution de la face antérieure du cœur ; sa situation est pour la plus grande part profonde et médiastinale. Dès lors, un accroissement considérable de son volume pourra bien être décelé par la percussion ou l'examen en position frontale, mais seul un examen en position oblique sera capable de nous révéler une minime hypertrophie ventriculaire. Le signe qui permettra de la reconnaître sera justement la disparition de la pointe sous un angle trop élevé et ce signe est particulièrement net chez le malade qui sert d'exemple (fig. 65).

Pour peu que l'on soit familiarisé avec les tracés d'orthodiagraphie, on résumera l'exposé signalétique que nous venons de faire en disant qu'il concerne un sujet atteint d'hypertrophie notable du ventricule gauche, sans participation des autres cavités. Cela confirme d'ailleurs les résultats des examens anatomiques si ceux-ci ont été pratiqués sur des sujets morts dans la période d'état d'une insuffisance aortique, soit brusquement, soit pour toute autre cause que la lésion cardiaque elle-même. Il est évident que si cette dernière a provoqué la mort à la suite de troubles asystoliques prolongés on constatera des modifications multiples du cœur qui déformeront profondément l'aspect de l'organe.

Si, dans tous les cas où il existe une insuffisance aortique, il y avait en même temps un changement aussi manifeste de volume du ventricule gauche, le diagnostic de la nature d'un souffle diastolique de la base serait rarement hésitant L'auscultation trouverait dans la palpation et la percussion des moyens d'investigation propres à lever tous doutes.

Mais il arrive fréquemment que, dans ces circonstances litigieuses où le souffle diastolique est le seul signe anormal, la percussion soit elle-même incapable de nous révéler une augmentation de volume du ventricule gauche, d'abord parce qu'elle est peu marquée et ensuite parce que, fait très particulier et assez peu connu jusqu'ici, cette augmentation de volume se manifeste surtout en arrière, dans la profondeur du médiastin, là où la percussion ne saurait aller la chercher.

C'est ici que la radiologie intervient utilement. Encore faut-il savoir en interpréter correctement les indications. Si l'on se borne à un simple examen en position frontale, on peut être conduit à des résultats négatifs, comme le ferait la percussion et pour les mêmes raisons ; mais si, au moyen des rayons X, on sonde, pour ainsi dire, la profondeur du cœur on arrive à faire apparaître une hypertrophie aussi révélatrice qu'insoupçonnée. C'est ce qui nous est arrivé dans le cas d'une malade qui présentait à l'auscultation un souffle diastolique assez intense au foyer aortique avec quelques troubles fonctionnels. Nous fûmes d'abord surpris de constater qu'en position frontale, l'examen orthodiagraphique ne dénotait aucun caractère pathologique net. Les diamètres de l'ombre cardiaque étaient normaux. La pointe

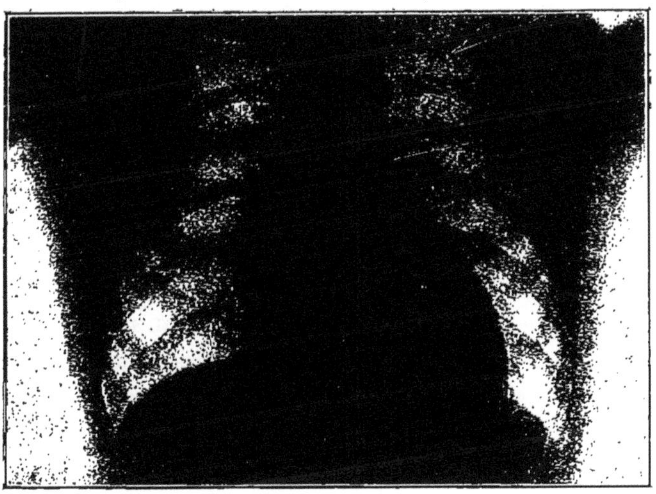

Fig. 66. — Téléradiographie d'une insuffisance aortique.

du cœur cependant était un peu basse et surtout elle était un peu *globuleuse.* Enfin en oblique postérieure droite, il fallait mettre la malade sous un angle de 35 degrés (au lieu de 30, chiffre limite normal) pour que la pointe disparût. Il y avait donc lieu de rectifier les informations négatives du simple examen en position frontale. Le ventricule gauche était bien augmenté de volume, faiblement il est vrai, mais indubitablement. Les signes sur lesquels il nous avait fallu nous appuyer pour établir la réalité de cette hypertrophie étaient : la forme globuleuse de la pointe et l'exagération de l'angle sous lequel elle disparaissait en position oblique postérieure droite.

Il est donc essentiel de se souvenir de ces particularités avant de conclure à l'absence de toute hypertrophie ventriculaire chez un sujet porteur d'un souffle diastolique de la base, qui, s'il était anorganique, ne devait naturellement être accompagné d'aucune modification du volume du cœur.

Pour en terminer avec ces cas d'insuffisance aortique endocarditique, disons que l'aorte n'offre alors aucun accroissement de ses diamètres. Il est seulement habituel de constater, au niveau de l'hémicercle aortique gauche et le long de l'aorte ascendante, une amplitude exagérée des battements du vaisseau.

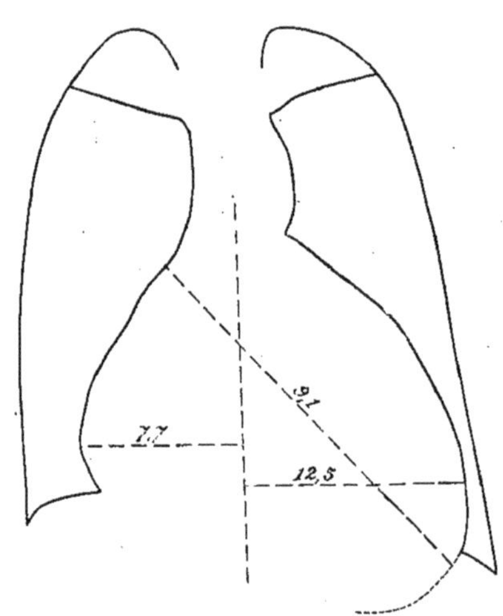

Fig. 67. — Insuffisance aortique, période d'asystolie. Hypertrophie considérable du ventricule gauche, dilatation des cavités droites.

Si l'hypertrophie ventriculaire peut ne rester que modérément accentuée et n'être accessible que par les procédés précédemment décrits même dans des cas où l'insuffisance aortique est évidente, par contre elle atteint d'ordinaire un degré assez accentué. (Voir la téléradiographie fig. 66). Parfois le développement du cœur devient considérable, comme en témoigne la figure 67, recueillie chez un sujet qui commençait à présenter des troubles fonctionnels graves.

L'insuffisance aortique endocarditique s'accompagne parfois d'autres lésions valvulaires. Cette éventualité demande à être soigneusement examinée, car la coexistence de plusieurs lésions aggrave notablement le pronostic. Cet avis n'est pas celui de certains auteurs qui admettent, au contraire, qu'en fait de cardiopathies valvulaires, il est des associations morbides moins graves que des lésions isolées du cœur. L'association de l'insuffisance aortique et du rétrécissement mitral serait du nombre. Cette opinion avait cours surtout à l'époque où l'on ignorait que l'insuffisance aortique est capable de provoquer dans la région de la pointe la production d'un frémissement présystolique, bien connu aujourd'hui sous le nom de roulement de Flint, que l'on croyait alors toujours symptomatique d'une sténose de l'orifice mitral. Il s'agissait en réalité d'insuffisance aortique simple. Cette erreur d'interprétation avait conduit à penser que la bénignité relative qui s'attache à cette lésiou résultait de l'existence connexe du rétrécissement mitral. Il faut revenir de cette opinion et, en pathologie cardiaque comme en arithmétique, un et un font deux. Deux lésions valvulaires sont plus graves qu'une lésion unique.

Cependant l'association de lésions aortiques avec des lésions mitrales, pour être moins fréquente qu'on ne le pensait, n'est cependant pas exceptionnelle. Il peut y avoir coexistence d'insuffisance mitrale et d'insuffisance aortique, ou de rétrécissement mitral et d'insuffisance aortique. La première éventualité est d'un diagnostic relativement facile ; la deuxième se reconnaît plus difficilement, puisqu'un des signes symptomatiques de la sténose mitrale, le roulement présystolique, se retrouve également souvent dans l'insuffisance aortique pure. Dans ce cas, les éléments du diagnostic différentiel sont très réduits, et il ne reste plus qu'à chercher à déterminer le volume de l'oreillette gauche, qui n'est accru que s'il y a un rétrécissement de l'orifice mitral. Cette assertion n'est pas conforme à celle de Potain et Rendu qui admettent que l'insuffisance aortique peut à elle seule provoquer une hypertrophie de l'oreillette gauche. Ce n'est pas notre avis, et notre expérience clinique et anatomique nous a conduit à considérer comme erronée l'opinion de ces auteurs.

Pour juger du volume de l'oreillette gauche, les cliniciens n'avaient jusqu'ici à leur disposition que le procédé qui consiste à rechercher par la percussion l'aire de projection de l'oreillette gauche dans la région inter-scapulo vertébrale : procédé délicat, on le sait, et qui conduit trop souvent à des résultats aléatoires.

Par contre, la radioscopie nous a rendu, en pareilles circonstances, de nombreux services en nous permettant de fixer d'une manière très précise le degré de développement de cette oreillette et en même temps de reconnaître dans l'ombre cardiaque les caractères propres à chacune des deux lésions associées.

On en trouvera un exemple dans la figure 68. Elle a été recueillie, par orthodiagraphie, chez un sujet présentant cli-

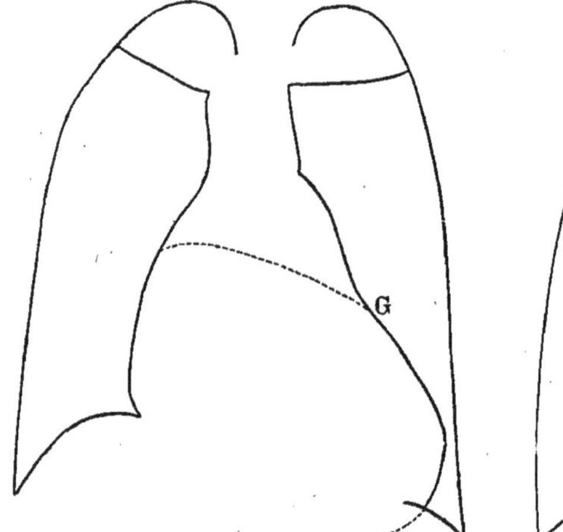

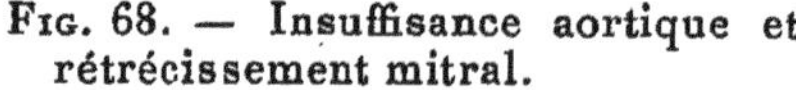

Fig. 68. — Insuffisance aortique et rétrécissement mitral.

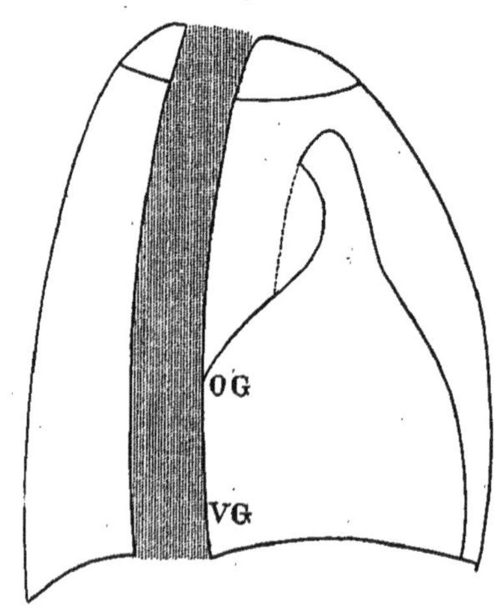

Fig. 69. — Même sujet en position OPD, à 50 degrés.

niquement les signes d'une lésion double cardiaque : insuffisance aortique et rétrécissement mitral.

A première vue, le profil cardiaque rappelle celui de la maladie mitrale par l'accroissement de l'oreillette gauche et des cavités ventriculaires. Toutefois, le ventricule gauche est plus augmenté de volume qu'il ne devrait l'être s'il s'agissait d'un rétrécissement mitral. De plus il n'y a pas d'augmentation du contour droit, comme cela se voit également dans cette dernière affection. Enfin, la pointe du cœur, si elle est rejetée en dehors, n'est pas relevée, elle est au contraire abaissée. Enfin elle est arrondie et globuleuse. Ajoutons encore que les battements du ventricule gauche examinés au cours de l'examen radioscopique présentaient une ampleur inaccoutumée.

On retrouve donc dans cette figure des éléments propres à chacune des deux affections : ceux qui concernent l'oreillette impliquant le diagnostic de lésion mitrale, ceux qui concernent le ventricule gauche conduisant à admettre l'existence d'une insuffisance aortique.

En position oblique postérieure droite (fig. 69), le double diagnostic se précise. On remarque en effet que les ombres superposées de l'oreillette et du ventricule gauches obscurcissent l'espace clair rétro-cardiaque.

La conclusion qui résulte de l'examen des figures précédentes est donc formelle : seule l'association d'une sténose mitrale et d'une insuffisance aortique est capable de produire dans le profil cardiaque les déformations que nous venons de signaler, ce qui confirme l'opinion suggérée par l'observation clinique du malade.

Insuffisance aortique d'origine artérielle

Dans les cas étudiés ci-dessus, la lésion valvulaire d'insuffisance aortique, constituant, comme l'on dit, toute la maladie, l'aorte ne présentait aucune trace d'altération. On était donc en droit de porter un pronostic relativement favorable.

Les choses sont toutes différentes, on le sait, quand la lésion valvulaire n'apparaît que comme un épiphénomène au cours d'altérations étendues du système vasculaire et notamment de l'aorte. Il est inutile d'insister sur l'importance qu'il y a à rechercher quel est l'état du vaisseau dans les cas où une première investigation clinique a permis de relever l'existence d'une insuffisance aortique. Le pronostic est à ce prix. Nul procédé ne nous donne alors mieux que la radioscopie l'état signalétique de l'aorte.

L'orthodiagramme de la figure 70 a trait à un homme de

52 ans, porteur d'un souffle diastolique de la base. L'adaptation de l'organisme à la lésion paraissait satisfaisante, cependant l'an dernier ce sujet avait présenté, à propos d'une grippe banale, des accidents graves d'insuffisance cardiaque. D'autre part on ne retrouvait dans ses antécédents aucune cause qui fût capable d'expliquer la présence d'une lésion valvulaire. Il y avait donc tout lieu de suspecter l'état de l'aorte. Cependant le vaisseau ne semblait être le siège d'aucune modification appréciable aux moyens usuels d'investigation clinique.

Or, sur cette figure 70 on constatait bien tout d'abord les

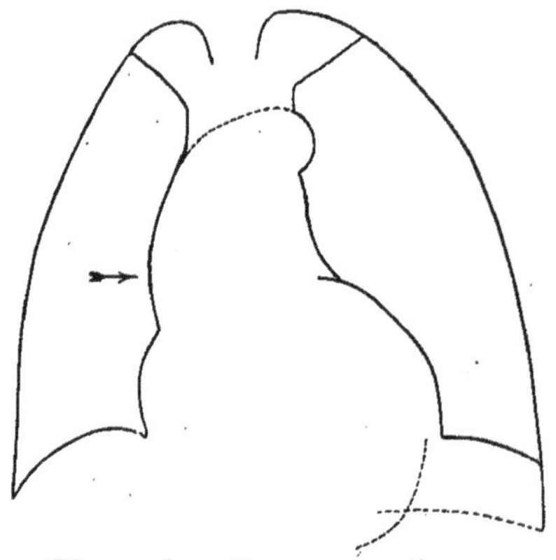

Fig. 70. — Insuffisance aortique avec dilatation de l'aorte à son origine. Homme de 53 ans.

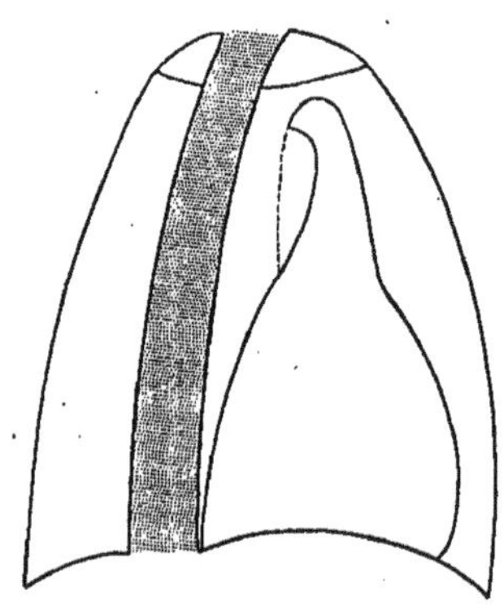

Fig. 71. — Même sujet en position oblique antérieure droite à 45 degrés. Le calibre de l'aorte est plus large à l'origine qu'au niveau de la crosse.

signes de l'hypertrophie ventriculaire liée à l'insuffisance aortique : contour gauche allongé et bombé, pointe arrondie, abaissée. Mais ce n'était pas tout. Si on examinait le profil aortique, on voyait que le vaisseau était dilaté à son origine, depuis l'anneau valvulaire jusqu'au niveau de la crosse, où il reprenait son calibre normal. En position frontale, l'ombre de l'aorte, animée de battements très amples au niveau de la flèche, débordait exagérément le sternum à droite. A gauche la saillie de l'arc supérieur était normale.

Enfin en position oblique antérieure droite (fig. 71), l'ombre aortique affectait la forme d'un cône dont la partie la plus large répondait à la base du cœur.

Les éléments qui nous faisaient défaut pour établir chez le sujet de cette observation un pronostic raisonné étaient donc ici reconstitués avec toute leur valeur. Ils nous conduisaient à considérer l'insuffisance aortique, révélée par l'auscultation, comme une lésion accidentelle, et l'aortite comme la maladie essentielle et causale.

Dans le cas suivant, où il s'agissait également de maladie de Hogdson, les signes étaient bien plus accentués.

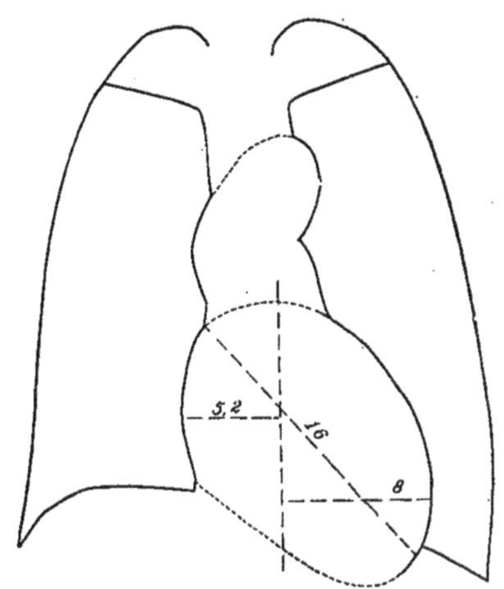

Fig. 72. — Insuffisance aortique d'origine artérielle. Homme de 39 ans.

La figure 72 concerne, en effet, un homme de 39 ans atteint de cette affection, mais avec des signes fonctionnels déjà sérieux : dyspnée d'effort, vertiges, crises angineuses, etc...

On remarquait une augmentation très manifeste de l'aire de projection du cœur. Le diamètre longitudinal mesurait 16 centimètres, le diamètre horizontal 13 c. 2. Le contour gauche, très développé, était le siège d'amples battements. La pointe du cœur était arrondie et abaissée ; en position oblique postérieure droite, elle ne disparaissait derrière la colonne vertébrale que sous un angle de 48 degrés. Quant à l'aorte, elle était dilatée dans toute sa portion ascendante, de plus elle était sinueuse, sombre à l'écran et, à chaque systole, sa crosse subissait en masse une forte impulsion.

On retrouvait ici les caractères propres à chacune des deux lésions : l'aortite et l'insuffisance valvulaire. Mais leur association s'accompagnait d'une particularité qu'il importe de signaler. Alors que, dans les cas d'aortite pure, le contour vasculaire était très réduit dans son expansion rythmique du fait de l'épaississement des tuniques, ici au contraire la crosse restait animée à chaque systole de battements impulsifs, la contraction énergique du ventricule gauche déplaçant alors la crosse en totalité, et c'est dans l'arc supérieur gauche que les déplacements étaient surtout appréciables.

Rétrécissement aortique

Les données anatomiques nous font prévoir qu'au cas de rétrécissement aortique les modifications constatables objectivement seront un peu semblables à celles de l'insuffisance aortique. Il y aura un retentissement également marqué sur le ventricule gauche, mais plus notable encore et aussi une coexistence fréquente de lésions de l'aorte.

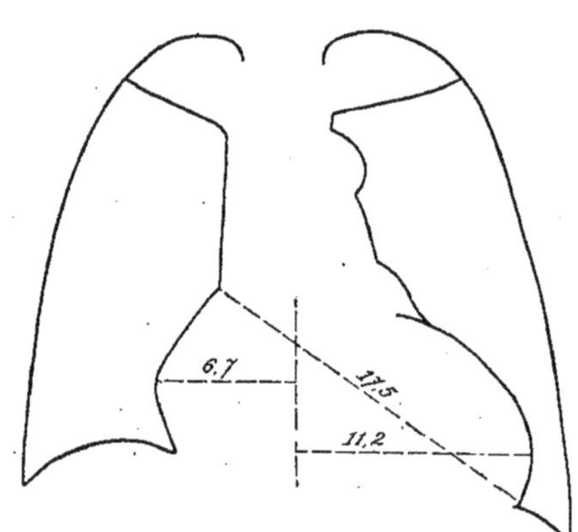

Fig. 73. — Rétrécissement aortique sans aortite. Homme de 40 ans.

L'orthodiagramme 73 est celui d'un malade de 40 ans, atteint de rétrécissement aortique en période d'état, sans signes d'insuffisance cardiaque. On y remarque le développement excessif du volume du cœur, le diamètre longitudinal mesure en effet 17 c. 5 et le diamètre horizontal 17 c. 9. L'aorte n'est le siège d'aucune lésion. Ici rien à noter de particulier. Le diagnostic clinique était évident et la radioscopie n'a fait qu'illustrer une symptomatologie bien établie.

Tous les cas ne se présentent pas ainsi. Il en est d'autres où les caractères du souffle ne sont pas suffisamment nets pour entraîner un diagnostic formel. Si, à ces caractères, s'adjoint la notion d'une hypertrophie ventriculaire, si peu accentuée soit-elle, on aura tout lieu d'affirmer un diagnostic resté jusqu'alors en suspens. Or cette notion c'est la radioscopie qui, plus que toute autre méthode d'examen, est susceptible de la fournir.

Chemin faisant, d'ailleurs, la radioscopie nous donnera d'autres indications précieuses pour le pronostic, tirées de l'état de l'aorte. Une lésion cardiaque caractérisée par un rétrécissement aortique isolé est une lésion sérieuse à coup sûr, mais qui ne comporte pas d'ordinaire un pronostic immédiatement grave. Si, à cette lésion s'associe une altération plus ou moins étendue du vaisseau, il en résulte une appréciation toute différente de l'avenir du malade.

Aussi devra-t-on avoir soin, dans tous les examens radioscopiques auxquels on procédera, de chercher tout d'abord à établir la réalité du rétrécissement aortique, puis à préciser l'état du vaisseau. Parfois on pourrait se laisser tromper par des apparences qu'il faudrait avoir soin de dissiper, sous peine d'en arriver indûment à une interprétation fâcheuse des images observées. Voici un cas où l'erreur aurait pu être facile :

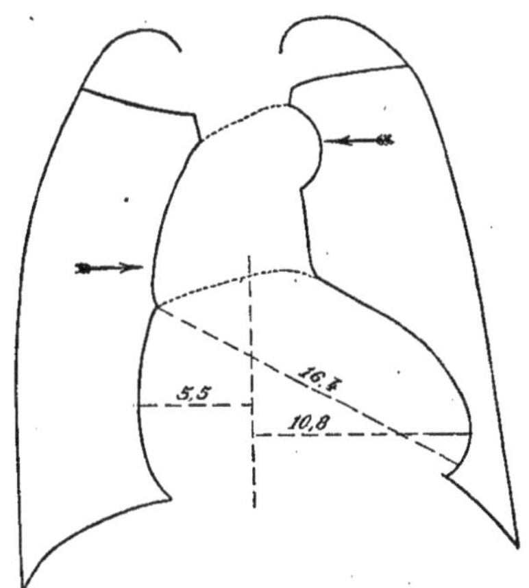

FIG. 74 — Rétrécissement aortique. Distension et forte pulsation de l'aorte. Homme de 17 ans.

Un adolescent de 17 ans est atteint de rétrécissement aortique, comme en témoigne un souffle systolique de la base. Le tracé orthodiagraphique (fig. 74) confirme ce diagnostic, puisqu'on y relève les signes objectifs qui caractérisent cette lésion. L'examen de l'aorte semble tout d'abord aboutir à cette conclusion grave, au point de vue du pronostic, que le vaisseau est profondément altéré. On note en effet, en position frontale, un agrandissement évident de la crosse aortique, puisque son diamètre transversal total est de $4^c5 + 3^c$ donc de 7^c5 au lieu de 4 à 5^c chiffre normal. En oblique antérieure droite, l'importance de cet agrandissement apparaît déjà comme moins grande, puisque le diamètre aortique ne mesure que 2 c. 2, ce qui ne constitue, avec l'état physiologique, qu'un très faible écart. A l'écran, la crosse de l'aorte est fortement distendue à chaque impulsion systolique, et au cours de ses amples battements expansifs ses parois s'écartent de 5 à 6 millimètres de leur position de repos. L'augmentation de volume du vaisseau est donc liée en grande partie à une distension fonctionnelle plutôt qu'à une dilatation permanente, les parois artérielles ayant conservé toute leur élasticité. La fâcheuse impression première est donc, dans une large mesure, corrigée par un examen plus attentif, les modifications présentées par l'aorte n'apparaissent plus alors que comme de médiocre valeur.

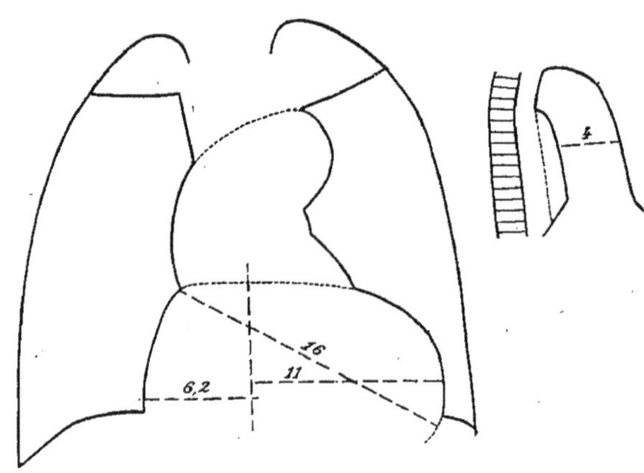

Fig. 75. — Rétrécissement aortique avec aortite. Homme de 56 ans.

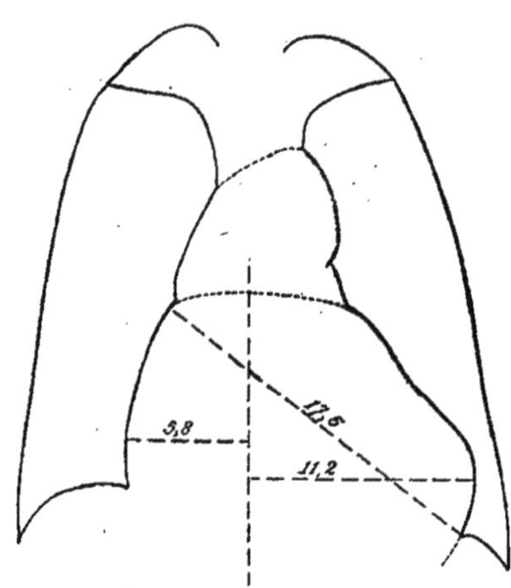

Fig. 76. — Double lésion aortique. Homme de 59 ans.

Quant, au contraire, il existe un véritable processus d'aortite, intéressant l'aorte thoracique dans sa portion visible on obtient un tracé analogue à celui de la figure 75. Celle-ci a trait à un homme de 56 ans atteint également de rétrécissement aortique. Le tracé montre une hypertrophie des deux ventricules, surtout du ventricule gauche, mais en plus un agrandissement uniforme de l'ombre aortique, en position frontale aussi bien qu'en position oblique. A l'écran, cette ombre très sombre était dépourvue de battements importants. L'opposition entre ces deux cas comporte, on le comprend, un enseignement d'une utilité pratique incontestable.

Il est inutile de faire remarquer que les indications que nous venons de donner, applicables au diagnostic de chacune des lésions valvulaires qui atteignent l'orifice aortique, le sont également au diagnostic des lésions associées (fig. 76). Elles nous permettent en outre de fixer avec la plus grande précision l'état signalétique de l'aorte, laquelle est si communément altérée au cas de double lésion valvulaire. Ces données sont d'une interprétation facile si l'on veut bien procéder avec une technique rigoureuse. L'étude que nous ferons plus loin des aortites et de leur diagnostic radiologique aura pour but de les compléter et d'en préciser la valeur.

CHAPITRE VI

De la silhouette radiologique du cœur dans quelques états pathologiques où l'organe est primitivement ou secondairement intéressé

I. — Hypertrophie et dilatation cardiaques indépendantes de lésions valvulaires

Une augmentation de volume du cœur, par hypertrophie ou dilatation de l'organe, n'implique pas forcément la présence d'une lésion valvulaire. Elle peut dépendre d'autres causes, dont la plus fréquente consiste dans la coexistence du mal de Bright ; pour beaucoup d'auteurs, l'hypertrophie ventriculaire, caractérisée par l'accroissement de l'aire de matité à la percussion, constitue, quand elle survient chez un sujet adulte indépendamment de toute lésion orificielle, l'indice probable d'une sclérose rénale. Cette probabilité se change en certitude si l'on constate en même temps de l'hypertension artérielle et un bruit de galop.

Il n'est cependant pas possible d'accepter sans la discuter une pareille assertion. La corrélation, établie par Traube et Potain, entre la néphrite interstitielle et l'hypertrophie ventriculaire est certaine, et personne ne songe à la nier ; mais l'hypertrophie ventriculaire ne résulte pas directement de la lésion rénale. Elle est commandée par un trouble de la circulation générale, l'hypertension artérielle, apanage ordinaire du mal de Bright, mais qui peut exister sans lui ou tout au moins lui être antérieur. Aussi est-il rationnel d'admettre que, dans certaines circonstances, l'hypertension artérielle est le seul phénomène pathologique qui accompagne l'hypertrophie ventriculaire. C'est dire que nous nous rattachons sans réserve à l'opinion de Traube, d'après laquelle l'élévation anormale de la pression artérielle doit être considérée comme le signe essentiel et initial de la triade constituée par l'hypertension artérielle, l'hypertrophie cardiaque et la sclérose rénale.

On voit donc l'importance qu'il y a à reconnaître, dès son début, l'existence de l'hypertrophie ventriculaire, puisqu'elle suffit à elle seule à révéler une hypertension artérielle à laquelle on n'aura peut-être pas pensé, et à faire craindre l'évolution ultérieure d'une sclérose rénale encore latente. Or, si la percussion est d'ordinaire apte à reconnaître l'augmentation considérable du volume du cœur dans le cas de mal de Bright confirmé, elle est par contre incapable de déceler les modifications légères de la phase prémonitoire. C'est cependant à ce moment qu'il est surtout utile d'être exactement informé. La radiologie est venue combler très heureusement sur ce point les lacunes de l'investigation clinique.

Afin de bien mettre en valeur l'importance des renseignements tirés de l'examen radioscopique dans les cas de cet ordre, nous présenterons des exemples typiques de ces deux éventualités : hypertrophie cardiaque avec hypertension artérielle sans lésion rénale (fig. 77 et 78), hypertrophie cardiaque avec hypertension artérielle et mal de Bright (fig. 79 et 80).

Le cardiogramme 77 a trait à un homme de 50 ans qui souffrait de crises douloureuses survenant surtout pendant la marche et siégeant dans la région précordiale et la région dorsale, avec irradiations dans le bras gauche. A l'auscultation on entendait, comme seul signe anormal, une accentuation du deuxième bruit aortique. La tension artérielle, très élevée, mesurait 22 au sphygmo-signal.

La radioscopie montrait que l'aorte était indemne, mais que le ventricule gauche était augmenté de volume. Comme on le voit, en effet, sur la figure 77, le bord de ce ventricule est très allongé, la pointe du cœur est rejetée en dehors et arrondie, et le diamètre longitudinal présente une longueur notablement exagérée.

La figure 78 donnait des renseignements analogues chez un malade dont les symptômes cliniques se rapprochaient aussi beaucoup du cas précédent : crises angineuses, hypertension artérielle à 27 cm., etc. Mais ici les signes radioscopiques étaient encore plus accentués, le contour gauche du cœur était très développé, la pointe rejetée en dehors et

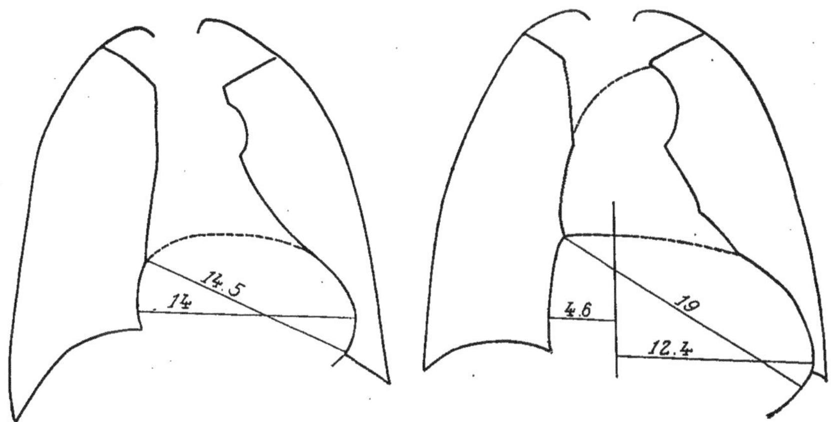

Fig. 77. — Hypertrophie du ventricule gauche. Hypertension. Homme de 50 ans.

Fig. 78. — Grosse hypertrophie du ventricule gauche. Tension très élevée. Homme de 56 ans.

abaissée ; le diamètre longitudinal mesurait 19 cm., le diamètre horizontal 17; on notait de plus que l'aorte participait aux altérations pathologiques. Elle était dilatée et allongée. A l'examen à l'écran elle était particulièrement sombre.

Les signes radioscopiques sont encore plus accusés quand l'hypertension artérielle s'accompagne de néphrite interstitielle chronique.

Les figures 79 et 80 représentent deux cardiogrammes typiques de *cœur rénal*. Ce que l'on y constate, c'est la forme du contour gauche fortement bombé dans son tiers supérieur, de sorte que la ligne qui figure ce contour prend de suite, à partir du point G, une direction externe, à convexité dirigée en haut. La pointe du cœur est arrondie, globuleuse, et modérément rejetée en dehors. Le point G est surélevé et siège beaucoup plus haut que le point D. En somme, l'hypertrophie ventriculaire gauche intéresse surtout la base et le tiers moyen de la paroi de cette cavité,

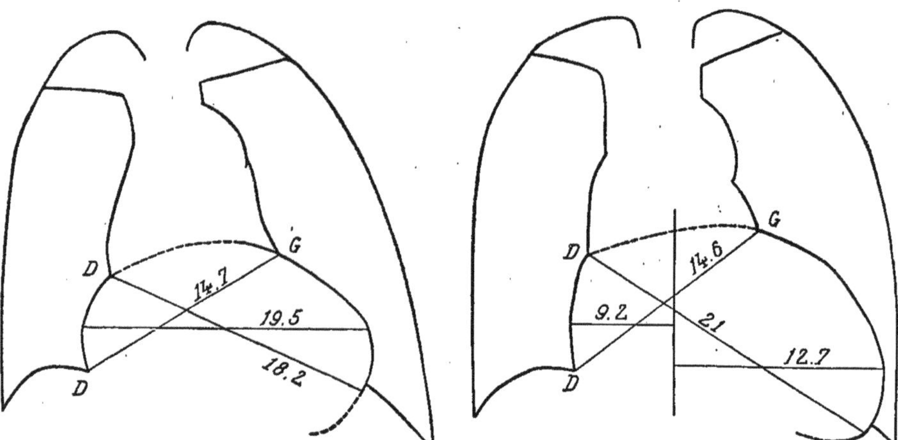

Fig. 79. — Cœur rénal. Homme de 57 ans.

Fig 80. — Gros cœur rénal. Homme de 50 ans.

car si tous les diamètres du cœur sont augmentés, c'est surtout le diamètre D'G qui présente l'exagération la plus manifeste.

II — Hypertrophie cardiaque des vieillards

Il est rare que l'hypertrophie cardiaque ne reconnaisse pas pour cause un des états pathologiques que nous avons signalés au cours de ces études : soit une lésion valvulaire, soit un trouble profond de la circulation générale associé ou non au mal de Bright. Cependant il est des cas où l'on constate une notable augmentation du volume du cœur sans que l'on puisse incriminer les causes précédentes. Cette modification se voit surtout chez le vieillard, et l'on sait que chez lui le cœur présente souvent des dimensions un peu supérieures à la normale, ce qui est lié vraisemblablement à une sclérose modérée, mais diffuse, du système artériel, de telle sorte que cet accroissement de volume peut être considéré comme un apanage presque habituel de l'âge avancé, sans que cela corresponde à des lésions graves du système cardio-vasculaire.

Le cœur des vieillards, ou *cœur sénile*, se présente d'ordinaire avec les caractères particuliers que l'on distingue sur les figures 81 et 82. Le contour gauche est bombé dans son

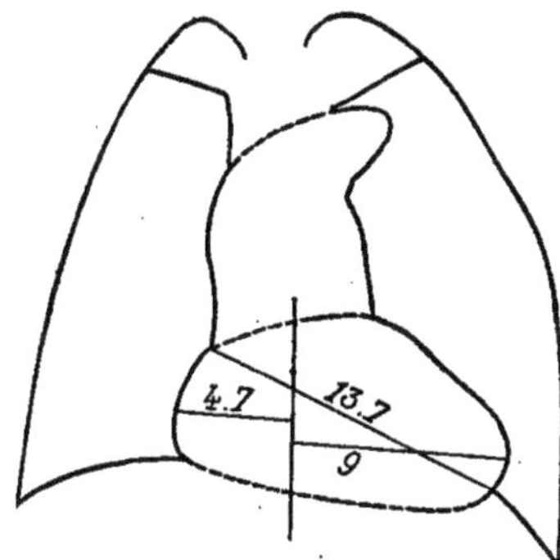

Fig. 81. — Cœur sénile. Femme de 64 ans.

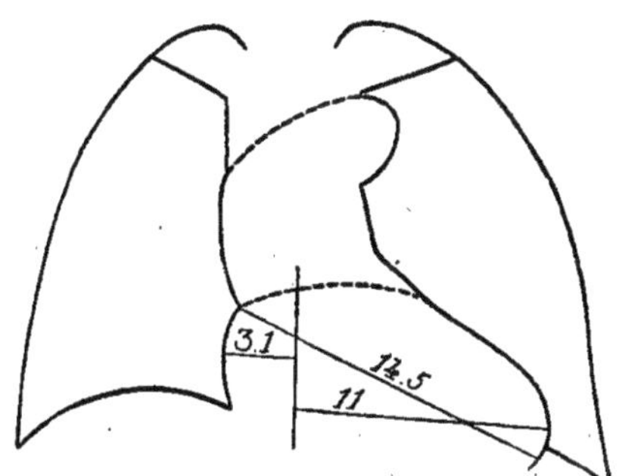

Fig. 82. — Aspect de cœur sénile chez un homme relativement jeune (45 ans).

tiers supérieur, la pointe est globuleuse, rejetée en dehors; l'organe est couché sur le diaphragme, ce qui contribue à donner à l'image radioscopique une configuration spéciale.

L'aspect de l'ombre de l'aorte, qui coiffe en quelque sorte le cœur, lui imprime une forme qui rappelle celle d'un bonnet phrygien. L'artère est elle-même un peu dilatée, épaissie et allongée; à sa naissance elle empiète sur le champ pulmonaire droit et sa crosse vient pointer très en dehors sous la clavicule gauche.

Nous avons, au cours de nos examens, été frappés par ce fait que cet aspect du cœur sénile, si habituel dans l'âge avancé, n'était pas cependant exclusivement réservé à la vieillesse. Nous l'avons rencontré, très exceptionnellement il est vrai, chez des sujets encore à l'âge moyen de la vie, mais en pareils cas une observation attentive nous a toujours révélé en même temps l'existence de signes pathologiques de débilité cardiaque, de sclérose vasculaire indiquant une atteinte réelle, bien que peu profonde, du système circulatoire. Chez de pareils sujets, vieux avant l'âge, l'exploration radiologique a été révélatrice d'altérations que l'on pouvait bien soupçonner, mais dont la nature et la répartition échappaient à tout autre examen.

Les cas de cet ordre nous autorisent à dire qu'on n'est pas en droit de considérer comme simplement physiologique la déformation du cœur des vieillards, analogue à celles que nous venons de décrire. Leurs causes multiples sont encore incomplètement élucidées, mais les effets qu'elles déterminent relèvent assurément d'un état pathologique.

III. — Dilatation cardiaque

Il nous est arrivé bien souvent, au cours de ces études, de relever des exemples de dilatation du cœur portant, soit sur le ventricule gauche, soit sur le ventricule droit, associée à l'hypertrophie de l'une ou l'autre de ces cavités. Le plus habituellement ces cas concernaient des sujets en imminence d'insuffisance cardiaque et l'examen radioscopique ne faisait que confirmer ce que l'investigation clinique avait déjà permis de déceler.

Cependant il y a des cas où la dilatation du cœur, encore très modérée et peu perceptible aux moyens habituels d'exploration, soulève une question de pronostic du plus haut intérêt et commande des interventions thérapeutiques qui ont d'autant plus de chance d'être profitables qu'elles sont instituées d'une façon plus précoce. Ces cas concernent des sujets brightiques ou des sujets atteints de lésions valvulaires chez lesquels on ne constate qu'un peu d'essoufflement, une dyspnée d'effort un peu plus accentuée qu'à l'ordinaire, sans réaction organique notable. On comprend que, chez de tels sujets, il soit très important de reconnaître la dilatation cardiaque dès son apparition pour prendre les mesures qu'elle comporte. Or, la radioscopie est ici un procédé de choix susceptible de nous renseigner sur l'existence d'une dilatation cardiaque, si modérée soit-elle, alors que la percussion et la palpation ne sont pas en état de le faire. Les renseignements ont encore plus de valeur si, les examens radioscopiques ayant été pratiqués à plusieurs reprises chez un même sujet sans donner d'indications nouvelles, on voit tout à coup l'ombre cardiaque se modifier et prendre la configuration particulière, symptomatique d'une dilatation de l'une ou l'autre des cavités.

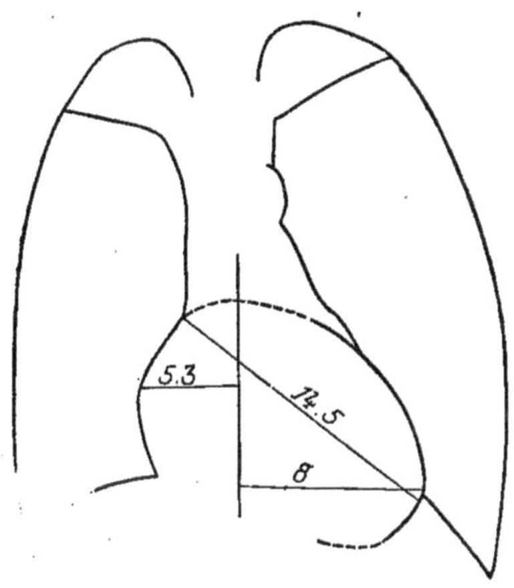

Fig. 83. — Myocardite éthylique. Homme de 52 ans.

Plus intéressantes encore sont les constatations que la radioscopie permet de faire dans les cas où, sans qu'il y ait de lésion valvulaire, sans que l'on ait reconnu antérieurement une hypertrophie ventriculaire liée à quelque trouble général de la circulation, on constate chez certains sujets des signes de défaillance cardiaque dont l'origine reste inexpliquée et dont le degré est souvent difficile à évaluer.

Sans revenir ici sur la question de l'insuffisance fonctionnelle du cœur, que nous avons traitée dans un autre chapitre, il est bon cependant de rappeler que la dilatation cardiaque, lorsqu'elle est portée à un certain degré, est capable de provoquer l'inocclusion des orifices auriculo-ventriculaires aussi bien du côté gauche que du côté droit. L'insuffisance mitrale ne reconnaît pas toujours pour cause une endocardite infectieuse. Il est des cas très nombreux où elle n'apparaît que comme un épiphénomène au cours de la dilatation cardiaque. En pareille circonstance, ce qu'il importe de connaître, c'est le degré même de cette dilatation, plus encore que l'existence d'un souffle systolique de la pointe. Si l'auscultation nous permet de diagnostiquer ce souffle, elle est incapable de nous révéler les conditions pathogéniques qui l'ont fait naître ; tout au plus pourra-t-on, d'après l'évolution de l'affection, être amené à penser, suivant les cas, que le souffle est d'origine organique ou d'origine fonctionnelle, mais si, aux renseignements incertains tirés de cette investigation, on peut adjoindre la notion d'une dilatation du cœur survenue assez rapidement chez un sujet indemne jusque là de toute affection cardiaque, la tâche sera particulièrement simplifiée ; or, la radioscopie nous fournit ici des données qui favorisent singulièrement l'interprétation de ces cas litigieux.

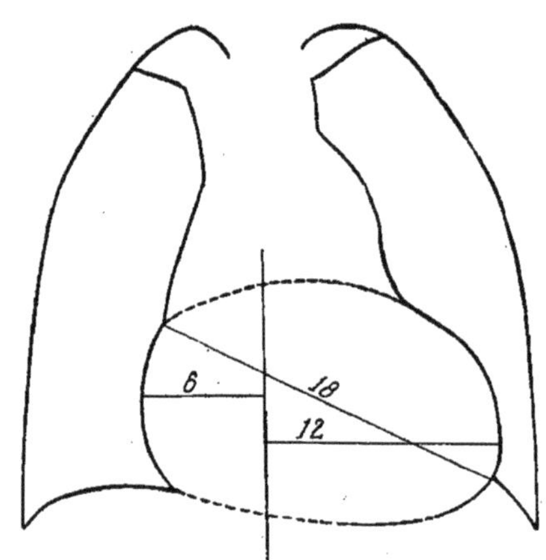

Fig. 84 — Myocardite éthylique. Homme de 65 ans.

Voici par exemple (fig. 83) l'orthodiagramme d'un homme de 52 ans, indemne de toute lésion cardiaque dans le jeune âge, qui, depuis quelques mois, souffrait de dyspnée d'effort, d'ailleurs peu marquée. Depuis 15 jours la dyspnée avait pris une intensité particulière, elle était continue et s'exaspérait au moindre mouvement ; le faciès était cyanosé, les jambes légèrement œdématiées ; le pouls était très rapide, petit, la tension systolique ne dépassait pas 12 centimètres. Il est bien évident que l'on avait affaire, dans ce cas, à une dilatation du cœur à marche rapide. D'ailleurs on constatait, à la percussion, que les cavités droites débordaient de deux travers de doigt le bord droit du sternum; la pointe du cœur abaissée était reportée en dehors. A l'auscultation, les bruits étaient assourdis et on notait une irrégularité manifeste des battements très vraisemblablement liée à de l'arythmie perpétuelle. L'interrogatoire nous apprit que ce sujet était profondément entaché d'alcoolisme, dont il présentait tous les symptômes. Enfin on remarquait dans la région de la pointe l'existence d'un souffle systolique très léger, dûs à une insuffisance mitrale.

Comment interpréter ce cas ? Fallait-il admettre qu'il s'agissait d'une insuffisance organique accompagnée d'une dilatation aiguë des cavités cardiaques ? Fallait-il penser plutôt que ce souffle ne relevait seulement que d'une insuffisance fonctionnelle en rapport avec une myocardite alcoolique ? Les renseignements cliniques dont nous venons de faire l'exposé incitaient à cette deuxième interprétation, mais elle ne s'en déduisait cependant pas formellement. Par contre, l'examen radioscopique, en montrant une augmentation du volume du cœur portant sur tous les diamètres, indiquait que l'on avait affaire à un cœur en état de dilatation intéressant les cavités droites aussi bien que gauches. A n'en pas douter, le souffle devait être rattaché à une insuffisance fonctionnelle survenue au cours d'une asystolie aiguë chez un sujet atteint de myocardite éthylique bien plus qu'à une endocardite infectueuse ancienne dont rien ne permettait de retrouver la trace.

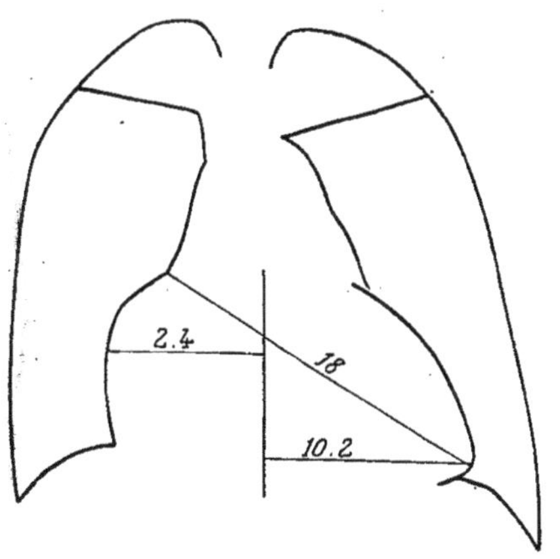

Fig. 85. — Myocardite éthylique. Dilatation considérable des cavités droites.

Si la dilatation s'accompagne d'une hypertrophie considérable des parois ventriculaires droite et gauche, l'aspect radiologique est alors celui du gros cœur globuleux, aspect particulièrement typique qui permet à lui seul de diagnostiquer l'état du myocarde. Le tracé de la figure 84 nous en donne un exemple. Il se rapporte à un homme de 65 ans atteint de myocardite et d'aortite chroniques. Les deux diamètres principaux de l'organe ont exactement la même longueur (18 centimètres) ; les contours des deux ventricules présentent une convexité excessive, mais régulière ; la pointe du cœur est parfaitement arrondie. Ce malade ayant

Fig. 86.
Téléradiographie d'un cas de dilatation cardiaque.

succombé à des accidents d'insuffisance cardiaque, nous avons pu comparer la pièce anatomique au tracé orthodiagraphique ; or ce dernier reproduisait exactement le développement globuleux de l'organe.

Lorsque la dilatation est très marquée, il n'est pas surprenant de voir s'adjoindre au souffle de l'insuffisance mitrale un souffle d'insuffisance tricuspidienne. C'est ce qui nous est montré dans la figure 85, où la dilatation atteint également toutes les cavités, mais surtout les cavités droites y compris l'oreillette. Dans ce cas on voit que le contour droit du cœur présente un développement extrêmement marqué depuis l'angle cardio-vasculaire jusqu'au niveau du diaphragme.

En résumé, les signes radiologiques de la dilatation cardiaque sont caractérisés, tout d'abord, par l'augmentation totale de l'aire du cœur et de ses diamètres (fig. 83) ; à un stade plus avancé la forme de l'ombre devient parfaitement globuleuse avec exagération parallèle des deux diamètres (fig. 84) ; enfin, lorsque la dilatation atteint un degré considérable, la silhouette du cœur prend un aspect triangulaire à base reposant sur le diaphragme (fig. 86). Ajoutons que d'autres signes de dilatation nous sont révélés par la radioscopie, ce sont : la faiblesse des contractions qui apparaissent sous forme d'ondulations traînantes, et une déformation particulière des contours de l'ombre à l'occasion des déplacements de l'organe.

Nous trouverons d'ailleurs, dans le chapitre qui va suivre, d'autres exemples des indications fournies par la radioscopie au point de vue du diagnostic de la dilatation du cœur et du pronostic qu'elle comporte.

IV. — Du Cœur dans la maladie de Basedow

Le pronostic de la maladie de Basedow est étroitement lié à l'état du cœur. En effet, c'est très souvent à des troubles cardiaques que succombent les sujets atteints de cette affection. Aussi, depuis longtemps, s'est-on attaché à discuter la nature des souffles que l'on entend si communément; ceux-ci, pour certains auteurs, sont le plus habituellement anorganiques, tandis que pour d'autres ils seraient liés à des insuffisances fonctionnelles, transitoires ou permanentes.

Il ne paraît pas douteux qu'il puisse y avoir, au cours de la maladie de Basedow, des souffles ne relevant d'aucune altération orificielle, mais le nombre nous en paraît bien plus restreint que ne l'admettait Potain. Ces souffles, en effet, n'apparaissent que chez des sujets présentant des formes graves de la maladie, chez lesquels il se manifeste déjà un certain degré d'insuffisance cardiaque. Les examens radioscopiques que nous avons pratiqués nous confirment dans cette opinion, car ils nous ont montré qu'il y avait toujours un degré plus ou moins notable de dilatation du cœur chez les sujets porteurs de ces souffles.

La figure 87 représente le cardiogramme d'un sujet âgé de 40 ans et qui offrait tous les stigmates de la maladie de Basedow. Chez lui la forme de l'affection était sévère, la tachycardie était très prononcée et il existait, avec de la dyspnée d'effort, une angoisse précordiale témoignant d'un trouble profond de la circulation. A la percussion, le cœur semblait légèrement augmenté de volume, mais cependant ses limites n'en paraissaient pas trop exagérées. Or, la radioscopie montra que la dilatation cardiaque avait atteint un degré bien plus avancé qu'on ne croyait. Les contours droit et gauche du cœur étaient exagérément développés des deux côtés de la ligne médiane. Le diamètre longitudinal mesurait 16 cm. 7, le diamètre horizontal 16 cm. 4. De plus, l'examen à l'écran révèla, à l'occasion des déplacements inspiratoires du cœur, un fait particulier du plus haut intérêt. Le contour gauche se déformait dans son tiers moyen, il cessait d'être convexe et devenait au contraire concave, comme si sa paroi présentait une malléabilité excessive. Cet état, qui s'accusait surtout pendant l'inspiration, alors que le cœur s'abaissait, et cela plus particulièrement dans la position couchée, nous a paru être en rapport avec une flaccidité anormale du cœur et être

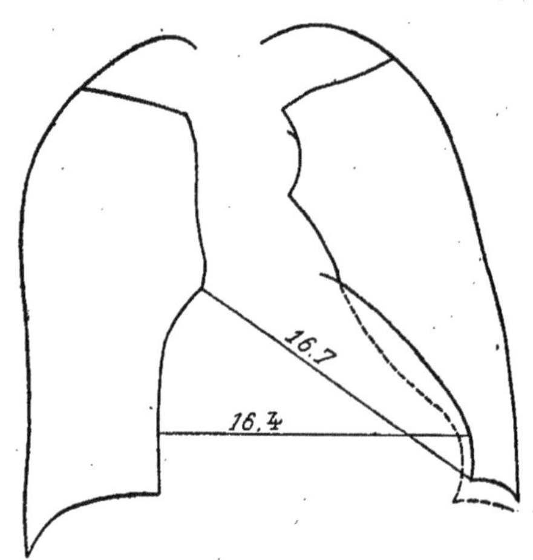

Fig. 87. — Dilatation du cœur dans un cas de maladie de Basedow. Le contour en pointillés montre la déformation du bord gauche pendant l'inspiration profonde.

d'une importance pronostique considérable, car nous l'avons également constaté dans plusieurs cas de myocardite et d'insuffisance cardiaque. Ce qui confirmait ici cette impression, c'est que les battements de l'organe étaient très précipités, de faible amplitude et comme traînants. Il n'est pas douteux que l'examen radioscopique corrigeait dans ce cas les résultats de l'auscultation ; celle-ci aurait pu nous faire admettre l'existence de souffles purement anorganiques, alors qu'en réalité il s'agissait d'un sujet dont le cœur était profondément touché et chez lequel le pronostic apparaissait comme particulièrement grave.

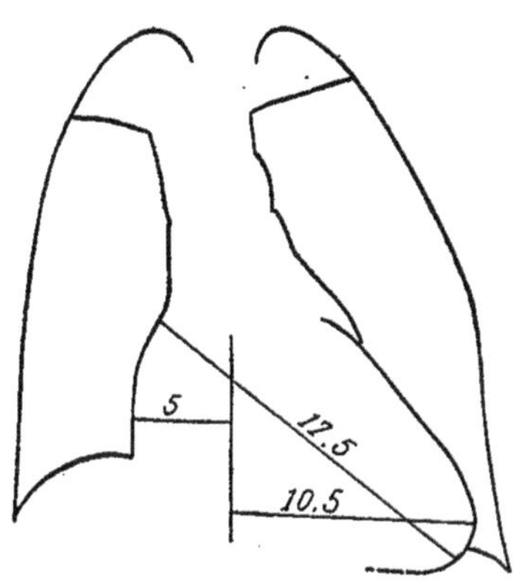

Fig. 88. — Maladie de Basedow. Cœur flaccide.

La figure 88 nous fournit des indications analogues. Elle a trait à une malade de 49 ans, atteinte d'une grosse hypertrophie du corps thyroïde, d'exophtalmie, de tachycardie et dont le cœur était volumineux à la percussion. Mais l'état de cette malade était complexe. On notait des symptômes d'origine rénale : albuminurie, bruit de galop, léger œdème malléolaire. Comme on le voit sur la figure, l'aire de projection du cœur est notablement accrue, la pointe est arrondie, abaissée, mais le contour du ventricule gauche n'est pas convexe comme nous l'avons vu dans le cœur rénal ; nous retrouvons aussi la concavité accusée du tiers moyen du contour gauche, les battements rapides, faibles et traînants. Ici, c'est la dilatation qui domine.

V. — Du cœur dans les arythmies

Les nombreuses observations radiologiques que nous avons faites chez des sujets atteints d'arythmie nous ont conduits à quelques remarques intéressantes que nous ne ferons que signaler en passant. Il serait évidemment prématuré de dire qu'il existe des profils caractéristiques de telles ou telles variétés d'arythmies, celles-ci pouvant être liées à des affections très diverses du cœur. D'ailleurs la radiologie ne saurait être mise en balance avec les autres moyens d'exploration et notamment avec l'inscription graphique pour révéler la nature d'une arythmie ; mais il est toujours précieux de s'aider des résultats de l'examen à l'écran ou de l'orthodiagramme, pour avoir des renseignements complémentaires dont l'interprétation pourra conduire à des conclusions d'une réelle valeur pratique.

C'est ainsi que nous avons eu l'occasion d'examiner plusieurs sujets atteints de *tachycardie paroxystique*, chez lesquels nous avons pu nous faire une opinion relative à la question de savoir si, au cours de cette arythmie, le cœur était ou non augmenté de volume. On sait que certains auteurs, Martius notamment, ont prétendu que le cœur était alors plus gros qu'à l'état normal. Hoffman n'a pas confirmé cette assertion. Nous rapportons ici un fait qui montre qu'en effet l'opinion de Martius est erronée. La figure 89 représente, en traits pleins, l'orthodiagramme d'une femme de 30 ans atteinte de tachycardie paroxystique d'origine auriculaire, dont l'un de nous a rapporté l'histoire (1). La tachycardie était excessive, puisquelle dépassait 300 battements à la minute. Or, pendant la crise, comme il est facile de le voir, le cœur était de petites dimensions, son diamètre longitudinal mesurait 12 cm. 2 et son diamètre horizontal, 12 cm. 1.

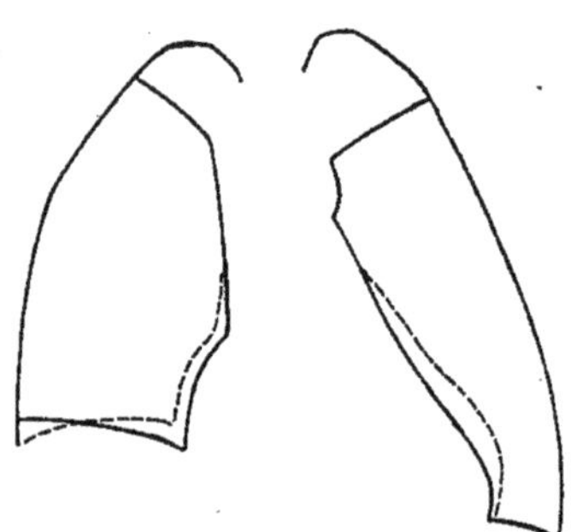

Fig. 89. — Tachycardie paroxystique. En traits pleins, contour pendant la crise ; en pointillés, contour du cœur après la crise.

Un nouvel examen fut pratiqué huit jours après la fin de la

1. — Vaquez et Pezzi, *Tachycardie paroxystique de type auriculaire.* (Société médicale des hôpitaux, séance du 22 mars 1912, p. 360).

crise, la malade ayant été mise dans les mêmes conditions d'observation (position couchée) et de technique. Comme on le voit sur l'orthodiagramme, les diamètres du cœur ont augmenté, ou plutôt sont revenus à la normale ; le diamètre longitudinal est de 13 cm. et le diamètre horizontal de 12 cm. 4. De plus, à l'écran, les battements, presque imperceptibles pendant la crise, étaient redevenus amples et énergiques.

Nous avons eu l'occasion d'examiner plusieurs autres sujets atteints de tachycardie paroxystique. Il nous paraît inutile de rapporter ici ces observations, dont les résultats sont conformes à ceux que nous venons d'exposer. Nous dirons seulement qu'ils ont été suffisamment probants pour nous conduire à admettre que la diminution du volume du cœur au cours de la crise est un phénomène habituel.

L'arythmie perpétuelle, rattachée aujourd'hui à la fibrillation auriculaire, est toujours un symptôme grave, bien qu'un certain nombre de sujets puissent s'adapter, pour ainsi dire, à cette arythmie et n'en souffrir que très médiocrement pendant un certain nombre de mois ou d'années. Cependant, lorsqu'elle survient chez des sujets affectés de légions valvulaires, elle est toujours le témoignage d'une insuffisance cardiaque, dont le pronostic est lié à l'état même du cœur. Or, les tracés jugulaires et les électrocardiogrammes ne nous indiquent qu'une modification, profonde il est vrai, du mode de contraction de l'oreillette, sans nous renseigner sur les conditions dans lesquelles se trouvent les autres parties de l'organe. La radioscopie vient alors compléter les renseignements fournis par l'inscription graphique. Elle nous montre, avec les modifications cardiaques propres à la lésion valvulaire concomitante, des altérations parfois insoupçonnées, des dilatations plus ou moins marquées, dont il y aura lieu de tenir compte pour l'établissement du pronostic.

Le tracé orthodiagraphique de la figure 90 concerne un homme de 39 ans, sujet depuis longtemps à la dyspnée d'effort et à des palpitations. Il avait dû, depuis six mois, interrompre son travail de valet de chambre, par suite de l'aggravation des accidents. A l'examen, ce malade se présentait sous l'aspect d'un cardiaque mitral, porteur d'un souffle systolique de la pointe, chez lequel on notait, comme signe essentiel, l'existence d'une arythmie perpétuelle caractéristique. Après quelques jours de repos, les signes d'insuffisance cardiaque semblaient s'être dissipés et il ne restait comme signe anormal que la persistance de l'arythmie perpétuelle. Avec ces seules indications on aurait été bien en peine de se faire une idée précise de l'évolution ultérieure de l'affection, l'arythmie perpétuelle ne constituant pas, comme nous venons de le dire, un signe suffisant de déchéance irrémédiable du cœur. Mais l'examen radioscopique montrait, par contre, qu'il y avait lieu de considérer le pronostic comme très sévère.

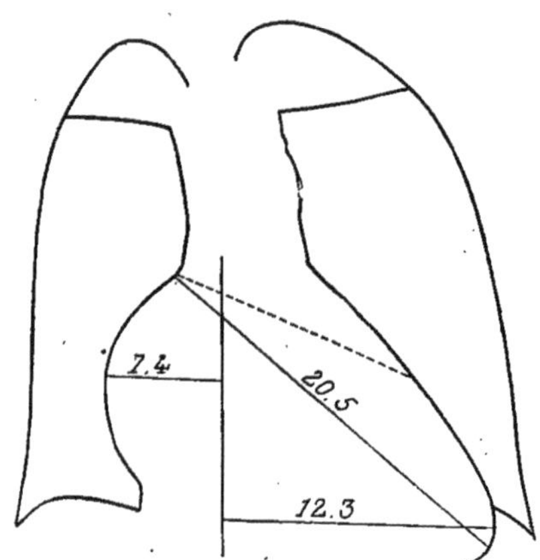

Fig. 90. — Arythmie perpétuelle. Maladie mitrale. Dilatation du cœur.

L'orthodiagramme reproduisait bien fidèlement la disposition habituelle réalisée par la lésion mitrale, reconnue d'ailleurs par l'auscultation, mais il montrait de plus qu'il existait un développement énorme du cœur. En position oblique postérieure droite à 50°, l'oreillette gauche masquait l'espace clair rétro-cardiaque et, sous cette incidence, la pointe du cœur ne disparaissait pas encore derrière la colonne vertébrale. Il y avait donc lieu de conclure à l'existence d'une forte dilatation du cœur avec augmentation de tous ses diamètres. Quelques mois après, cet homme rentrait dans le service avec des accidents graves d'asystolie.

Les irrégularités du cœur, et notamment la tachycardie paroxystique et l'arythmie perpétuelle, ont très souvent pour effet de faire disparaître les signes sthétoscopiques des lésions valvulaires concomitantes. Tantôt, c'est l'arythmie perpétuelle qui, en modifiant profondément le mode de contraction des oreillettes, supprime le roulement présystolique et rend difficile le diagnostic du rétrécissement mitral ; tantôt, c'est la tachycardie paroxystique qui, par un mécanisme très différent, atténue les souffles orificiels ou le roulement présystolique au point que l'auscultation ne permet plus de le reconnaître. Dans ces cas divers, l'examen radioscopique, en nous donnant le moyen de retrouver le profil caractéristique de l'affection, nous met en mesure de compléter un diagnostic. Nous avons eu l'occasion d'examiner deux sujets atteints de tachycardie paroxystique chez lesquels, pendant la crise, il était impossible de savoir s'il existait ou non une lésion valvulaire. Or, l'examen à l'écran nous montra que les sujets étaient affectés de sténose mitrale ; le diagnostic fut confirmé par l'auscultation lorsque la crise eut cessé.

VI. — Insuffisance cardiaque et asystolie

Nous avons eu, au cours de ces études, l'occasion de relever, à diverses reprises, les signes radioscopiques qui nous permettent de faire le diagnostic de la dilatation cardiaque. La dilatation cardiaque est, on le sait, le prélude habituel des accidents asystoliques ; elle marche de pair avec l'insuffisance du myocarde. Reconnaître la dilatation cardiaque à son début, ce n'est pas seulement compléter un diagnostic, c'est établir déjà le pronostic proche ou éloigné de l'avenir de la lésion ; pour que ce pronostic ait toute sa valeur, il ne suffit pas qu'il se déduise seulement des signes fonctionnels objectifs et subjectifs que nous révèlent d'ordinaire les procédés habituels d'investigation : la stase périphérique, l'œdème des jambes, l'augmentation de volume du foie, la dilatation excessive des cavités droites avec insuffisance tricuspidienne, etc. Là où ce pronostic comporte un plus grand intérêt, puisqu'il conduit à des interventions thérapeutiques qui auront chance d'être particulièrement actives parce qu'elles seront plus précoces, c'est lorsqu'il s'agit d'un malade chez lequel il est encore impossible de reconnaître les symptômes précurseurs de l'insuffisance cardiaque. Nous avons, chemin faisant, montré qu'en pareilles circonstances la radioscopie était susceptible de nous fournir des indications d'une importance considérable. Nous ne rappellerons que pour mémoire les cas très nombreux où elle nous a révélé un début de dilatation des cavités que rien ne faisait prévoir et où la débilité cardiaque s'accusait de plus par la modification de la forme même des battements du cœur, par ces pulsations traînantes, le long des contours ventriculaires, par cette mollesse et cette faible amplitude des contractions myocardiques, en un mot par un aspect très particulier témoignant d'un trouble profond dans le mode de la systole cardiaque. A coup sûr aucun autre moyen n'est plus propre que la radioscopie à traduire objectivement et d'une façon aussi frappante, les effets de l'altération organique du myocarde, préludes d'une déchéance plus ou moins prochaine du cœur.

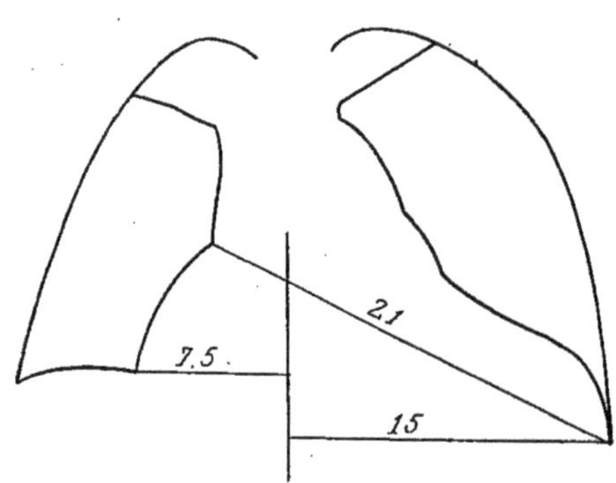

Fig. 91. — Asystolie.

Combien de fois n'avons-nous pas eu l'occasion de constater cette transformation profonde dans l'aspect extérieur du cœur, et d'en conclure que le sujet chez lequel on l'avait observée devait peu de temps après voir son état s'aggraver, la dilatation cardiaque progressant et tous les signes de l'asystolie apparaissant à plus ou moins brève échéance. On pouvait ainsi évaluer pas à pas les degrés divers par lesquels passe un sujet avant d'en arriver à l'asystolie irrémédiable, et nous n'étions pas surpris alors de voir, après quelques semaines ou quelques mois, le profil de l'ombre cardiaque se modifier complètement et prendre le signalement des grands états asystoliques. Ce signalement, auquel il faut attacher une valeur pronostique de la dernière gravité, témoigne des déformations excessives et multiples que peut subir le cœur. La figure 91 en rend fidèlement compte. Elle a été prise sur un homme de 39 ans en pleine asystolie. On y note l'extrême dilatation de toutes les cavités comme en témoigne l'augmentation des diamètres qui mesurent : le longitudinal 21 cm., l'horizontal 22 cm. 5. L'agrandissement de l'oreillette et du ventricule droits se révèlent par le débord considérable du contour droit ; l'accroissement du ventricule gauche par le rejet du contour gauche jusqu'au contact de la paroi thoracique externe ; on observe enfin, sur cette figure, que l'ombre diaphragmatique droite remonte très haut et se dessine par une ligne à peu près horizontale, ce qui indique un développement énorme du volume du foie.

CHAPITRE VII

Affections du Péricarde

A. — ÉPANCHEMENTS PÉRICARDIQUES

Le diagnostic des épanchements péricardiques serait, à en croire les livres, relativement facile : la multiplicité des signes qu'ils provoquent et dont l'interprétation ne devrait donner lieu à aucune surprise, semble tout d'abord confirmer cette donnée. Dans la pratique il est loin d'en être ainsi. La présence d'un liquide, de quelque nature qu'il soit, dans la cavité du péricarde, s'accompagne bien, à la palpation, de l'éloignement de la pointe du cœur, à la percussion, de l'augmentation de l'aire de matité cardiaque et, à l'auscultation, de la disparition des bruits ordinairement perçus, mais chacun sait qu'il n'est pas un de ces signes qui ne puisse coïncider avec une toute autre affection. Leur association est, il est vrai, assez significative et implique généralement le diagnostic d'épanchement péricardique, mais elle est relativement rare, aussi est-on bien souvent en peine d'en arriver à un diagnostic formel.

En pareille circonstance, les examens radiologiques pouvant être susceptibles de fournir des renseignements de haute valeur, nous n'avons pas manqué de les adjoindre aux autres procédés d'investigation cliniques, dans les cas que nous avons eu à observer. A coup sûr, ces examens, même méthodiquement pratiqués, ne nous ont pas permis de trouver un signe pathognomonique des épanchements du péricarde ; cependant, les indications qu'ils nous ont données sont, comme on le verra, suffisamment précieuses pour qu'il y ait lieu de ne jamais en négliger l'emploi dans les cas où l'on soupçonnera chez un malade l'existence d'un liquide dans le péricarde. Malheureusement, ces examens sont souvent rendus difficiles, mais exceptionnellement impossibles, par les conditions particulières que provoque la maladie : dyspnée, menaces de syncope, etc. qui exigent une très grande prudence de la part de l'observateur.

D'une façon générale, les épanchements péricardiques s'accompagnent d'un ensemble de signes radiologiques qui sont :

a) Une augmentation globale de l'ombre cardio-péricardique ;

b) Des modifications particulières de la forme de cette ombre ;

c) L'atténuation et parfois l'abolition des battements cardiaques.

a) L'augmentation de l'ombre cardio-péricardique est quelquefois considérable, les champs pulmonaires étant envahis par une masse ombrée, s'élargissant de haut en bas et présentant son maximum de largeur au niveau de la ligne diaphragmatique. Il en résulte un allongement inaccoutumé du diamètre horizontal, surtout si on le compare au diamètre longitudinal. Sur la figure 92, le premier est de 19 cm. 5, tandis que le second ne dépasse pas 17 cm. Or, ce fait, rare en pathologie cardiaque, quoiqu'il soit possible de le constater en cas de dilatation du cœur, est presque de règle dans les épanchements du péricarde et la différence entre les deux diamètres n'est jamais aussi considérable qu'au cours de cette sorte d'affection.

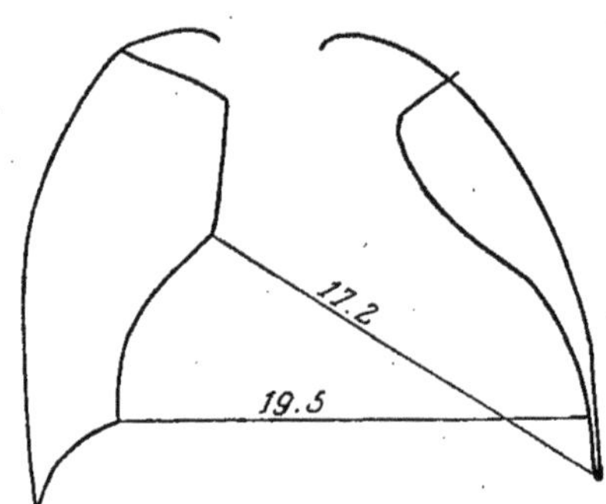

Fig. 92. — Epanchement péricardique.

b) La forme de l'ombre cardio-péricardique a ici quelque

chose de très particulier que l'on ne retrouve dans aucune autre maladie. D'abord, comme l'a signalé Dietlen, son pédicule est très court, c'est-à-dire que l'ombre n'a qu'un faible développement sur sa partie moyenne, en haut, au-dessous des clavicules ; de plus, à partir de ce point et en descendant, ses contours se relèvent brusquement, à droite et à gauche, mais surtout à gauche où le profil de l'ombre prend une direction presque horizontale en gagnant la partie externe de la paroi thoracique (fig. 93).

Dans des cas moins accentués, la forme générale de l'ombre

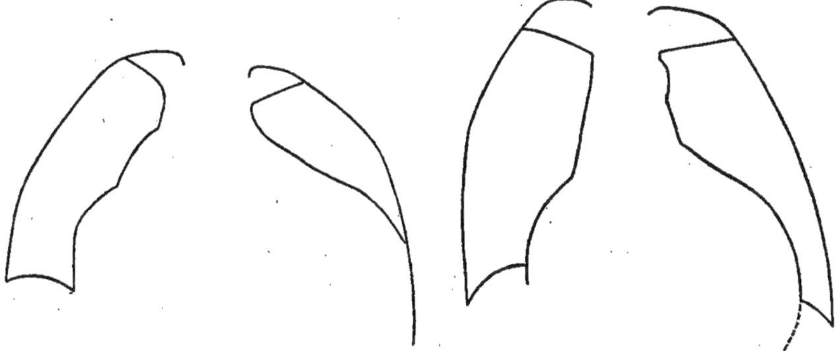

Fig. 93. — Grand épanchement péricardique.

Fig. 94. — Épanchement péricardique modéré, d'origine traumatique.

cardio-péricardique est globuleuse et rappelle celle de l'image du cœur au cours des myocardites (fig. 94).

c) L'étude des battements de l'ombre est particulièrement suggestive pour le diagnostic des épanchements du péricarde et, même dans les cas où la quantité de liquide n'est encore que peu abondante, on aura déjà l'occasion de constater une atténuation très notable des battements, tenant à ce fait que la pulsation transmise dans toutes les directions à la fois par le contact du cœur avec la couche liquide, n'arrive que très affaiblie aux confins du sac péricardique.

Cependant, aucune de ces données, considérée isolément, n'est pathognomonique de la présence d'un épanchement de liquide dans le péricarde. Mais si elles coexistent toutes trois, on aura grande chance de ne pas se tromper en l'affirmant, indépendamment de tous les autres signes révélés ou non par la clinique. C'est en procédant ainsi que M. Béclère (1) a pu établir radioscopiquement le diagnostic de péricardite chronique et celui de péricardite aiguë avec épanchement, dans des cas qui ont été confirmés ultérieurement par l'évolution de l'affection.

Est-ce à dire que si l'examen radiologique permet souvent de contrôler les indications de la clinique et d'appuyer le diagnostic, il suffise toujours à lui seul pour en établir la réalité ? Une pareille affirmation serait excessive, bien que très habituellement autorisée dans le cas où, comme nous l'avons dit, les trois données essentielles se trouvent réunies.

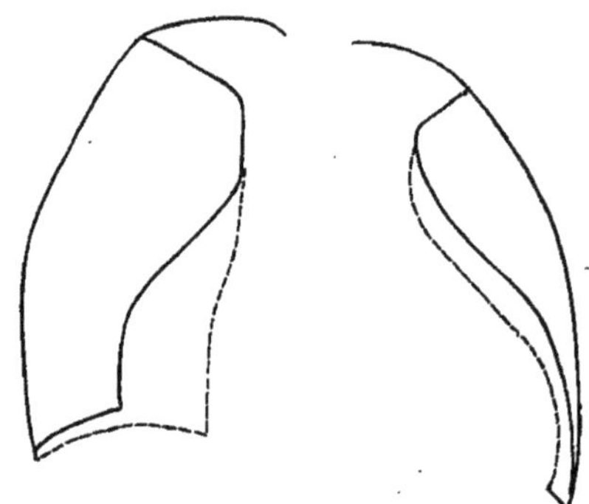

Fig. 95. — En traits pleins le contour de l'ombre lors de l'entrée du malade à l'hôpital; en pointillés, contour du cœur un mois et demi plus tard : l'épanchement s'est résorbé.

Cependant, il faut reconnaître que parfois l'examen à l'écran n'est pas capable de révéler l'existence d'un épanchement péricardique, par exemple quand la couche de liquide étant peu abondante et le cœur étant très augmenté de volume, ses battements se transmettent presque intégralement jusqu'aux limites du sac péricardique.

Inversement on peut être conduit à admettre un épanchement qui n'existe pas, alors que l'on a simplement affaire à une de ces grandes dilatations cardiaques telles que l'on en constate dans les myocardites alcooliques. Le cœur dilaté augmente considérablement l'ombre cardio-péricardique, ses battements sont flous, toutes conditions qui tendraient à faire supposer la présence de liquide. Mais ici la forme

1. — Béclère. *Traité de radiologie* du Pr Bouchard, 1904.

même de l'ombre est différente de celle donnée par les épanchements et la disparition des battements n'est jamais complète. On ne retrouve pas en un mot le *syndrome radiologique* que nous avons décrit.

La radioscopie, indispensable pour le diagnostic des épanchements du péricarde, l'est également pour celui de leur évolution. Elle est le procédé de choix quand il s'agit de reconnaître les phases successives de l'affection. L'augmentation progressive de la quantité de liquide ainsi que sa diminution se traduisent par des variations appréciables de la forme et des diamètres de l'ombre qui se lisent très clairement sur des orthodiagrammes ou sur des clichés sans déformation. Nous en donnons un exemple très démonstratif dans la figure 95, où l'on voit des tracés superposés relevés chez un homme de 42 ans, atteint d'une péricardite exsudative. Le contour de l'ombre cardio-péricardique y est figuré en traits pleins ; la péricardite était alors à son apogée. Un mois et demi après, l'affection était en pleine voie de guérison, comme en témoignent les traits en pointillés, indiquant une diminution très nette des dimensions de l'ombre. Ajoutons que les battements du cœur, extrêmement vagues lors du premier tracé, étaient redevenus normaux lors du second.

B. — Symphyse cardiaque et adhérences partielles du péricarde

Le terme de symphyse cardiaque qui désigne l'adhérence totale des deux feuillets du péricarde est également attribué, par extension, aux adhérences de la face externe du péricarde aux organes voisins.

La multiplicité des formes anatomiques de la symphyse explique que les signes révélateurs de cette affection soient eux-mêmes nombreux et qu'ils varient suivant le siège des adhérences. On comprend dès lors qu'il ne soit pas possible d'attribuer à la symphyse cardiaque une valeur nosologique déterminée. Cette appellation est à la fois trop compréhensive et trop vague.

Cette question de dénomination étant mise à part, ce qu'il importe au clinicien de savoir, c'est d'abord s'il existe des adhérences du péricarde et ensuite si elles sont localisées à telle ou telle région, ou si elles sont généralisées. Les feuillets du péricarde sont-ils simplement soudés entre eux ? Le cœur est-il encore mobile ou au contraire fixé à la paroi costale, au diaphragme, aux organes du voisinage ? Y a-t-il coexistence de lésions de médiastinite postérieure ? Tels sont les problèmes qu'il y a lieu de résoudre, en s'aidant pour cela des divers moyens d'investigation que la clinique et le laboratoire mettent à notre disposition.

Il est d'autant plus nécessaire de procéder ainsi que la chirurgie, en nous offrant aujourd'hui les moyens de délivrer, dans une certaine mesure, le cœur des obstacles qui s'opposent à sa libre expansion, nous demande en même temps un diagnostic plus rigoureux. Seule, la connaissance exacte du siège et de l'étendue des adhérences nous permettra de fixer les indications et les contre-indications de la cardiolyse et de juger de la valeur des résultats obtenus.

A cet égard l'examen radiologique apporte à nos autres méthodes d'investigation une aide des plus précieuses.

Les adhérences péricardiques s'accompagnent de modifications nombreuses et variées qui ont avec elles un rapport direct ou indirect. Parmi les premières il faut citer : les changements dans l'aspect général du cœur, dans l'étendue de ses déplacements à l'occasion des diverses positions du corps, dans l'amplitude des mouvements du diaphragme, de la paroi costale, etc... Parmi les secondes on note : les altérations concomitantes du poumon, de la plèvre ou du médiastin, les augmentations de volume du cœur provoquées par des lésions associées, etc. Grâce à ses différents procédés : examen à l'écran, orthodiagraphie, téléradiographie, la radioscopie nous met en mesure de connaître avec précision l'importance qu'il convient d'attribuer à ces différents éléments pour le diagnostic des adhérences péricardiques et de leur localisation.

Nous étudierons successivement :

I. Les données générales de l'examen radiologique ;

II. Les données particulières relatives à l'existence d'adhérences péricardiques ;

III. Les données particulières relatives au siège des adhérences ;

IV. Les résultats comparés de la percussion et de l'orthodiagraphie ;

V. Enfin, nous rapporterons, à titre d'exemples, quelques observation cliniques.

I. — Données générales de l'examen radiologique

L'observation préalable des ombres de la cavité thoracique nous renseigne tout d'abord sur l'état des poumons et des plèvres. Cette étude, extrêmement importante, demande le plus graud soin, car nous aurons l'occasion de constater que quelques signes radiologiques peuvent être communs à la symphyse cardiaque et à d'autres affections thoraciques.

a. *Champ pulmonaire*. — Certaines affections pulmonaires, la tuberculose notamment, provoquent des troubles respiratoires dus au défaut d'élasticité du poumon et s'accompagnent de diminution d'amplitude des mouvements du diaphragme et des côtes. Ces troubles se rencontrent également chez les sujets porteurs d'adhérences péricardiques. Mais, avant de les attribuer à cette dernière affection, il faudra s'être assuré que la tuberculose n'est pas en cause. Celle-ci se reconnaîtra à l'existence de taches ombrées caractéristiques. Cependant, la question du diagnostic différentiel n'est pas jugée par ce fait que l'on a constaté la présence de lésions tuberculeuses pulmonaires, celles-ci coexistant fréquemment avec certaines formes de péricardite chronique. Ici la radiologie aura seulement pour but de relever aussi exactement que possible l'état anatomique des poumons et l'influence que des lésions du parenchyme peuvent exercer sur le jeu du diaphragme et des côtes.

Au cas où l'on aura des raisons de penser que certains troubles fonctionnels, dûment constatés, relèvent d'adhérences péricardiques, la suspicion ne sera que plus forte si l'examen radiologique permet de reconnaître une intégrité complète du champ pulmonaire.

b. *Ombres pleurales.* — L'état des plèvres demande à être relevé avec la plus grande attention, l'examen radioscopique permettant souvent, ou de confirmer la présence d'un grand épanchement pleural, diagnostiqué d'ailleurs par le médecin, ou de découvrir celle d'un petit épanchement insoupçonné. La constatation de semblables altérations est capable, on le comprend, d'orienter le diagnostic dans des voies différentes de celles de la symphyse, si celle-ci n'a pas d'autre raison d'être mise en cause que l'existence de troubles fonctionnels que les accidents pleuraux pourraient parfaitement expliquer à eux seuls.

Plus importante encore est l'opération radiologique qui consiste à relever la présence d'adhérences pleuro-pulmonaires liées à de la pleurite sans épanchement. Ces adhérences sont susceptibles, on le sait, de provoquer des modifications dans les déplacements respiratoires des organes thoraciques, et aussi des changements dans la position du cœur. Très souvent, l'expérience l'a montré, on a été conduit à admettre l'existence de symphyse cardiaque alors qu'il ne s'agissait que d'adhérences pleurales. On comprend que les renseignements fournis par la radiologie soient, dans des cas litigieux, de la plus grande importance. Si les plèvres sont libres d'adhérences, le diagnostic présumé de symphyse cardiaque a de grandes chances d'être exac.t Au cas contraire, il pourra encore être maintenu, puisque la symphyse pleurale coïncide fréquemment avec la symphyse péricardique, mais avec plus de réserve cette fois et pourvu qu'il s'appuie sur d'autres signes cliniques et radiologiques.

c. *Ombres médiastinales.* — L'examen du médiastin en

position frontale permettra d'éliminer, comme cause de gêne fonctionnelle, la présence d'une tumeur du médiastin, car, s'il en existe une, on la reconnaîtra facilement à l'aspect de ses contours.

Ce cas particulier étant mis à part, il reste à procéder aux observations radiologiques du médiastin antérieur et du médiastin postérieur dans les positions oblique et latérale.

A l'état normal et dans ces positions, le médiastin antérieur se traduit sous la forme d'un espace clair situé entre l'ombre du cœur et celle du sternum. S'il existe des adhérences unissant le péricarde à la paroi sterno-costale, on constatera une réduction de l'étendue de cet espace ou même son obscurcissement complet.

Il en sera de même pour la bande transparente rétrocardiaque, s'il y a de la médiastinite postérieure.

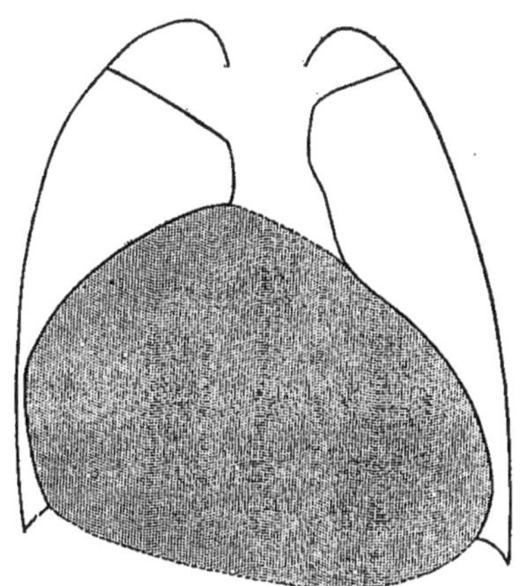

Fig. 96. — Augmentation considérable du volume du cœur chez un malade de vingt ans atteint de symphyse cardiaque.

d. *Volume du cœur*.— Il est inutile, pensons-nous, de dire que l'ombre du cœur doit être relevée avec le plus grand soin, soit par la méthode radiographique à distance, soit par l'orthodiagraphie. En fixant bien exactement les contours de l'organe, on sera en mesure de juger de sa forme et d'évaluer ses diamètres.

Dans les cas qui nous intéressent, c'est-à-dire ceux qui concernent les adhérences du cœur aux tissus voisins, le volume de l'organe se montre toujours augmenté. Les contours droit et gauche offrent un développement excessif (fig. 96), et l'hypertrophie du cœur s'accompagne parfois d'un fort abaissement de la pointe. Ceci peut être exclusivement dû à la symphyse sans qu'il y ait concomitance de lésions valvulaires. Mais, s'il en existe en même temps, l'examen radiologique permettra d'en relever les caractères signalétiques habituels. C'est ainsi que, chez le malade de la figure 97, on reconnaît les signes d'une double lésion mitrale : saillie, au-dessus du point G, de l'artère pulmonaire et de l'auricule refoulés par l'oreillette gauche dilatée, agrandissement du contour ventriculaire gauche ; rejet de la pointe en dehors, etc...

II. — Données particulières relatives à l'existence d'adhérences péricardiques

Abordons maintenant l'étude de signes qui dépendent directement de l'affection qui nous occupe.

Les adhérences péricardiques se manifestent radiologiquement de deux manières : ou bien elles sont directement visibles sur l'écran et sur le cliché, parce que, d'une part, elles ont une densité suffisamment grande pour projeter une ombre et parce que, d'autre part, elles siègent dans des régions normalement transparentes ; ou bien elles ne sont pas directement perceptibles et ne traduisent leur présence qu'en réduisant la mobilité du cœur et des organes de voisinage pendant l'acte respiratoire ou pendant les changements de position du corps.

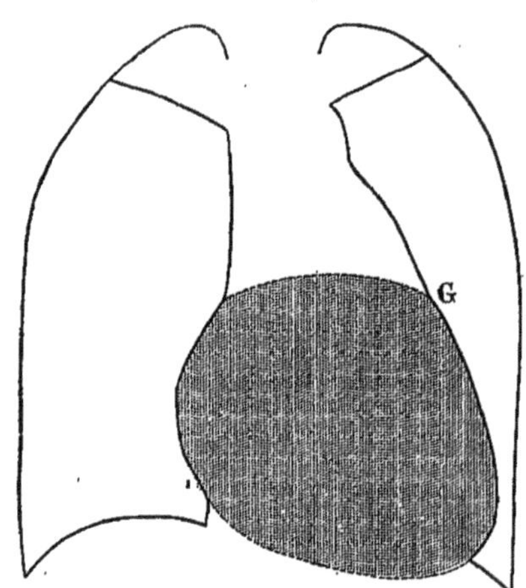

Fig. 97. — Double lésion mitrale chez un malade atteint de symphyse.

Etudions donc successivement ces deux éventualités.

a. *Ombres sur le contour du cœur dues à la présence d'adhérences.* — Ces ombres visibles à la radioscopie, gagnent à être fixées sur un cliché radiographique où elles peuvent être étudiées en détail. MM. Beck (1), Benedikt (2), Sturtz (3), Moritz (4), Lehmann et Schmoll (5), les ont signalées et décrites. Elles sont irrégulières, disent Lehmann et Schmoll, à forme dentelée, bordant des deux côtés l'ombre du cœur et rendant de ce fait son contour vague et imprécis. Ces ombres sont dues à de larges adhérences ; à leur niveau la pulsation du cœur est effacée (fig. 98).

Dans un cas publié par Sturtz, cet auteur dit « qu'on peut

Fig. 98.
Ombres d'adhérences péricardiques, d'après Lehmann et Schmoll

voir clairement une pointe d'adhérence au bord gauche du cœur et au sommet du diaphragme gauche. On aperçoit aussi, partant de ces points, de fines ombres d'adhérences. »

Il faut bien distinguer, font remarquer MM. Lehmann et

(1) Beck, *Rœtngen Ray. Diagnosis and Therapy*. New-York Appleton and Cie.
(2) Benedikt, *Wiener med. Woch*, 1900, nº 9.
(3) Sturtz, *Fortschritte auf d. Gebiete d. Rœntgenstrahl*, Bd. VII, Heft 5.
(4) Moritz, *Münch. med. Woch.*, 1900, nº 29.
(5) Lehmann et Schmoll, *Fortschritte auf d. geb. d Rœntgenstrahl*. Bd. IX, 1905-1906, p. 196.

Schmoll, ces ombres de celles qui sont attribuables « à des accidents purement pleuraux n'ayant rien à voir directement avec le péricarde, mais qui se superposent simplement à la projection de l'ombre du cœur. Par contre, les dentelures, les pointes, les irrégularités du contour du cœur dues à des adhérences péricardiques sont marquées d'une façon bien trop nette pour s'expliquer par de mauvaises épreuves contre lesquelles Moritz met en garde. »

En plus de ces dentelures sur le contour du cœur, les auteurs ont signalé la présence d'ombres comblant l'un ou les deux angles formés par le cœur et le diaphragme. Lehmann et Schmoll ont publié des radiographies sur lesquelles ces ombres leur ont permis d'affirmer la présence d'adhérences péricardo-diaphragmatiques.

Voici comment s'exprime à ce sujet M. Béclère (1) : « A l'état normal les deux bords gauche et droit de l'ombre cardiaque s'incurvent quelque peu vers la ligne médiane avant de rencontrer le contour de l'ombre du diaphragme, de telle sorte qu'ils limitent avec cette ombre deux très petits sinus qu'on peut appeler les sinus cardio-diaphragmatiques. Dans les grandes inspirations, ces deux sinus deviennent, à l'état normal, plus larges et plus profonds, comme si le cœur se séparait du diaphragme. Au contraire, s'il existe une symphyse du péricarde, les deux sinus disparaissent presque complètement, et le contour de l'ombre cardiaque, au voisinage de l'ombre diaphragmatique, conserve invariablement la même forme à la fin de l'expiration et à la fin des profondes inspirations. »

Quand des ombres d'adhérences existent sur le contour du cœur elles apparaissent sur l'écran et surtout sur les clichés ; nos observations confirment sur ce point celles des auteurs déjà cités. Toutefois la présence de ces ombres est loin d'être constante, et pour notre part nous ne les avons constatées qu'une seule fois sur une vingtaine de malades

(1) Béclère, *in* Traité de radiologie médicale du Pr Bouchard, 1904.

porteurs d'adhérences. Leur fréquence ne nous paraît donc pas très grande.

Quant à l'obscurcissement des coins ou des sinus cardio-diaphragmatiques, auquel Lehmann et Schmoll attribuent une grande valeur comme signe d'adhérences, il n'a, à notre avis, cette signification que sous quelques réserves :

Tout d'abord il peut se faire que l'accroissement de densité des feuillets du péricarde au niveau de leur insertion phrénique gauche produise un obscurcissement purement physiologique. La disparition du sinus cardiohépatique peut être due à un semblable épaississement des feuillets du péricarde, ou à une distension anormale de la veine cave inférieure, ou encore à un débord du ventricule droit. Enfin il arrive parfois que le sinus cardio-diaphragmatique gauche soit comblé par la masse du cœur hypertrophié.

Or, il est assez difficile d'être assuré que ces diverses conditions n'interviennent pas dans l'obscurcissement des « coins » ou « sinus cardio-diaphragmatiques », ce qui rend assez aléatoire la valeur de ce signe. Les clichés radiographiques qui, à cet égard, devraient être d'un utile secours sont eux-mêmes souvent défectueux, quelque soin que l'on prenne à les recueillir.

Il est heureusement d'autres signes plus directement en rapport avec les adhérences de la pointe du cœur, et que nous allons avoir à étudier.

b. *Modifications des déplacements de l'ombre du cœur et du diaphragme.* — Les déplacements du cœur, observés à l'état physiologique, ont pour cause, soit des changements de position du corps, soit la succession des actes respiratoires qui modifient la pression intra-thoracique. Ces déplacements sont naturellement plus ou moins réduits ou même rendus impossibles, si le cœur est fixé au squelette ou aux organes de voisinage par des adhérences. Aussi est-il d'une importance capitale, pour le sujet qui nous occupe, d'en faire une étude détaillée. Ces déplacements intéressent soit le cœur dans sa totalité, soit plus particulièrement la pointe. Nous commencerons par cette dernière.

1° Pointe du cœur. — Nous savons qu'à l'état normal la pointe du cœur est mobile ; la radioscopie nous montre qu'elle se déplace de 2 cm. à 2 cm. 5 en dehors pendant l'inclinaison du corps à gauche ; de plus elle s'abaisse et s'élève pendant l'inspiration. C'est l'amplitude de ces deux ordres de déplacements, les *déplacements latéraux* et les *déplacements verticaux*, que nous devrons observer pour connaître le degré de mobilité de la pointe.

Si les *déplacements latéraux sont abolis*, les contours de l'ombre cardiaque, dessinés sur la peau du malade successivement dans la station verticale et dans l'inclinaison à gauche, se superposent exactement. Parfois l'immobilité est complète aussi bien pour le contour ventriculaire que pour la pointe ; d'autres fois, cette dernière étant très nettement fixée, le contour ventriculaire se déplace seul légèrement en dehors. Alors, surtout si le cœur est volumineux, on voit le ventricule gauche bomber fortement pendant le changement de position pour venir s'étaler contre la paroi thoracique (fig. 99) tandis que la position de la poiute demeure invariable.

Lorsque les déplacements latéraux sont seulement réduits, les contours successifs qui indiquent le siège de la pointe sont très rapprochés. On rencontre ce signe chez les malades dont les adhérences de la pointe sont lâches ; mais les adhérences du bord droit du cœur peuvent produire le même effet.

Quelle est la valeur de ces signes ? En d'autres termes, la mobilité de la pointe exclue-t-elle l'idée d'adhérences péricardiques, sa fixité l'impose-t-elle ? A ces questions on peut répondre non, en théorie au moins pour la première et en pratique pour la seconde. En effet, la fixité de la pointe a toujours été rencontrée par nous dans des cas d'adhérences, mais il est théoriquement permis de concevoir que des adhérences, limitées à la base du cœur, laissent à la pointe sa mobilité. D'autre part, on ne conçoit pas que d'autres causes que des adhérences soient capables d'immobiliser complètement la pointe du cœur. En pratique, une augmentation considérable de l'organe peut avoir pour effet de l'appuyer fortement contre la paroi thoracique et sur le diaphragme, lequel, profondément déprimé, offrira dès lors une résistance invincible au déplacement de la pointe. Il en résultera une erreur d'interprétation qui conduira forcément à une erreur de diagnostic.

Les *déplacements verticaux de la pointe* s'observent à l'occasion des mouvements respiratoires. Pendant l'inspiration profonde, l'ombre de la pointe s'abaisse et subit un léger mouvement de retrait en dedans ; pendant l'expiration profonde, la pointe se relève et se porte en dehors. Dans la symphyse cardiaque, ces déplacements sont habituellement diminués ou abolis.

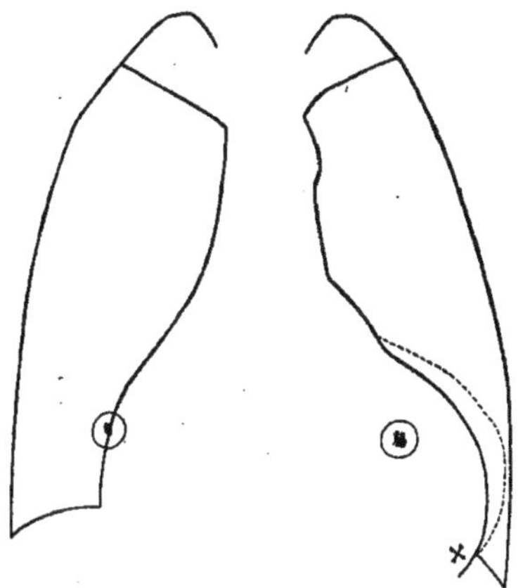

Fig. 99. — Immobilité de la pointe avec mobilisation du bord gauche vers la paroi thoracique externe pendant l'inclinaison du corps à gauche. En pointillé, le contour du bord gauche pendant l'inclinaison. Pointe fixe au niveau de la croix.

Plusieurs cas peuvent se présenter :

α) Les adhérences relient la pointe à la paroi thoracique. La pointe n'est plus solidaire alors des mouvements diaphragmatiques et conserve des rapports constants avec le squelette.

β) Les adhérences fixent le cœur à la paroi thoracique et au diaphragme. Les déplacements verticaux de la pointe sont très diminués ou abolis, et l'expansion du diaphragme gauche est très réduite, au moins dans sa portion interne.

γ) Les adhérences n'existent qu'entre la pointe et le diaphragme gauche. Alors que les déplacements latéraux sont abolis, les mouvements verticaux sont conservés. La pointe, solidaire du diaphragme, s'abaisse et se relève en inspiration et en expiration. Ce signe ne doit être accepté qu'avec réserve, comme signe de symphyse locale, lorsque le cœur est volumineux.

Ajoutons enfin que l'absence de déplacements verticaux ne signifie pas toujours que la pointe est adhérente. Nous verrons que de solides adhérences de la face antérieure peuvent immobiliser tout l'organe.

2° Déplacements des contours du cœur. — Rappelons brièvement que le cœur subit, pendant les mouvements respi-

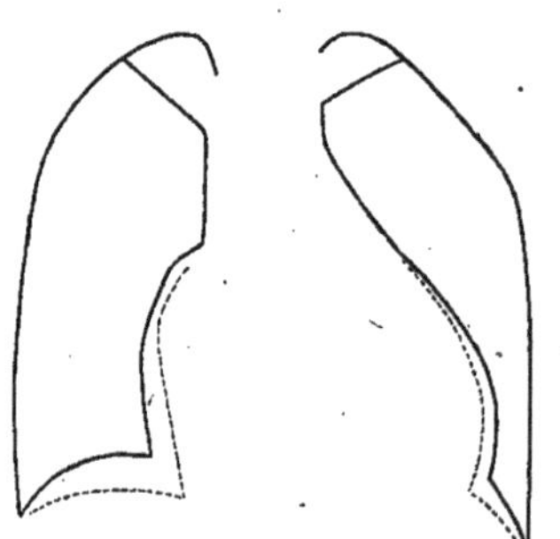

Fig. 100. — M..... 16 ans. Les déplacements respiratoires du cœur sont très réduits surtout à gauche.

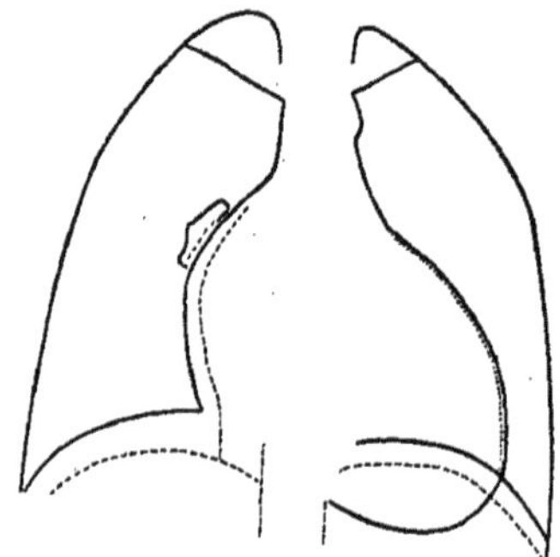

Fig. 101. — Léon P..., 7 ans 1/2. Immobilité du contour gauche, mobilité réduite du contour droit pendant les mouvements respiratoires.

ratoires, des déplacements marqués qui, non seulement l'abaissent ou l'élèvent en masse dans la cavité thoracique, mais qui, de plus, entraînent des déformations de ses contours : en inspiration profonde, l'ombre cardiaque s'allonge et se rétrécit, tandis qu'en expiration forcée elle s'étale et s'élargit de droite à gauche.

L'ensemble de ces modifications peut être complètement transformé s'il existe des adhérences. Tantôt les déplacements respiratoires sont moins étendus d'un côté, soit à gauche (fig. 100), soit à droite ; tantôt une fraction d'un des contours est douée d'une moins grande mobilité ; d'autres fois, un des bords demeure fixe, alors que l'autre se déplace (fig. 101) ; parfois, comme nous venons de le voir, le contour tout entier du cœur se déplace, à l'exception de la pointe, qui reste immobile (fig. 102).

Ces variations s'expliquent par la diversité du siège des adhérences.

En effet, si l'on suppose que le bord gauche est seul symphysé à la paroi costale, sur une petite étendue, on comprend que le cœur ne suive pas le diaphragme dans son mouvement d'abaissement inspiratoire. Le reste de l'organe étant libre, le bord droit conserve ses mouvements habituels.

Quand les adhérences du bord gauche ou de la face antérieure du cœur sont très larges et très serrées, les contours du cœur gardent une immobilité absolue, et les traits qui les dessinent sur l'écran successivement, pendant l'inspiration et l'expiration, se superposent exactement.

Il peut arriver, dans un de ces cas de larges adhérences de la face antérieure, que l'on constate un phénomène assez paradoxal : un léger mouvement d'élévation du contour de l'ombre pendant l'inspiration profonde, ce qui est l'inverse de ce qui se passe à l'état normal (Voy. plus loin fig. 113). Ceci s'explique par une étroite adhérence de l'organe au plastron sterno-costal ; le cœur suit en conséquence les mouvements de projection en avant et en haut du sternum, pendant l'inspiration. Il faut, pour que ce fait se produise, que la région inférieure du cœur soit libre d'adhérences et que le fond du sac péricardique soit assez extensible pour que le cœur n'obéisse plus aux tractions du diaphragme. Ce signe doit être assez rare ; d'ailleurs nous ne l'avons observé qu'une seule fois, en examinant le malade dans la station verticale.

Enfin, si la partie inférieure du cœur, un des diaphragmes et la paroi thoracique sont étroitement soudés d'un côté, les déplacements sont nuls dans cette région, mais ils conservent une certaine amplitude de l'autre côté.

3° Mouvements du diaphragme. — Le péricarde s'insère au centre du diaphragme, dont les deux moitiés, la droite et la gauche, sont animées à l'état normal de mouvements d'abaissement et d'élévation à peu près synchrones.

Si, pour une raison pathologique, l'un des deux diaphragmes est immobilisé ou si ses mouvements sont seulement réduits d'amplitude, l'autre diaphragme peut très bien conserver son degré d'expansion normal (fig. 100, 101, 102, 103).

Chez un sujet sain, la voûte diaphragmatique droite est un

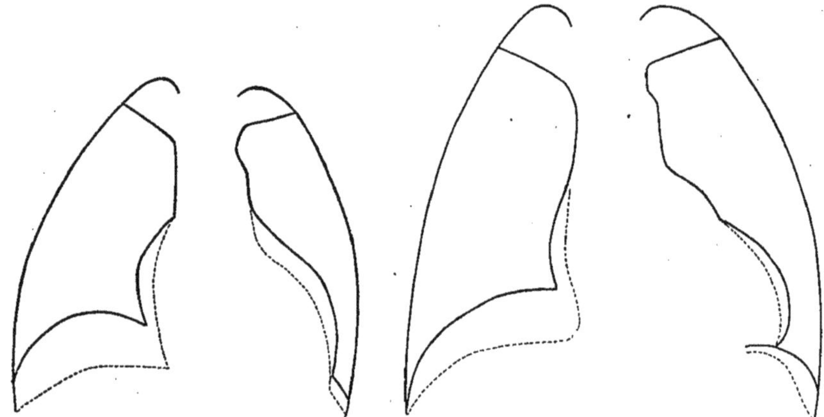

Fig. 102. — Th.., 20 ans. Le contour en pointillés montre qu'en inspiration profonde le cœur s'abaisse, à l'exception de la pointe.

Fig. 103. — L'expansion diaphragmatique est très réduite à gauche dans le tiers interne du muscle, un peu plus ample dans les deux tiers externes, normale à droite.

peu plus élevée que la gauche, à cause de la présence du foie. Les mouvements sont, par contre, généralement un peu plus étendus à droite. D'après Sidney Lange (1), ils seraient en inspiration profonde de 3 centimètres à droite, de 2 cm. 8 à gauche. Pendant la respiration calme, ils seraient à droite de 1 cm. 25 et à gauche de 1 cm. 2. En prenant les tracés orthodiagraphiques successivement en inspiration profonde et expiration profonde, nous avons trouvé des chiffres plus élevés en mesurant la distance qui sépare les milieux des

1. — Sidney Lange, The relations of the diaphragm as revealed by the Rœntgen Ray (*Journ. of the Amer. med. Assoc.*, fév. 1908).

coupoles diaphragmatiques, soit 3 cm. 5 à 4 cm. 5, pour le côté droit, 3 à 4 centimètres pour le côté gauche chez l'homme. Chez la femme, l'amplitude de ces mouvements est moins grande.

Lorsqu'il n'existe aucun trouble pathologique du côté des poumons, des plèvres, du foie, expliquant la diminution des mouvements diaphragmatiques, les modifications observées sont attribuables à des adhérences entre le cœur, le péricarde et le diaphragme. Mais ces adhérences seules ne

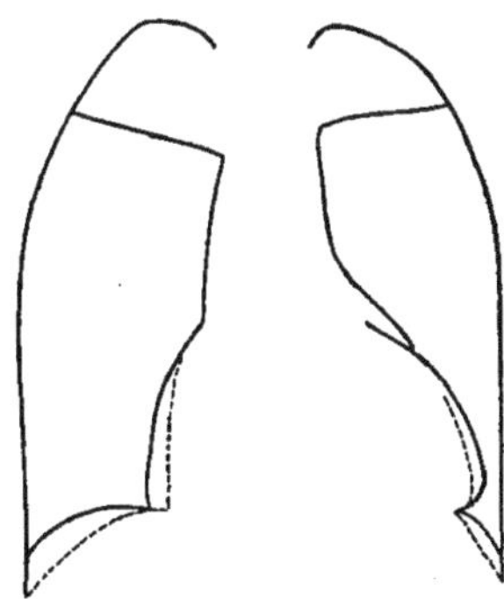

Fig. 104. — Germaine D..., 11 ans 1/2. Diminution de l'expansion diaphragmatique dans la station verticale.

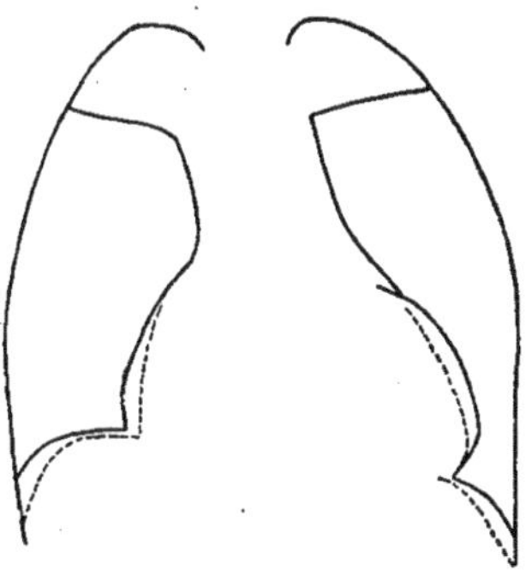

Fig. 105. — Même malade. Diminution aussi marquée de l'expansion diaphragmatique dans le décubitus.

peuvent que diminuer légèrement la mobilité du muscle phrénique. Pour la réduire dans de fortes proportions ou l'annihiler, il faut que le péricarde et le cœur adhèrent d'autre part soit à la paroi thoracique, soit aux organes du médiastin postérieur.

Quand on examine un malade, il ne faut pas se borner à marquer par deux points superposés la distance maxima de l'excursion du diaphragme. L'inscription totale des contours du muscle phrénique par la méthode orthodiagraphique donne en effet, dans certains cas, d'intéressantes indications : non seulement le jeu des deux diaphragmes est quelquefois immobilisé sur une fraction de son parcours, la portion interne par exemple, alors que la portion externe ou costale présente des mouvements accusés d'élévation et d'abaissement (fig. 103).

On ne doit pas étudier les mouvements du diaphragme dans une seule position, mais successivement dans la station verticale et dans le décubitus dorsal. On sait qu'à l'état normal l'inspiration profonde abaisse beaucoup moins les diaphragmes et le cœur au-dessous de leur position moyenne dans la station verticale que dans le décubitus. Si le cœur est volumineux, comme c'est généralement le cas dans la symphys cardiaque, l'organe, par son propre poids, déprime le diaphragme, surtout à gauche, et gêne ses mouvements. Pour s'assurer que la diminution d'expansion n'est pas due seulement à cette cause, il convient de faire une seconde observation dans le décubitus, position dans laquelle l'action de la pesanteur ne s'exerce plus de la même façon. Constate-t-on une réduction aussi accentuée des mouvements, on peut envisager l'hypothèse que des adhérences réduisent l'expansion du diaphragme (fig. 104 et 105).

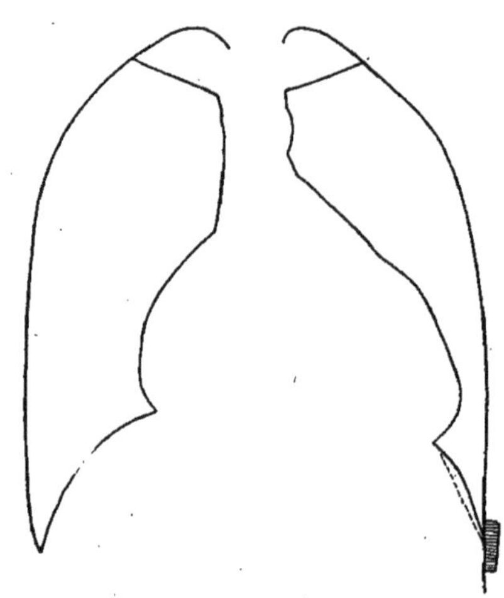

Fig. 106. — Malade examiné en position légèrement oblique (OAD). Sur le contour thoracique gauche se trouve figurée l'ombre de l'index de plomb situé dans la zone où se montre le signe de Broadbent. En pointillés, le contour du diaphragme tendu à chaque systole.

L'examen du muscle phrénique permet d'observer radioscopiquement un signe clinique décrit par un auteur anglais, Broadbent (1), signe qui consiste dans le retrait systolique de la paroi thoracique postérieure, au niveau des côtes. Si l'on a soin de placer un index opaque sur la région où se montre au maximum le mouvement de retrait, on se rend compte,

1. — Broadbent, *Diseases of the Heart*, London, 1897.

en plaçant le malade obliquement, que cet index correspond exactement aux insertions costales postérieures du diaphragme. On peut voir alors le muscle subir à chaque contraction cardiaque une tension très nette (fig. 106). Il faut, pour que le signe de Broadbent se produise, que le cœur et le péricarde soient non seulement symphysés avec le diaphragme, mais encore avec la paroi thoracique antérieure. Toutefois ce signe n'a pas une valeur pathognomonique. On le rencontre en dehors de toute symphyse cardiaque si des adhérences pleurales diminuent le jeu du diaphragme et si le cœur, augmenté de volume et déprimant fortement ce muscle, lui transmet ses battements.

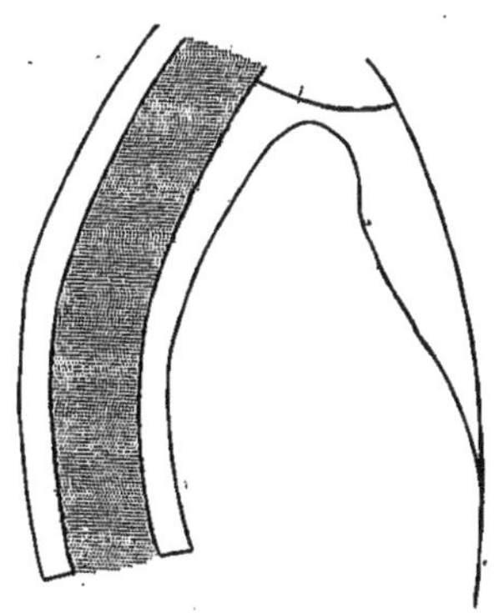

Fig. 107. — M., 25 ans. Symphyse du cœur à la paroi antérieure. En position latérale droite, l'espace clair antérieur a disparu dans sa moitié inférieure pendant l'inspiration forcée.

4° Profil du cœur. — En plaçant le malade en position latérale, on suit le profil antérieur du cœur derrière la paroi sternale. Il s'en trouve séparé, à l'état normal, par une zone claire triangulaire très large au niveau des vaisseaux et s'amincissant progressivement à mesure qu'elle se rapproche de l'ombre diaphragmatique. Cette zone claire s'élargit et devient plus nette pendant l'inspiration profonde.

Si le cœur est soudé à la paroi thoracique antérieure, il devient impossible de découvrir l'espace clair antérieur, même dans les efforts d'inspiration les plus profonds (fig. 107).

Ce signe, malgré sa valeur, n'est cependant pas pathognomonique. On le constate dans des cas où il n'y a pas d'adhérences, notamment quand le cœur est considérablement hypertrophié. Par contre, si l'espace clair rétro-sternal conserve sa transparence normale, on est en droit de déclarer qu'il n'y a pas adhérence du cœur à la paroi sternale, à condition toutefois que l'examen radioscopique ait été pratiqué rigoureusement sous un angle de 90°.

c. *Profil respiratoire.* — L'étude du profil respiratoire du thorax, c'est-à-dire des mouvements de projection et de retrait du sternum, observés en mettant le malade en position latérale n'est pas exclusivement du domaine radioscopique. Le Pr Wenckebach s'est servi de la photographie pour en fixer les particularités. Mais l'observation est plus facile

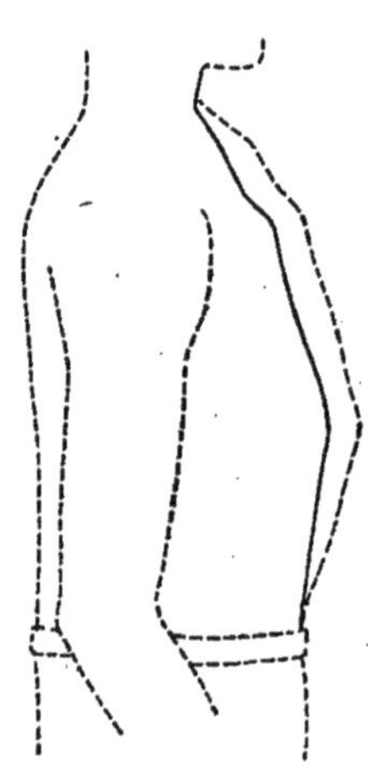

Fig. 108. — Profil respiratoire normal. En trait plein, expiration profonde ; en pointillé, inspiration profonde.

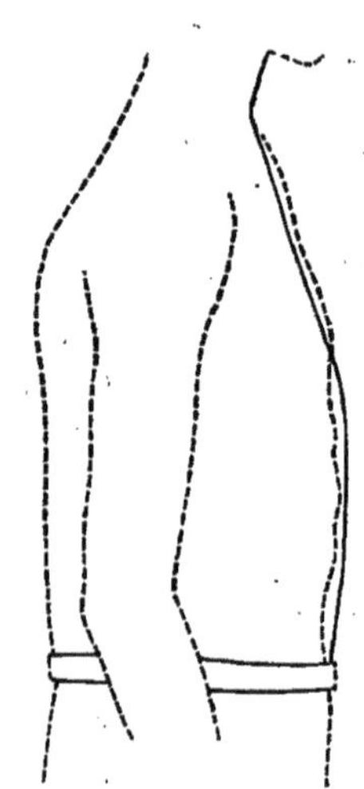

Fig. 109. — Profil respiratoire croisé, du Prof. Wenckebach.

et plus rapide par l'orthodiagraphie, et c'est à cette méthode que nous avons habituellement recours.

A l'état normal, les deux traits qui indiquent le profil respiratoire en inspiration profonde et en expiration sont sensiblement équidistants dans la plus grande partie de leur trajet ; ils se réunissent au niveau de la région abdominale (fig. 108).

Ce profil respiratoire serait, au dire du Pr Wenckebach, toujours profondément modifié dans le cas de symphyse cardiaque. Le sternum conserverait alors, dans son tiers inférieur, un degré d'immobilité tel que les deux lignes qui représentent son déplacement pourraient arriver à se croiser au niveau du point fixe (fig. 109).

Le croisement des deux traits, autrement dit le « profil croisé » de Wenckebach, est à coup sûr très rare. Nous ne l'avons rencontré qu'une fois. Il s'agissait alors d'adhérences de la base du cœur. Lorsqu'il existe, il rend bien vraisemblable le diagnostic de symphyse. Une valeur moindre doit être attachée à la simple diminution de l'écart des deux profils (fig. 110) qui constitue seulement un signe de présomption. Il nous est arrivé plusieurs fois d'avoir à le constater. Par contre, son absence ne doit pas faire rejeter le diagnostic de symphyse cardiaque, car nous n'avons pas toujours observé cette modification des profils respiratoires dans des cas où les adhérences péricardiques étaient certaines.

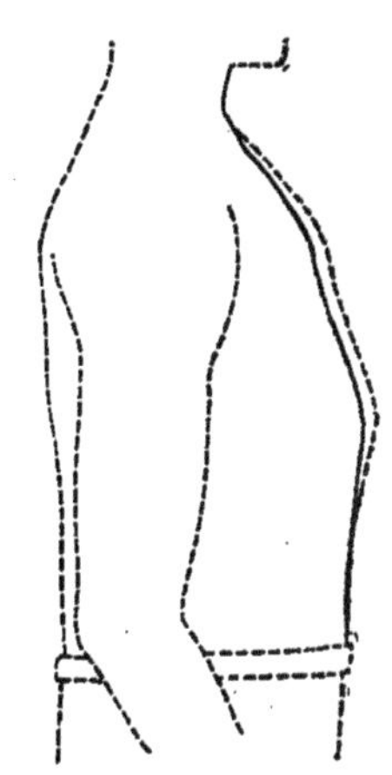

Fig. 110. — Profil respiratoire de faible amplitude.

III. — Données particulières relatives au siège des adhérences

De l'étude qui précède, il résulte ce fait que la radiologie est susceptible de nous renseigner dans un grand nombre de cas sur l'existence ou l'absence d'adhérences péricardiques, grâce à des données qui varient naturellement avec le siège des adhérences. Cela n'a pas lieu de surprendre : si le clinicien a si longtemps erré dans le diagnostic de cette sorte d'affection, c'est qu'il a voulu trouver un signe pathognomonique de la symphyse cardiaque, signe forcément inexistant, puisque les modalités anatomiques de la symphyse sont essentiellement protéiformes. Pour se rendre maître de cette question si délicate, il faut désormais apprendre à en diviser les éléments et à rechercher les signes objectifs afférents à telle ou telle variété topographique d'adhérences. Pour y parvenir, il n'est pas de meilleur guide ni de meilleur auxiliaire que la méthode radioscopique. Elle non plus ne résout pas le problème du diagnostic de la symphyse cardiaque, puisque ce problème ainsi posé est insoluble, mais elle nous donne le faisceau d'arguments qui, pour chaque cas particulier, nous permet de conclure à l'existence d'adhérences péricardiques à siège déterminé. C'est à ce titre le meilleur procédé d'investigation dont nous disposions actuellement.

Dans la revue que nous allons faire, nous ne nous occuperons pas des adhérences qui unissent seulement entre eux les deux feuillets du péricarde, laissant le cœur mobile dans un sac soudé. Ces lésions ne provoquent pas de troubles décelables aux rayons X. Ce sont d'ailleurs celles dont Laennec disait qu'elles ne constituent pas une véritable maladie du cœur. Nous n'envisagerons que les cas, les seuls importants en clinique, où le cœur, uni à son sac péricardique, a, par son intermédiaire, contracté des adhérences aux organes de voisinage : paroi thoracique, médiastin et diaphragme.

1° Adhérences de la base du cœur. — Elles se traduisent par les signes suivants :

a. *Ombres irrégulières, dentelées, sur le contour supérieur du cœur.* — Ces ombres occupent parfois une grande surface et envoient des prolongements autour des gros vaisseaux ou vers la paroi thoracique. Leur visibilité n'est pas constante et dépend de leur développement en dehors de l'ombre sterno-vertébrale et cardiaque.

b. *Immobilité des déplacements latéraux de la base du cœur.* — En inclinaison latérale gauche, les déplacements de l'organe, d'ailleurs assez faibles à l'état normal, sont absolument inexistants.

c. *Diminution ou abolition des déplacements respiratoires du cœur dans le tiers supérieur de sa projection.* — Pendant l'inspiration profonde, par exemple, le contour supérieur du cœur demeure immobile, alors que, vers la pointe, l'ombre de l'organe s'allonge et par conséquent s'abaisse.

d. *Modifications légères de la mobilité diaphragmatique.* — L'expansion des diaphragmes est un peu diminuée pendant la respiration profonde, par suite de la fixité de la base du cœur.

2° Adhérences de la pointe. — a. *Présence d'ombres d'adhérences.*

b. *Immobilité de la pointe.*

Si le cœur n'est pas trop volumineux, on voit les ombres d'adhérences projeter leurs dentelures tout autour de la pointe ; elles rejoignent le diaphragme et obscurcissent le sinus cardio-diaphragmatique gauche.

L'immobilité de la pointe est absolue dans le sens latéral et à peu près complète dans le sens vertical.

Pour affirmer que des adhérences sont localisées uniquement à la pointe, il faut constater la persistance des déplacements du bord gauche, à l'exclusion de la pointe.

3° Adhérences dans la région diaphragmatique. — *a.* Les adhérences existent seulement entre le bord inférieur du cœur, le péricarde et le diaphragme. Elles s'étendent, soit aux deux diaphragmes, soit exclusivement à l'un d'eux. Dans le premier cas, les *mouvements des deux diaphragmes sont sensiblement diminués*, surtout pendant l'inspiration profonde et dans la portion interne de leur contour. Dans le second cas, les troubles de l'expansion diaphragmatique apparaissent d'un seul côté.

b. En plus des adhérences sus-indiquées, le péricarde est symphysé avec la paroi thoracique. Les mouvements diaphragmatiques *sont alors extrêmement réduits, parfois abolis dans la plus grande partie de leur contour.*

Répétons que la valeur de ces observations est très relative. Leur rapport avec la symphyse ne sera établi que s'il n'existe aucune lésion thoracique (telle que de simples adhérences pleuro-pulmonaires) capables de réduire le champ d'expansion du diaphragme.

4° Adhérences a la paroi thoracique antérieure. — Quand de larges adhérences fixent la face antérieure du cœur à la paroi thoracique, les *mouvements dus au déplacement du corps et les mouvements respiratoires de l'organe sont très diminués ou abolis.* La fixité du cœur gêne *l'expansion du diaphragme dont les mouvemeuts sont réduits.* En position latérale *l'espace clair rétro-sternal demeure sombre* pendant l'inspiration forcée.

5° Médiastinite postérieure. — La médiastinite postérieure, à vrai dire, ne nous intéresse qu'accessoirement. Mais comme elle peut compliquer la symphyse cardiaque, il ne faut pas négliger d'en rechercher les signes particuliers. La radioscopie en position oblique nous renseigne sur l'état du médiastin. M. Lambour, dans sa thèse sur la médiastinite chronique chez l'enfant (1), rappelle, après Holzknecht, von Dehn et Radonicic, que les condensations médiastinales se manifestent par des ombres qui obscurcissent la bande claire rétro-cardiaque.

6° Cas complexes. — Pour présenter une description aussi précise que possible des données fournies par la radiologie dans les cas d'adhérences péricardiques, nous avons dû les schématiser. Il est évident que, dans la pratique, on se trouvera très souvent en présence d'éventualités plus complexes, les adhérences pouvant siéger à la fois dans des régions différentes. Les signes que nous venons de décrire se trouveront alors associés, mais le diagnostic n'en sera pas rendu plus difficile. Il demandera seulement une attention plus minutieuse. Ajoutons toutefois que, plus fréquemment qu'on ne le pense, les adhérences affectent dans leur disposition l'une ou l'autre des localisations dont nous avons donné le tableau signalétique.

1. — P. Lambour, Thèse de Paris, 1911.

IV. — Comparaison de certaines données de la palpation et de la percussion avec celles des méthodes radiologiques

La radioscopie et la percussion nous donnent quelques renseignements comparables ; ces deux méthodes fournissent également des signes qui sont propres à chacune d'elles. Loin de s'exclure, elles se complètent et augmentent ainsi nos moyens de diagnostic.

Données communes. — Recueillis en position frontale ou directe antérieure, les tracés orthodiagraphiques et ceux de la percussion sont le plus souvent superposables. Les uns et les autres sont également aptes à nous donner la mesure de l'aire du cœur et à nous faire connaître son degré d'hypertrophie ou de dilatation. Les données qui en découlent sont, on le sait, particulièrement utiles à interpréter pour le diagnostic de la symphyse et de son évolution.

Ajoutons cependant qu'ici, comme en toute autre circonstance, le bord droit du cœur est plus exactement délimité par l'orthodiagraphie que par la percussion.

Quant au siège de la pointe et à son degré de mobilité, s'ils sont évalués avec exactitude par les deux procédés, ils sont cependant objectivés avec plus de précision par l'examen à l'écran.

Données particulières a la radiologie. — Les renseignements nouveaux apportés par la radiologie à la seméiologie coucernent : la présence des ombres d'adhérence sur les contours du cœur, les déplacements respiratoires de l'organe, les modifications des mouvements diaphragmatiques, l'obscurcissement des médiastins antérieur et postérieur.

Données particulières a la percussion. — La plus importante est celle qui fournit le rapport de la matité absolue à la matité relative. On sait que, très souvent, dans la symphyse cardiaque,la surface de matité complète ou absolue est très considérable. Nous n'avons pas à interpréter ici la nature de ce signe clinique dont la valeur nous a toujours paru importante. Disons seulement qu'aucun signe radiologique ne lui correspond ; l'ombre projetée du cœur sur l'écran ou sur la plaque répond seulement à la surface de matité relative.

Un autre signe révélé dans certains cas par la percussion consiste dans l'invariabilité de la ligne de matité du cœur pendant l'inspiration et l'expiration. On l'explique par une adhérence du cœur à la paroi sterno-costale, adhérence telle que la lame pulmonaire ne pénètre plus entre le bord du cœur et la paroi pendant l'inspiration profonde, ce qui supprime toute différence de sonorité à la percussion.

Ceyka a contesté la valeur de ce signe de symphyse, l'immobilité des bords pulmonaires entraînant, d'après cet auteur, les mêmes conséquences, en dehors de toute symphyse cardiaque.

Il est évident que ce signe est propre à la percussion, puisqu'il consiste dans des modifications de la tonalité. Mais il pourra toujours être contrôlé par l'examen à l'écran qui, parfois, fera reconnaître une immobilité absolue des contours du cœur que la percussion aurait laissé échapper.

V. — Exemples cliniques

Après avoir décrit les modifications que les adhérences péricardiques impriment à l'ombre du cœur, les troubles qu'elles apportent dans les mouvements physiologiques des organes thoraciques ; après avoir recherché les signes particuliers qui dépendent du siège de ces adhérences, voyons par quelques exemples comment les faits se présentent dans la pratique médicale.

Voici tout d'abord un cas de symphyse de la pointe, cas dans lequel les signes cliniques et les signes radiologiques se complètent pour poser le diagnostic.

Th. L..., âgé de vingt-deux ans, sujet à des crises rhumatismales depuis l'âge de cinq ans, a fait de très fréquents séjours dans les hôpitaux pour des poussées répétées de cette affection. Il entre, le 7 janvier 1909, dans notre service pour une crise de dyspnée intense accompagnée de palpitations douloureuses.

Examen clinique. — Pointe dans le cinquième espace intercostal, un peu rejetée en dehors. Paraît se déplacer d'un demi centimère quand le malade passe du décubitus dorsal au décubitus latéral gauche.

Mouvement de bascule de la paroi avec soulèvement systolique de la pointe et rétraction systolique de la paroi dans le quatrième espace intercostal à deux travers de doigt au-dessus et en dedans du mamelon.

Signe de Broadbent à gauche.

Le tracé de percussion du cœur donne : aire de matité relative, augmentée mesurant $128^{cc}65$; exagération de la matité absolue.

A l'auscultation : souffle diastolique à l'orifice aortique se propageant le long du bord droit du sternum ; double souffle crural.

Pouls régulier, bondissant : 54 pulsations.

Tension systolique 16-17 (sphygmo-signal).

Foie un peu augmenté de volume, débordant les fausses côtes de deux travers de doigt.

Diagnostic clinique : insuffisance aortique, symphyse péricardique.

Examen radiologique :

Dimensions du cœur. — Aire de projection de 127 centimètres carrés. Le bord gauche a une longueur de 15 cm. 6, le droit de 8 cm. 3. Le diamètre longitudinal mesure 16 cm. 8, le diamètre horizontal 15 cm. 3. Pointe arrondie, abaissée, rejetée en dehors. Grosse hypertrophie du ventricule gauche (fig. 111).

Déplacements respiratoires du cœur. — Pendant l'inspiration et l'expiration profondes, les déplacements des contours du cœur sont très marqués : normaux à droite, ils ont, le long du bord gauche, et surtout à sa partie moyenne, une amplitude très grande, *tandis qu'ils sont nuls au niveau de la pointe* (fig. 112).

Pointe du cœur. — Elle est immobile pendant la manœuvre de l'inclinaison latérale gauche. Lorsque le malade est fortement incliné à gauche, le contour de l'ombre du ventricule, au-dessus de la pointe, se rapproche seul de la paroi thoracique externe.

Mouvements du diaphragme. — Pendant l'inspiration profonde, le diaphragme droit s'abaisse de 4 cm. 5, tandis que

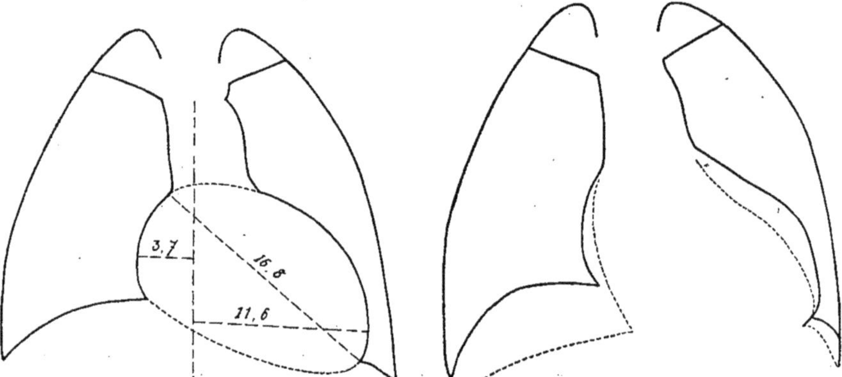

Fig. 111. — Th. L... Symphyse de la pointe. Insuffisance aortique. Hypertrophie du ventricule gauche.

Fig. 112. — Th. L... Immobilité de la pointe. Déplacements respiratoires des contours droit et gauche du cœur d'amplitude normale, à l'exclusion de la pointe. Diminution marquée de l'expansion diaphragmatique gauche.

le gauche a un déplacement réduit de 0 cm. 5 environ (fig. 112).

Profil du cœur. — En position latérale à 90°, l'espace clair rétro-sternal n'est pas visible dans son tiers inférieur, même au moment des plus grands efforts inspiratoires.

Profil respiratoire. — Type normal, ample.

Pas d'ombres anormales sur le contour du cœur, ni dans le champ pulmonaire.

Conclusion. — Signes d'ahérences de la pointe du cœur. L'immobilité de celle-ci et l'amplitude très réduite des mouvements du diaphragme gauche ne s'expliquent que par la fixation de la pointe à la paroi thoracique antérieure d'une part et au diaphragme gauche d'autre part.

Nous rapporterons un second exemple clinique : dans ce cas, les adhérences siégeaient sur face antérieure et supérieure du cœur.

Le jeune H..., âgé de quinze ans, entre à la salle Lorain au mois de juin 1911, pour de la dyspnée. Pas de rhumatisme dans ses antécédents. A l'examen objectif, on voit que la pointe bat dans le sixième espace intercostal sur la ligne mamelonnaire. Elle est immobile dans le passage du décubitus dorsal au décubitus latéral. A l'auscultation : souffle systolique d'insuffisance mitrale, accentuation du deuxième bruit pulmonaire. Signe de Broadbent à gauche.

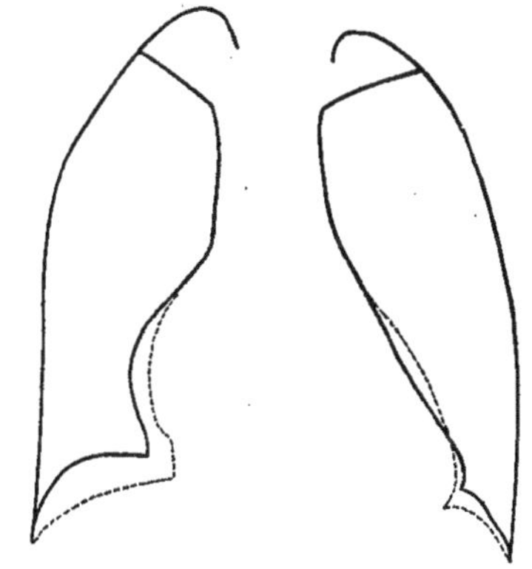

Fig. 113. — L. H..., 15 ans. Adhérences de la face antérieure du cœur. En trait plein, *expiration* profonde. En pointillé, *inspiration* profonde.

L'orthodiagraphie nous donne les renseignements suivants (fig. 113).

a) Immobilité absolue de la pointe dans les déplacements latéraux; mobilité légère dans les déplacements verticaux ;

b) Diminution d'amplitude très marquée des déplacements respiratoires du bord gauche, qui présente dans son tiers supérieur, à un faible degré d'ailleurs, le signe paradoxal d'élèvement inspiratoire dans la station verticale. A droite, les déplacements respiratoires du cœur sont conservés ;

c) Diminution d'amplitude du jeu diaphragmatique à droite et à gauche, mais surtout à gauche ;

d) Aire cardiaque modérément augmentée de volume : diamètre longitudinal, 15 centimètres ; diamètre horizontal, 13 cm. 5.

e) Profil respiratoire réduit ;

f) Disparition de l'espace clair rétro-sternal pendant l'effort inspiratoire.

Conclusion. Les signes cliniques nous permettent de diagnostiquer une symphyse cardiaque. Radiologiquement, le siège des adhérences peut être localisé à la face antérieure du cœur, à cause des modifications que présentent les déplacements respiratoires du bord gauche et de l'immobilité latérale de la pointe.

Nous n'avons rapporté que ces deux exemples cliniques, pris dans notre pratique hospitalière, pour ne pas allonger ce chapitre, et parce que ces deux exemples indiquent très suffisamment la méthode qu'il convient de suivre dans l'examen à l'écran des sujets supposés porteurs d'adhérences péricardiques.

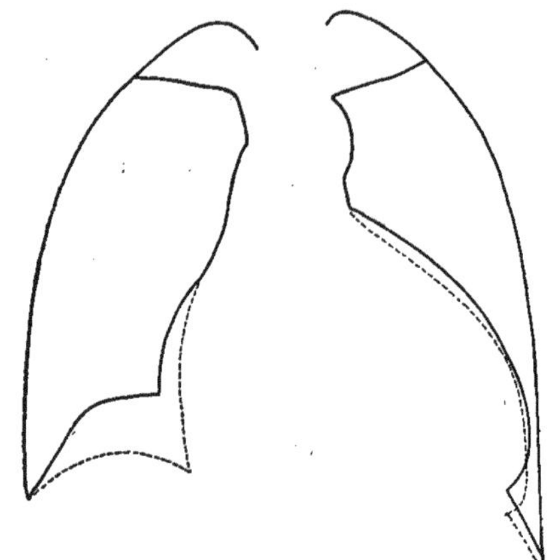

FIG. 114. — V..., 20 ans. *Cor bovinum*. — Adhérences pleuro-pulmonaires. Pas de symphyse cardiaque.

Les ressources nouvelles apportées par la radiologie sont, on le voit, des plus précieuses. Sont-elles dès maintenant suffisantes pour supprimer ces déboires qu'ont éprouvés tous les cliniciens, en voyant leur diagnostic démenti parfois par l'anatomie pathologique, même dans les cas où ils s'étaient cru le mieux armés pour y échapper ? Assurément non. La radiologie réduira considérablement le nombre des échecs, ce qui est un avantage appréciable. Elle ne les rendra pas impossibles.

Supposons, comme le cas s'est présenté à nous, que l'on constate chez un sujet jeune l'existence d'un mouvement de roulis des plus net à la surface du cœur, une immobilité à peu près complète de la pointe, de la rétraction systolique des derniers espaces intercostaux, en arrière et à gauche (signe de Broadbent); qu'à ces signes contrôlés par l'examen à l'écran, celui-ci ajoute encore une réduction légère des mouvements respiratoires du cœur et une diminution très marquée du jeu du diaphragme à gauche (Voyez fig. 114), ne serait-on pas autorisé à admettre chez un tel sujet la quasi-certitude d'adhérences péricardiqnes ? Erreur cependant, révélée par l'autopsie et qui s'expliquait, après coup, par les considérations suivantes. Le cœur, démesurément augmenté de volume, pesait de tout son poids sur le diaphragme qu'il immobilisait ; sa masse était telle qu'elle ne répondait plus aux modifications que la respiration imprime d'ordinaire au cœur ; les battements de l'organe se transmettaient anormalement à la paroi, parce que le ventricule gauche était refoulé contre elle et que celle-ci, le sujet étant très jeune, avait conservé toute sa souplesse. Quant au retrait des espaces intercostaux en arrière, il s'expliquait par la présence d'adhérences pleuro-diaphragmatiques, reliquats d'une pleurésie dont le malade avait été atteint,

A coup sûr, ces cas où toutes les difficultés semblent accumulées comme un défi sont exceptionnels, Encore faut-il savoir qu'il peut s'en présenter de pareils où le diagnostic échappe aux ressources de la séméiologie.

Notre conviction est qu'ils deviendront cependant de moins en moins nombreux, si l'on n'oublie pas la valeur des renseignements que la radiologie est dès maintenant susceptible de fournir chez les sujets supposés atteints d'adhérences péricardiques.

CHAPITRE VIII

Affections congénitales du Cœur

Les lésions congénitales du cœur sont d'un diagnostic souvent difficile. Pour certaines d'entre elles, véritables monstruosités incompatibles avec la vie, il n'a même pas à se poser ; pour les autres, qui laissent au malade les chances d'une survie plus ou moins longue, leur symptomatologie, quoique plus caractéristique, n'en donne pas moins souvent matière à discussion. Si l'on a affaire à un jeune enfant porteur, à la fois, d'une cyanose survenue dès la naissance et d'un souffle systolique siégeant à la base du cœur, on s'accorde généralement à considérer comme très vraisemblable l'existence d'un rétrécissement congénital de l'artère pulmonaire avec ou sans communication interventriculaire ; si le souffle siège un peu plus bas sans qu'il y ait de cyanose, on est conduit à admettre que la communication interventriculaire est l'unique malformation cardiaque. Ces cas, d'ailleurs les plus fréquents, sont seuls susceptibles d'un diagnostic à peu près formel ; quant aux autres, consistant dans la persistance du canal artériel, la transposition des gros vaisseaux, etc., ils échappent le plus souvent, à l'investigation clinique.

La raison de ces difficultés dans le diagnostic des lésions congénitales réside en ceci que leurs signes, tant subjectifs qu'objectifs, n'ont d'ordinaire qu'une signification assez aléatoire.

Il nous a donc paru particulièrement indiqué de recourir

à la radiologie pour en obtenir des renseignements nouveaux et capables d'apporter quelque précision dans les cas litigieux en présence desquels nous nous sommes trouvés.

Les examens que nous avons faits ont porté sur des sujets atteints, soit de rétrécissement de l'artère pulmonaire avec ou sans communication interventriculaire, soit de toute autre affection congénitale. Nous en donnerons les résultats avant d'en tirer des conclusions qui ne sauraient d'ailleurs être considérées comme formelles, le nombre des cas observés étant relativement restreint. Cependant il sera facile de voir que ces résultats ne sont pas sans présenter quelque intérêt.

Sans entrer, au préalable, dans de longs détails, nous ferons pourtant remarquer que les indications essentielles que l'on doit demander à la radiologie ont trait au degré d'accroissement du volume du cœur, dans sa totalité et dans chacune de ses parties, à l'amplitude des battements du muscle cardiaque, à l'état des gros vaisseaux, qui peuvent être dilatés ou réduits dans leur calibre, etc. Ce sont, en effet, les données relatives à ces diverses particularités qui nous ont été surtout utiles dans l'interprétation des faits observés.

Nous insisterons aussi sur la nécessité qui s'impose, plus ici encore que dans toute autre circonstance, de pratiquer des examens successifs à plusieurs mois ou plusieurs années de distance, cette façon de procéder étant parfois la seule qui conduise à un diagnostic et à un pronostic rationnels.

Nous avons examiné 26 sujots atteints d'affections congénitales du cœur, ainsi réparties :

6 cas de rétrécissement de l'artère pulmonaire avec communication interventrlculaire ;

5 cas de rétrécissement simple de l'artère pulmonaire ;

10 cas de communication interventriculaire ;

1 cas de sténose congénitale de l'aorte ;

1 cas d'ectopie cardiaque;
1 cas d'inversion totale des viscères ;
2 cas de cyanose congénitale sans signes stéthoscopiques.

I. — Rétrécissement de l'artère pulmonaire avec communication interventriculaire

Les signes principaux de l'affection consistent dans l'existence d'une cyanose, survenue dès la naissance, augmentant progressivement avec les années et s'accompagnant d'une dyspnée plus ou moins prononcée. A l'examen direct, on constate un frémissement systolique cataire à deux foyers, l'un localisé à l'origine de l'artère pulmonaire, l'autre correspondant à la région moyenne du cœur. A l'auscultation, il existe un souffle systolique rude de la base du cœur avec propagation vers la clavicule gauche, et parfois un autre souffle, également systolique, à timbre plus grave, ayant son maximum dans le troisième espace intercostal et se dirigeant transversalement vers l'aisselle.

Rappelons que ces signes sont inconstants et que leur interprétation est souvent délicate. Il est rare notamment que l'on puisse, en toute certitude, affirmer qu'il existe ou non une communication interventriculaire associée au rétrécissement de l'artère pulmonaire. Le pronostic de la lésion doit alors rester forcément en suspens, étant donnée l'incertitude même des résultats de l'exploration clinique.

Dans ces circonstances, voici ce que nous a appris l'examen radiologique :

1° Mme M..., 25 ans, dyspnée d'effort remontant à la première enfance. Cette dyspnée s'exagère depuis quelques années et présente des paroxysmes qui obligent la malade à s'aliter pendant quinze jours, un mois et même deux mois de suite. Pas de cyanose manifeste. L'examen du fond de l'œil, pratiqué par le Dr Dupuy-Dutemps, ne révèle pas de cyanose rétinienne Les artères sont cependant plus foncées qu'à l'état normal. Pas d'œdème des jambes. Pas de troubles de l'élimination chlorurée. Formule sanguine : GR = 3.910.000. GB = 14.000.

A l'examen du cœur, on note un léger frémissement systolique dans le deuxième et le troisième espace intercostal gauche, se propageant transversalement vers l'aisselle. A l'auscultation, on perçoit un souffle franchement systolique, à timbre rude dans le deuxième espace, plus doux dans le troisième et le quatrième espace, se propageant vers la clavicule, le cou, l'aisselle et s'entendant nettement dans le dos entre l'omoplate gauche et la colonne vertébrale.

Chez cette malade le diagnostic clinique de rétrécissement de l'artère pulmonaire avec communication interventriculaire s'affirme par l'ensemble des symptômes fonctionnels et des signes objectifs caractéristiques de l'affection, et cela malgré l'absence de cyanose congénitale.

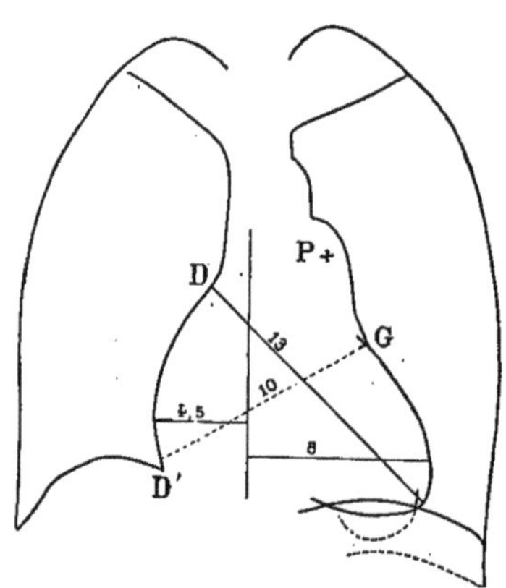

Fig. 115. — Mme E..., 25 ans. Rétrécissement pulmonaire et communication interventriculaire.

Le tracé orthodiagraphique en position frontale (fig. 115) montre que le contour gauche ne présente rien d'anormal, que la pointe du cœur repose sur le diaphragme dont elle se sépare en inspiration profonde. Le contour droit, plus développé qu'à l'état normal, déborde fortement l'ombre médiosternale. A sa partie inférieure, correspondant au ventricule droit, on note des battements amples de l'ombre cardiaque.

D'une façon générale, cependant, les diamètres du cœur ne sont pas exagérés :

Diamètre	longitudinal	13c
—	hozizontal	12c 5
—	D'G	10c

Il existe toutefois dans cette figure une anomalie qu'il importe de relever dès maintenant : c'est une saillie exagérée de l'arc moyen dans sa partie supérieure au niveau de l'ombre de l'artère pulmonaire (P). La petite croix marquée sur cette figure correspond au foyer du souffle et du frémissement cataire.

En position oblique postérieure droite à 50° (fig. 116), les profils de l'oreillette gauche (OG) et du ventricule gauche (VG) ne présentent rien d'anormal. Par contre, on constate dans

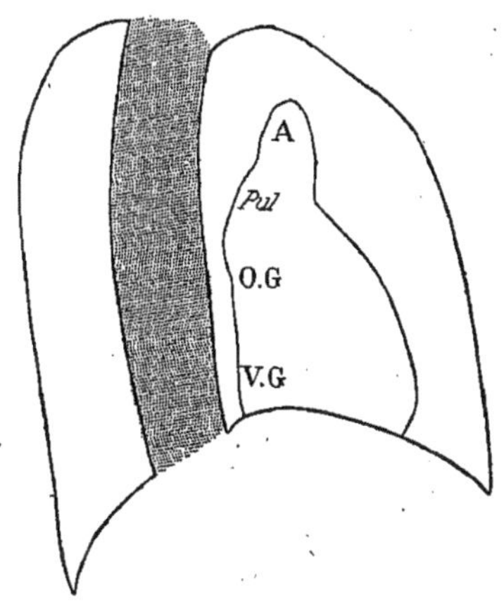

Fig. 116. — Même malade en position oblique postérieure droite à 50 degrés. A, aorte. *Pul*, pulmonaire. O.G, oreillette gauche. V.G, ventricule gauche.

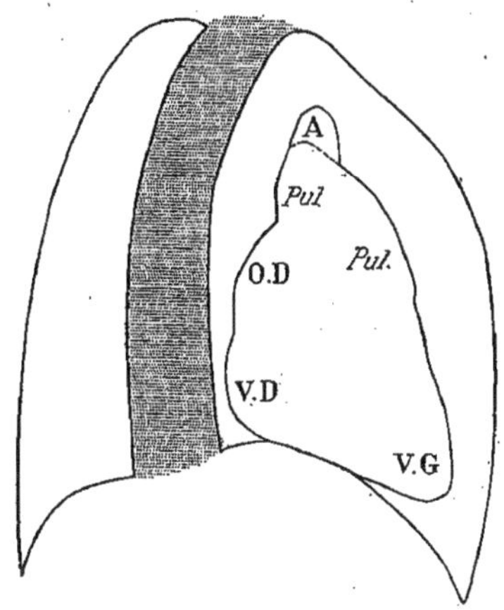

Fig. 117. — Même malade en position oblique antérieure droite à 50 degrés.

l'espace clair rétro-cardiaque, de haut en bas au-dessous de l'ombre aortique (A), une saillie exagérée de l'ombre de l'artère pulmonaire (Pul).

En position oblique antérieure droite à 50°, (fig. 117) l'ombre du ventricule gauche est normale, mais la saillie de l'artère pulmonaire dans l'espace clair rétro-sternal est considérable. Dans l'espace clair rétro-cardiaque on note, de haut en bas, au-dessous de l'ombre aortique (A), une projection exagérée de l'artère pulmonaire (Pul), avec une augmentation du profil de l'oreillette droite (OD), et un agrandissement de l'ombre du ventricule droit (VD).

En résumé, les constatations faites dans les trois positions donnent des renseignements concordants : le ventricule gauche est de dimensions normales, les cavités droites, surtout le ventricule, sont augmentées de volume ; enfin l'artère pulmonaire est très dilatée dans toute sa portion visible.

2° Mlle C..., 25 ans, sujette depuis l'enfance à des crises de dyspnée devenues actuellement presque incessantes et telles qu'elle a dû cesser de travailler depuis 4 mois. Cyanose modérée de la face et des mains s'accusant davantage à l'occasion d'un mouvement (marche, conversation), légère cyanose rétinienne (Dupuy-Dutemps). Formule sanguine : G. R 4.200.000, G. B 14.000.

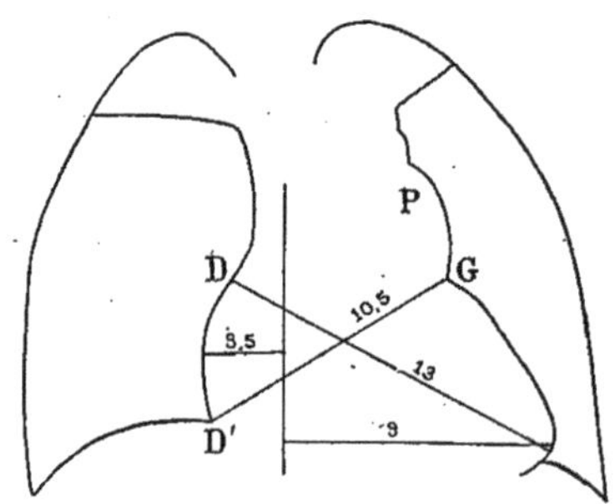

Fig. 118. — Mlle C..., 25 ans. Rétrécissement pulmonaire et communication interventriculaire.

A l'examen du cœur : frémissement cataire extrêmement intense à maximum au niveau du 2e espace intercostal gauche. A l'auscultation : souffle systolique rude s'étendant à toute la région précordiale avec maximum au niveau du 2e espace intercostal gauche et propagation vers la clavicule et dans le dos.

En résumé, les caractères cliniques sont les mêmes que dans le cas précédent et ils permettent d'affirmer l'existence d'un rétrécissement pulmonaire avec communication interventriculaire.

L'examen orthodiagraphique présente des caractères généraux semblables et, en plus, quelques particularités sur lesquelles nous aurons à revenir. En position frontale (fig. 118), on note la même exagération de l'arc pulmonaire dans sa partie supérieure, c'est le point essentiel, mais fait spécial, l'accroissement de l'ombre cardiaque est plus marqué ici que dans le cas précédent, aussi bien pour le ventricule gauche que pour le ventricule droit. L'ombre de la pointe ne disparaît en oblique postérieure droite que sous un angle de 40° au lieu de 30°, chiffre normal. La mensuration des diamètres donne :

Diamètre	longitudinal.	13c
—	horizontal	12c 5
—	D'G	10c 5

L'examen dans les positions obliques (OPD et OPG), (fig. 119 et 120), montre que c'est l'oreillette droite qui est surtout augmentée de volume.

Enfin, fait très intéressant, l'examen radioscopique permet

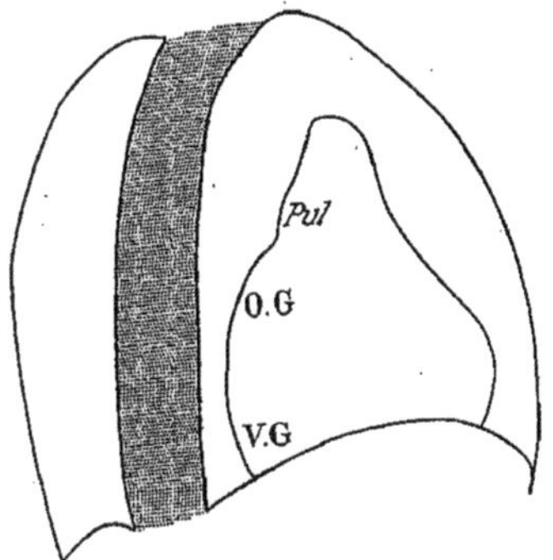

Fig. 119. — Même malade que fig. 118, en oblique postérieure droite à 50 dégrés.

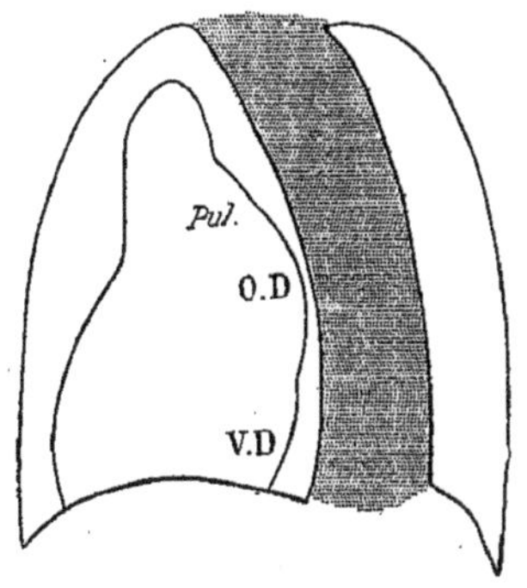

Fig. 120. — Même malade en position oblique postérieure gauche à 50 degrés.

de relever une dilatation légère du ventricule droit à l'occasion des efforts. Comme on le voit, cette malade répond d'une façon générale aux constatations déjà faites, mais l'examen radioscopique du cœur montre que celui-ci commence à présenter certains signes de défaillance parce que le cœur est plus augmenté de volume qu'il ne devrait l'être et que les cavités droites tendent à se dilater.

3° Mlle Mo., 23 ans. Rien à noter au point de vue clinique, si ce n'est qu'on constate les signes habituels, subjectifs et objectifs, d'une lésion pulmonaire congénitale.

L'examen du tracé (fig. 121) conduit à des conclusions très intéressantes. Tout d'abord, on note que l'arc pulmonaire ou arc moyen est considérablement développé, ce qui indique un degré très prononcé de dilatation de l'artère pulmonaire. D'autre part, ce qui n'est pas moins important à considérer, surtout au point de vue du pronostic, c'est que le retentissement de la lésion sur le cœur est beaucoup plus marqué que dans les cas précédents. En effet, le contour du ventricule gauche est très développé, le contour droit est lui-même exagéré; aussi tous les diamètres sont-ils augmentés :

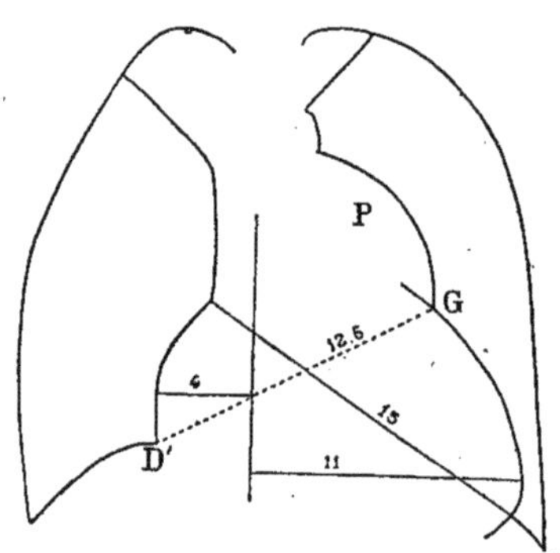

Fig. 121. — Mlle Mo..., 23 ans. Rétrécissement pulmonaire et communication interventriculaire.

Diamètre	longitudinal.	15c
—	horizontal	15c
—	D'G	12c 6

La pointe du cœur, fortement rejetée en dehors, un peu abaissée, ne disparaît en oblique postérieure droite que sous un angle de 50°.

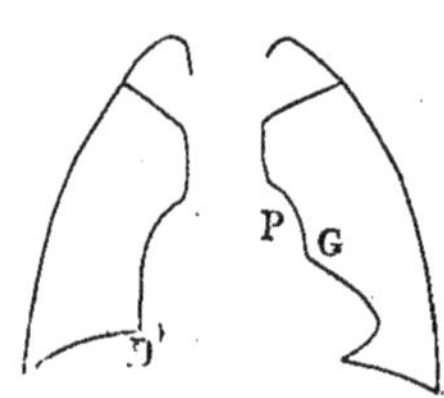

Fig. 122. — Enfant de 17 mois. Rétrécissement pulmonaire et communication interventriculaire.

4° Les caractères essentiels relevés dans ces différents examens orthodiagraphiques ne sont pas simplement l'apanage des cas pathologiques déjà constitués de longue date. On les retrouve chez l'enfant, dans les premières années de la vie. L'orthodiagramme représenté par la figure 122 a trait à un enfant de 17 mois atteint de cyanose congénitale et présentant les signes stéthoscopiques de rétrécissement de l'artère pulmonaire avec communication interventriculaire. On voit que la pointe du cœur est relevée en dehors, que le développement des cavités droites est déjà exagéré et que l'arc pulmonaire fait une saillie anormale.

* * *

Les données de la radiologie dans le cas de rétrécissement de l'artère pulmonaire avec communication interventriculaire se résument de la façon suivante :

a) Développement exagéré de l'ombre du ventricule droit et souvent de l'oreillette droite.

b) Pas d'augmentation ou augmentation légère au début, plus considérable dans une phase ultérieure de l'affection, du contour du ventricule gauche.

c) Exagération de l'arc moyen ou arc pulmonaire, surtout dans sa partie supérieure.

Les deux premières constatations sont conformes à celles de l'anatomie pathologique. Les unes et les autres, en effet, nous montrent que le ventricule droit s'hypertrophie progressivement pour vaincre la résistance opposée au passage du sang par le rétrécissement de l'orifice pulmonaire, et qu'en fin de compte la gêne de la circulation retentit sur l'oreillette droite. Si le ventricule gauche ne présente pas au début de modifications notables, il finit cependant à la longue par s'hypertrophier, surtout lorsque les troubles fonctionnels s'accentuent.

Quant à la dilatation de l'artère pulmonaire, elle ne semblerait pas, d'après les constatations anatomiques, constituer un symptôme constant de l'affection, bien qu'elle ait été notée plusieurs fois. Cependant nos examens radioscopiques nous ont montré qu'elle ne faisait jamais défaut, et nous l'avons retrouvée chez tous les malades que nous avons observés. On est alors amené à conclure que sur le vivant l'artère est bien distendue, comme nos tracés en font foi, mais que cette distension n'aboutit que rarement à une dilatation permanente, ce qui fait que l'on n'en retrouve la trace, après la mort, que d'une façon inconstante. Nous reviendrons d'ailleurs plus loin sur cette intéressante question.

II. — Rétrécissement simple de l'artère pulmonaire

Le rétrécissement de l'artère pulmonaire se caractérise uniquement par l'existence d'un souffle systolique de la base, intense, vibrant, parfois râpeux, siégeant dans le deuxième espace intercostal gauche et s'accompagnant, à la palpation, d'un frémissement cataire. Il se propage en haut vers la clavicule gauche, mais peut faire défaut dans certains cas, notamment lorsque la sténose intéresse une assez grande étendue du vaisseau.

A la percussion, la matité transversale du cœur est augmentée et déborde le bord droit du sternum, ce qui indique un degré plus ou moins accentué d'hypertrophie des cavités droites.

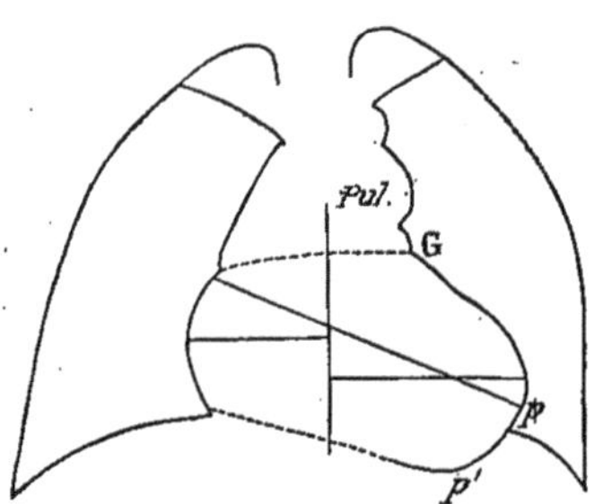

Fig. 123. — Rétrécissement pulmonaire. En p, pointe du cœur gauche, en p', pointe du cœur droit. (Cœur en sabot.)

Quant aux signes fonctionnels, ils sont extrêmement variables. S'il est fréquent de constater de la dyspnée avec palpitations survenant même au repos, par contre la cyanose est très inconstante et peut même faire absolument défaut.

Voici trois observations de cette affection :

1° Enfant de 14 ans, atteint de cyanose intense avec dyspnée considérable et crises paroxystiques. Frémissement cataire localisé au deuxième espace intercostal gauche, pas de souffle net.

Le tracé orthodiagraphique de ce malade (fig. 123) présente la forme caractéristique que nous avons appelée la forme en sabot: la pointe du cœur est rejetée en dehors, et relevée; au-dessous d'elle la pointe du ventricule droit arrondit sa courbe et le contour inférieur du cœur descend beaucoup plus bas que normalement. Le contour droit déborde fortement le sternum ; on voit dans le voisinage du diaphragme des battements systoliques très amples du ventricule droit hypertrophié. Enfin l'arc moyen gauche ou arc pulmonaire profile une saillie anormale dans sa partie supérieure.

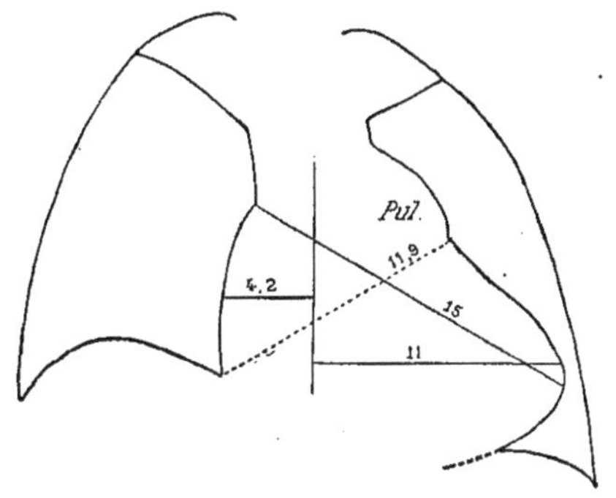

Fig. 124. — Nina P..., 23 ans. Rétrécissement pulmonaire congénital.

2° Nina P., âgée de 23 ans, du service de M. le Dr Babinski, atteinte de maladie de Friedreich, présente un souffle très localisé dans le deuxième espace intercostal gauche, se propageant vers la clavicule. Léger frémissement. Crises de tachycardie paroxystique avec lipothymies. Cyanose peu marquée.

Le tracé orthodiagraphique de cette malade (fig. 124) présente les mêmes caractères que le précédent, avec un développement cependant plus considérable du cœur : pointe du ventricule gauche fortement relevée et rejetée en dehors, contour inférieur du ventricule droit exagéré, débord des cavités droites à droite.

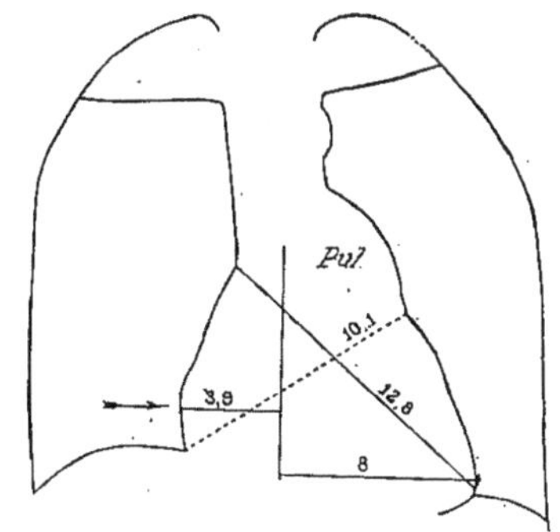

Fig. 125. — Mlle Mu..., 20 ans. Rétrécissement pulmonaire congénital.

Les diamètres sont les suivants :

Diamètre	longitudinal	15 c 4
—	horizontal	15 c 2
—	D′G	11 c 9

Enfin l'arc moyen ou arc pulmonaire fait une saillie considérable.

3° Mlle Mu., 20 ans, souffle systolique dans le deuxième espace intercostal gauche, frémissement cataire, dyspnée.

Ici les caractères orthodiagraphiques (fig. 125) sont moins

accusés que dans les deux premiers tracés. Le volume de l'organe est néanmoins exagéré. La pointe du cœur est un peu rejetée en dehors, mais n'est pas relevée. Le contour du ventricule gauche, qui paraît ici assez grand, n'indique pourtant pas que cette cavité soit agrandie ; en effet, la saillie du ventricule gauche n'est pas anormale en oblique antérieure droite. Le ventricule droit ne laisse constater son hypertrophie que par son débord très net à droite et par des pulsations énergiques au niveau de la flèche.

Les diamètres du cœur sont les suivants :

Diamètre longitudinal	12 c 8
— horizontal	11 c 9
— D'G	10 c 1

L'arc moyen ou arc pulmonaire est manifestement exagéré.

* * *

On voit, en résumé, qu'au cas de rétrécissement simple de l'artère pulmonaire, les données essentielles fournies par la radiologie consistent : 1° dans une augmentation de volume du ventricule droit ; 2° dans une saillie anormale de l'arc pulmonaire, saillie constatable, tout au moins, dans la majorité des cas ; 3° dans l'absence de modifications apparentes de volume du ventricule gauche.

L'augmentation de volume du ventricule droit est un fait constant ; d'ailleurs l'anatomie pathologique nous enseigne qu'elle fait rarement défaut. Elle est due, non pas à une dilatation de la cavité, mais à une véritable hypertrophie de la paroi dont Moussous (1) a bien donné les caractères : « La cavité ventriculaire, dit-il, est peu spacieuse, contient même beaucoup moins de liquide qu'elle ne devrait en contenir, et ses parois sont d'une épaisseur extrême. Les colonnes charnues des différents piliers sont fortement dessinées, ainsi que les muscles papillaires. L'élément musculaire prend

1. — Moussous. Maladies congénitales du cœur. (Collection Léauté).

une importance inusitée. Quelquefois l'épaisseur des parois tient aussi à un peu de sclérose ; il y a de la myocardite diffuse ou localisée. Nous sommes, du reste, fort pauvres en études histologiques sur ce sujet. Les résultats de quelques examens microscopiques permettent cependant d'affirmer que l'hypertrophie proprement dite est le fait capital. »

Quant à la saillie anormale de l'arc pulmonaire que nous avons rencontrée dans les cinq cas que nous avons observés, elle n'est pas signalée comme étant constante au cours des examens anatomiques. Il nous reste donc à expliquer cette divergence. Nous dirons tout d'abord qu'il est rationnel d'admettre que, dans certaines circonstances, la dilatation du vaisseau puisse faire défaut : par exemple lorsque la sténose de l'artère pulmonaire, au lieu de rester limitée à l'orifice, envahit une grande étendue du vaisseau. On comprend qu'alors la projection de l'artère ne présente aucune anomalie visible. Nous avons récemment observé un cas de ce genre. Par contre, dans la plupart de ceux que nous avons eu à examiner et où le rétrécissement portait exclusivement sur l'appareil valvulaire, nous avons toujours trouvé le vaisseau dilaté au-dessus du rétrécissement. Si cette dilatation n'est pas toujours retrouvée à l'autopsie, cela s'explique par une considération que nous avons déjà exposée et que nous ne ferons que rappeler : à savoir que l'on peut fort bien admettre qu'une distension du vaisseau, provoquée pendant la vie par une stase sanguine ou tout au moins par un ralentissement de la circulation pulmonaire, soit susceptible de ne pas se transformer en dilatation organique constatable après la mort. Cette explication nous paraît devoir rendre compte de la divergence que nous avons signalée entre l'observation clinique et les conditions anatomiques. Quoi qu'il en soit, nous n'en tenons pas moins pour assuré que le développement exagéré de l'arc moyen gauche indique une dilatation anormale de l'artère pulmonaire et que cette dilatation implique presque nécessairement le diagnostic de rétrécissement de l'orifice du vaisseau.

Quant à l'absence de modifications de volume du ventricule gauche, elle s'explique facilement, cette cavité n'étant nullement intéressée, ni directement, ni indirectement, par la lésion qui n'atteint que le cœur droit.

III. — Communication interventriculaire

Cette affection, bien décrite par Roger (1), s'accompagne d'un frémissement cataire systolique au niveau du troisième espace intercostal gauche, frémissement qui peut paraître manquer lorsque le sujet est couché sur le dos, mais que l'on retrouve toujours si on le met dans le décubitus latéral gauche. A l'auscultation, on note l'existence d'un souffle systolique immuable, rude, intense, à tonalité haute, dont le maximum correspond à la partie interne du troisième espace intercostal et de la quatrième côte et dont la propagation se fait en dehors mais pour s'atténuer rapidement.

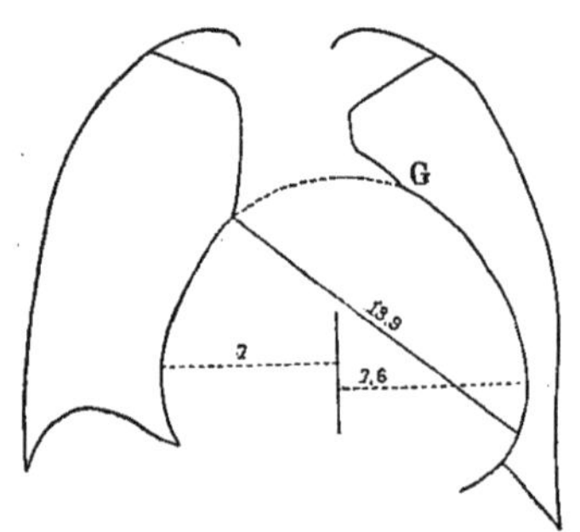

Fig. 126. — Mlle V.., 10 ans 1/2. Communication interventriculaire. Très gros cœur globuleux, médian, également agrandi à droite et à gauchs ; battements systoliques amples des deux côtés.

A la percussion, on note une augmentation de la matité transversale du cœur. Quant aux signes fonctionnels, ils sont habituellement absents, mais, à notre avis, d'une façon moins constante que ne l'a dit Roger. Nous avons vu plusieurs fois cette affection s'accompagner de troubles fonctionnels très sévères et de cyanose, moins marquée, il est vrai, que dans les cas précédents et toujours plus tardive. Nous en avons observé six cas :

1° Mlle V., âgée de 10 ans 1/2, taille 1 m. 51, poids 35 kilogs, santé en apparence tout à fait normale. L'enfant n'a

1. — Roger, Académie de Médecine, 1879.

aucune dyspnée, elle peut courir sans la moindre suffocation, il n'y a pas trace de cyanose. A l'auscultation, frémissement cataire systolique intense, surtout dans le décubitus latéral gauche, au niveau du troisième espace intercostal, se propageant en dehors sans atteindre l'aisselle.

L'examen radioscopique nous révèle un cœur de volume considérable et de forme tout à fait anormale (fig. 126). Le contour droit et le contour gauche sont extrêmement développés de part et d'autre de la ligne médio-sternale. Ces contours sont animés de battements systoliques synchrones.

Le diamètre longitudinal est de 13c 9
— horizontal — 14c 6

La projection de l'ombre du cœur est donc plus considérable dans le sens transversal. La pointe du cœur, très globuleuse, est rejetée en dehors et relevée ; le contour du ventricule droit s'arrondit au dessous du diaphragme pendant l'effort d'inspiration et déborde très fortement à droite. Le ventricule droit présente donc une grosse dilatation hypertrophique ; le ventricule gauche semble également augmenté de volume.

Quant aux arcs vasculaires, ils ne présentent aucune exagération.

2° Mme Sch., âgée de 40 ans. Sujette depuis son enfance à des crises de dyspnée. Ces crises sont devenues très fortes et très fréquentes depuis quelque temps, s'accompagnant de palpitations, de douleur au niveau du deuxième espace intercostal gauche et d'arythmie extra-systolique. Pas de cyanose. L'état général de la malade a toujours été, néanmoins, assez satisfaisant. Six grossesses à terme. Trois enfants morts en bas âge.

A l'examen du cœur, frémissement systolique intense, localisé dans le troisième espace intercostal gauche et limité à cet espace. Matité cardiaque un peu élargie, débordant le sternum à la base.

A l'auscultation on entend dans toute la région précordiale

un souffle systolique rude, râpeux, de tonalité élevée, ayant son maximum dans le troisième espace intercostal gauche, près du sternum et se propageant transversalement vers la gauche ; on ne l'entend pas sous la clavicule.

Le tracé orthodiagraphique (fig. 127) nous montre une aire cardiaque très développée des deux côtés de la ligne médio-sternale, un contour gauche allongé, bombé, une pointe arrondie descendant au-dessous du diaphragme et l'affleurant en inspiration profonde ; le contour droit déborde largement surtout dans sa portion supérieure (auriculaire).

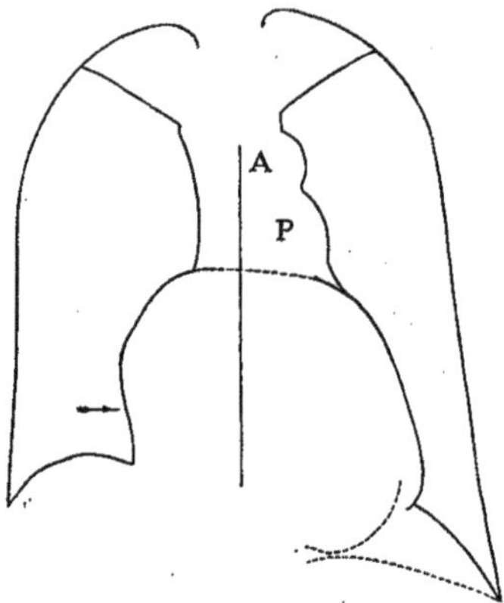

Fig. 127. — Mme Sch..., 40 ans. Communication interventriculaire. A, aorte P, pulmonaire.

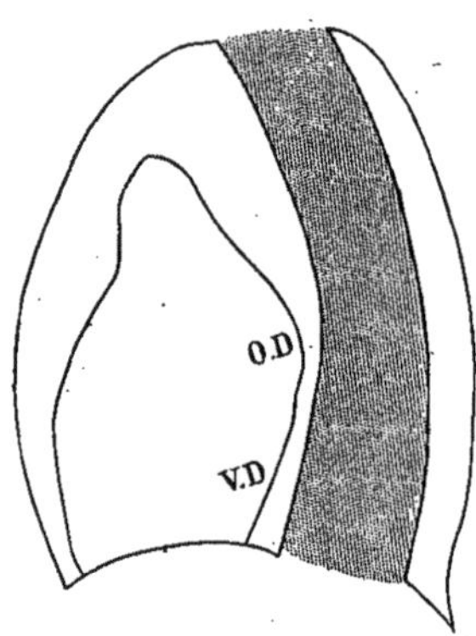

Fig. 128. — Même malade en position oblique postérieure gauche à 62 degrés.

Au niveau de la flèche on perçoit d'amples battements systoliques du ventricule droit hypertrophié.

Les arcs vasculaires sont modérément accentués et battent très activement. L'aorte et l'artère pulmonaire ne paraissent pas dilatées.

Dans la position oblique postérieure gauche, l'espace clair n'apparaît, d'ailleurs très réduit, que sous un angle de 62°. Le profil du cœur indique une augmentation de volume portant à la fois sur l'oreillette droite et sur le ventricule droit (fig. 128).

En oblique postérieure droite, la pointe du cœur disparaît

sous un angle un peu élevé de 35 degrés, ce qui dénote une légère augmentation du ventricule gauche.

Dans un autre cas où nous avions affirmé, de par l'existence d'un souffle systolique presque exclusivement perçu dans la région moyenne du cœur, l'existence d'une communication interventriculaire sans rétrécissement de l'artère pulmonaire, l'examen radioscopique nous a conduits à faire certaines réserves. En effet, ce tracé (fig. 129) montre bien que le cœur est très développé des deux côtés de la ligne médio-sternale, comme dans les cas précédents, et que l'hypertrophie du ventricule droit l'emporte sur celle du ventricule gauche ; mais, d'autre part, on note un agrandissement de l'arc moyen gauche indiquant une dilatation légère du vaisseau. Le sujet était d'ailleurs légèrement cyanosé. Aussi après avoir affirmé cliniquement l'absence de sténose de l'artère pulmonaire, avons-nous été ultérieurement, après examen radioscopique, tentés d'admettre une altération de l'artère pulmonaire.

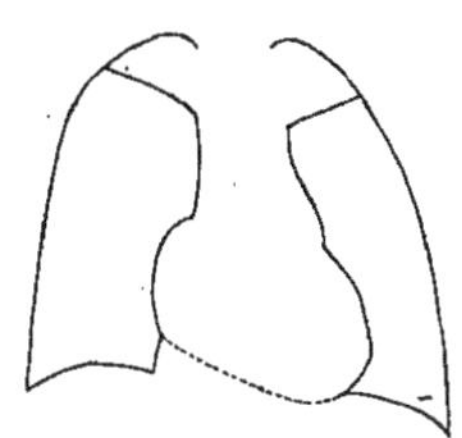

Fig. 129. — Albert D. 33 mois. Communication interventriculaire certaine, rétrécissement pulmonaire probable à cause de la saillie marquée de l'arc moyen.

A côté de ces cas, dans lesquels l'aspect radiologique du cœur a des caractères bien définis, on trouve des sujets, atteints de maladie de Roger, dont l'examen orthodiographique ne témoigne que d'un faible retentissement de la lésion sur le volume du cœur. L'hypertrophie des deux ventricules, alors très modérée, se traduit par les signes suivants : contour

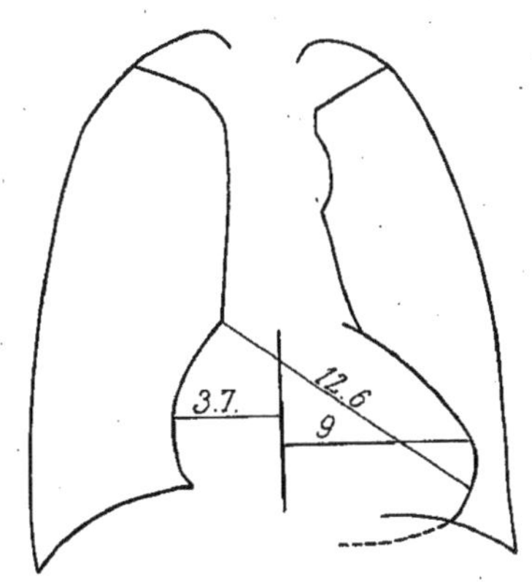

Fig. 130. — Del..., 32 ans. Communication interventriculaire.

gauche bombé ; pointe rejetée en dehors, un peu relevée et globuleuse ; contour inférieur du cœur droit abaissé ; profil droit débordant un peu exagérément dans le champ pulmonaire ; diamètre horizontal dépassant légèrement le diamètre longitudinal. Enfin, ici comme dans les autres observations, absence d'anomalies des arcs vasculaires. Le cardiogramme de la figure 130 reproduit cet aspect du cœur.

Ces modifications, peu considérables, accompagnent quelquefois de larges communications interventriculaires. Nous possédons, en effet, une pièce anatomique avec très vaste ouverture du septum, où la configuration extérieure de l'organe est en tous points conforme à celle que nous venons de décrire.

* * *

Les cas étudiés ci-dessus, dans lesquels le diagnostic de maladie de Roger est absolument inattaquable, nous autorisent à conclure que l'affection se révèle radioscopiquement par les caractères suivants :

1° L'ombre cardiaque présente souvent une augmentation globale développée également de part et d'autre de la ligne médio-sternale. Une analyse attentive montre que l'hypertrophie du ventricule droit est encore plus importante que celle du ventricule gauche ; dans un certain nombre de cas l'accroissement de volume du cœur reste assez modéré et la silhouette de l'organe cesse d'être aussi caractéristique ; néanmoins on y retrouve les signes habituels de l'hypertrophie des deux ventricules.

2° Le contour gauche et le contour droit du cœur peuvent être animés de battements nets et amples.

3° Les arcs vasculaires ne présentent pas d'anomalie.

D'une façon générale ces données sont conformes à celles de l'anatomie pathologique et de la clinique, qui nous ont en effet appris que l'hypertrophie cardiaque se fait surtout aux dépens du ventricule droit, ce dont témoigne également l'examen radioscopique.

Certains auteurs, Merklen notamment (1), ont indiqué comme un phénomène fréquent et surajouté au précédent l'existence d'une dilatation plus ou moins marquée de l'artère pulmonaire, comme dans les cas où il y a un rétrécissement de l'orifice de cette artère. Notre troisième observation semblerait tout d'abord plaider en faveur de cette assertion. Mais nous rappellerons que nous avons été amenés à faire quelques réserves à son sujet. Il nous a paru que la communication interventriculaire pouvait être associée à une lésion de l'artère pulmonaire; n'en aurait-il pas été de même dans les faits sur lesquels s'appuie l'auteur précité ? Cela ne nous semble pas impossible, et nous tenons pour à peu près certain que la dilatation de l'artère pulmonaire ne s'explique que par une sténose du vaisseau, la communication interventriculaire étant incapable de la produire, en tant que lésion isolée.

IV. — Rétrécissement aortique congénital

Dans le seul cas de ce genre que nous ayons observé, la radiologie a contribué à confirmer le diagnostic, ce qui n'était d'ailleurs pas indispensable, mais en plus à fixer un point de détail qui a, comme nous le verrons, présenté un réel intérêt si on le rapproche d'une particularité analogue relevée déjà par nous au cours de notre étude du rétrécissement congénital de l'artère pulmonaire.

Le rétrécissement congénital de l'aorte présente d'une façon générale les mêmes signes objectifs que le rétrécissement aortique acquis. On constate un frémissement cataire plus ou moins marqué au niveau du foyer aortique, avec un souffle systolique se propageant vers la clavicule droite. Le ventricule gauche est très augmenté de volume. Les signes fonctionnels consistent dans l'apparition précoce des palpitations, de la dyspnée d'effort, etc.

1. — Merklen. Maladies du cœur, in Brouardel et Gilbert (1899).

Carmen P., âgée de 15 ans, est une enfant malingre et chétive, à l'intelligence éveillée, mais qui est contrainte à une immobilité relative, le moindre mouvement déterminant chez elle des accès de palpitations et de la dyspnée. Ces troubles ont apparu dès que l'enfant a commencé à marcher. A l'examen de la poitrine, on note l'existence de battements impulsifs violents dans la région aortique. Les pulsations de l'aorte, sensibles dans la fourchette sternale, s'accompagnent d'un thrill intense.

Le tracé orthodiagraphique (fig. 131) nous montre un con-

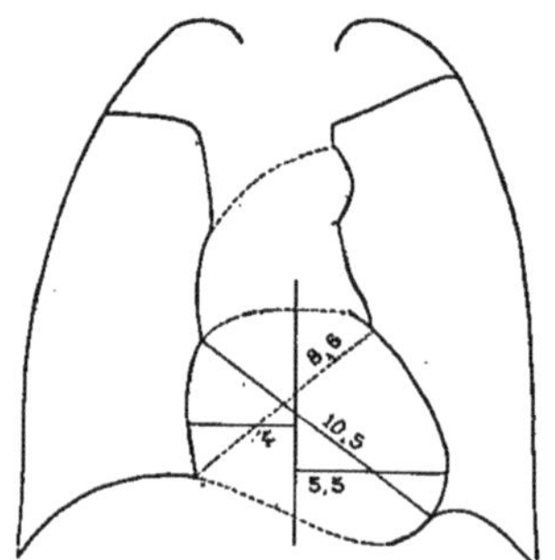

Fig. 131. — Carmen P..., 15 ans. Rétrécissement aortique congénital. Hypertrophie du ventricule gauche, dilatation de l'aorte.

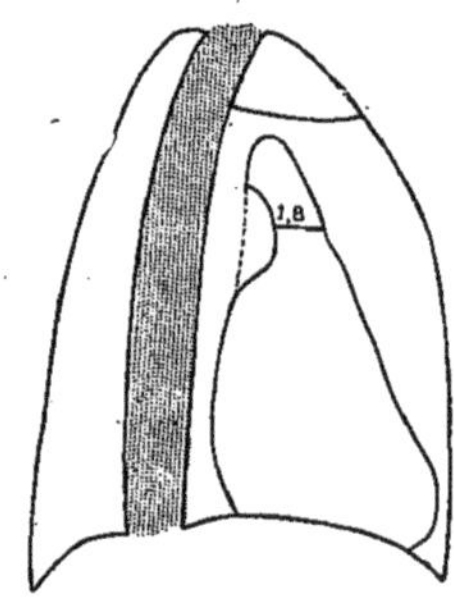

Fig. 132. — Même malade, en position oblique antérieure droite. Diamètre de l'aorte ascendante : 1 c. 8.

tour gauche bombé, allongé ; la pointe est arrondie, abaissée, peu rejetée en dehors. Le contour droit n'est pas modifié, seul le ventricule gauche est hypertrophié.

Les diamètres du cœur sont :

Diamètre	longitudinal	10c 5
—	horizontal..	9c 5
—	D' G.......	8c 6

L'arc moyen droit et l'arc supérieur gauche sont exagérés, ce qui, en position frontale, correspond à un accroissement du profil de la crosse aortique. En position oblique antérieure droite (fig. 132) l'ombre de l'aorte ascendante est élargie. L'analyse volumétrique (1) de ce vaisseau donne les trois dimensions suivantes :

Diamètre transversal..	5c 5
Corde	2c
Aorte ascendante	1c 8

Le calibre de l'aorte est donc de deux centimètres environ, ce qui est un chiffre élevé pour une fillette de 13 ans. Signalons enfin les battements assez amples qui se voient tout le long des parois aortiques.

L'artère pulmonaire n'est pas dilatée ; l'arc moyen gauche est normal, il est seulement le siège de battements plus amples que ceux de l'aorte.

* * *

Cette observation de rétrécissement aortique se résume donc, au point de vue radiologique, dans cette double constatation : hypertrophie du ventricule gauche et dilatation de l'aorte.

Ces données sont conformes à celles de l'anatomie pathologique, tout au moins en ce qui concerne l'hypertrophie du ventricule gauche. Quant à la dilatation du vaisseau au-dessus du rétrécissement, bien nettement constatée par la radioscopie, elle n'a pas été signalée comme constante après la mort. Mais est-on en droit de conclure qu'il n'y a pas eu de dilatation du vaisseau pendant la vie du sujet, sous prétexte qu'on ne la retrouve pas sur le cadavre ? Comme nous n'avons observé qu'un cas de cette affection, il nous est difficile de répondre catégoriquement à cette question. Cependant, en rappelant ici ce que nous avons exposé au sujet du rétrécissement congénital de l'artère pulmonaire, nous dirons qu'il peut bien se faire qu'une distension exagérée du vaisseau, visible à l'écran, n'aboutisse pas à une dilatation anatomique, persistant après la mort. Ainsi s'expliquerait la divergence des constatations, divergence qui

1. — Voir plus loin l'étude du volume de l'aorte par le procédé des trois dimensions.

n'est d'ailleurs pas absolue, puisque l'anatomie pathologique nous enseigne comme fréquente tout au moins la dilatation du vaisseau au-dessus de la lésion. Pour ce qui nous regarde, nous conclurons qu'il y a lieu d'admettre l'origine congénital d'une sténose aortique quand la radioscopie montre chez un jeune sujet une dilatation du vaisseau coïncidant avec la lésion orificielle (1).

V. — Ectopie cardiaque et inversion totale des viscères

Les deux cas de cet ordre que nous avons observés ne présentent qu'un intérêt documentaire.

Dans le premier, il s'agissait d'un malade atteint d'ectopie cardiaque secondaire à une malformation sternale congénitale ; il y avait absence de soudure des trois quarts inférieurs du corps du sternum, avec dédoublement de l'appendice xiphoïde ; il en résultait une hernie du cœur.

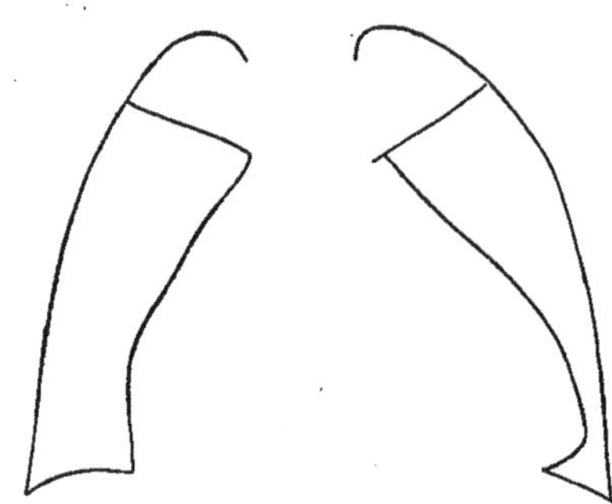

Fig. 133. — S... Ectopie cardiaque. Communication interventriculaire. Grosse hypertrophie du ventricule droit.

L'organe présentait aussi d'autres malformations congénitales : communication interventriculaire, veine cave supérieure double. Le cœur était très volumineux, mais cela surtout à cause de l'hypertrophie et de la dilatation des cavités droites, oreillette et ventricule. L'aorte était petite, mais l'artère pulmonaire était très dilatée. Ces constatations n'ont pu être faites, tout naturellement, qu'après la mort. Il était impossible de les diagnostiquer sur le vivant. Seule l'ectopie pouvait être reconnue. Il est superflu de dire que

1. — Nous venons d'avoir tout récemment l'occasion d'observer un autre cas de sténose congénitale de l'aorte, chez une enfant de 14 ans. Les caractères radiologiques étaient absolument conformes à ceux que nous venons d'exposer. On retrouvait notamment la dilatation du vaisseau au-dessus de la lésion, telle que nous l'avons décrite. A l'écran, l'aorte était animée de battements extrêmement amples.

l'examen radioscopique était également incapable de donner une image exacte d'un cœur ainsi transformé. On notait seulement en position frontale (fig. 133) un développement très marqué de l'ombre cardiaque à droite et à gauche de l'axe médian. En oblique postérieure gauche à 50° (fig. 134) on constatait en P et P′ deux centres de battements superposés donnant l'impression de deux pointes du cœur. En réalité, c'était la pointe du ventricule gauche qui battait en P et le bord inférieur du ventricule droit en P′. Ces simples indications pourront être utilisées par d'autres observateurs, s'il se présente à eux des cas analogues.

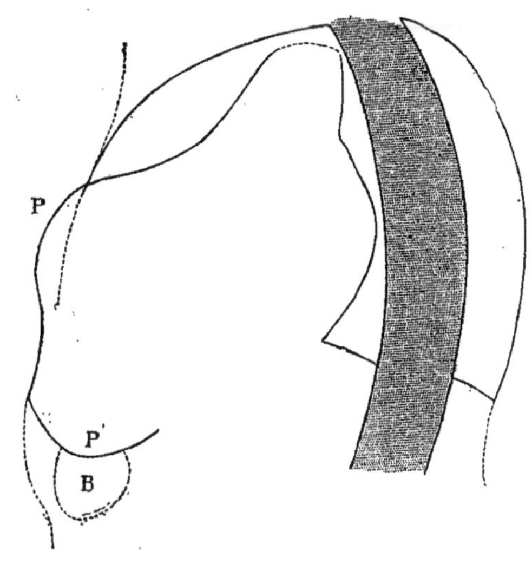

Fig. 134. — Ectopie cardiaque vue en position oblique postérieure gauche à 50 degrés. P, pointe du ventricule gauche ; P′, pointe du ventricule droit ; B, bulle d'air gastrique.

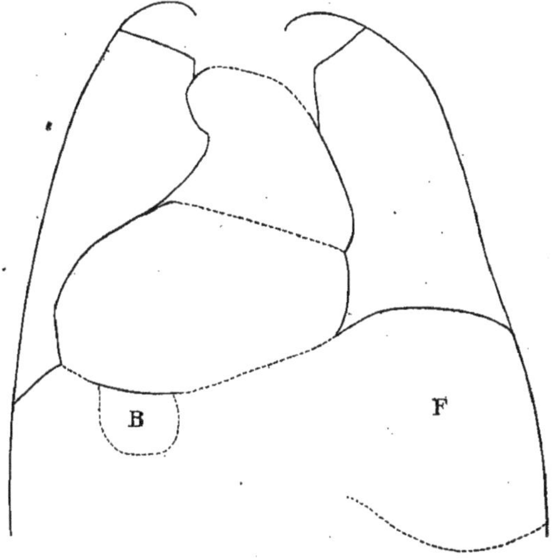

Fig. 135. — Inversion des viscères. B, bulle gastrique ; F, foie.

Dans le deuxième cas, c'était d'une dexiocardie avec inversion totale des viscères qu'il s'agissait. Ici la radioscopie nous a permis de confirmer la réalité du déplacement du cœur. Elle nous a montré, de plus, que cette dexiocardie n'était pas due simplement à une torsion de l'organe sur les vaisseaux de la base, ni à une insertion vicieuse du cœur provoquée par des adhérences anciennes, en un mot qu'il ne s'agissait pas de dexiocardie acquise. Au contraire, tous les rapports du cœur inversé avec les organes de voisinage étaient restés normaux, *mutatis mutandis*. Enfin, la radioscopie mettait également en évidence l'inversion des autres viscères, laquelle, ce qui est de règle, accompagne la dexiocardie congénitale.

La figure 135 qui concerne le malade porteur de cette anomalie, est prise en position frontale ou directe antérieure, ; elle donne l'impression d'un orthodiagramme relevé en position dorsale. La pointe du cœur est à droite du sujet, l'aorte ascendante à gauche, la crosse se dirige de gauche à droite, l'estomac est à droite, le foie est à gauche. Le sujet qui présente ces malformations, âgé de 62 ans, a pu mener jusqu'à présent une existence normale : mais il est atteint actuellement d'une affection cardio-aortique, comme en témoignent les dimensions exagérées du cœur et de l'aorte.

Nous n'avons rien à dire au sujet des autres affections congénitales dont le diagnostic, souvent si difficile, aurait besoin d'être grandement aidé par l'examen radioscopique. Nous n'avons pas constaté d'autres faits que ceux que nous venons de signaler. Nous aurions été heureux de contrôler ce qu'ont dit Grœdel (1), Anheim, Hoffmann (2), sur l'aspect du cœur et de ses différentes parties en cas de *persistance du trou de Botal.* Ces auteurs ont avancé, à ce sujet, que le cœur conservait ses dimensions normales, mais qu'il existait un agrandissement de l'arc moyen correspondant au territoire de l'artère pulmonaire, de l'auricule et de l'oreillette gauches.

1. — Th. et Fr. Grœdel. — *Sur la forme de la silhouette du cœur dans les affections cardiaques congénitales.* (Deutsches Arch. f. Klin. Mediz. B CIII, 13 juillet 1911.)

2. — Hoffmann. *L'examen fonctionnel du cœur, 1911.*

L'agrandissement de la partie supérieure de cet arc moyen n'indiquerait simplement qu'une dilatation de l'artère pulmonaire, tandis que l'agrandissement de la partie supérieure de cet arc moyen et de sa partie inférieure qui correspond à l'oreillette gauche plaiderait, comme l'a fait remarquer Hoffmann, en faveur de la persistance du trou de Botal. Nous n'avons pas eu l'occasion de vérifier ce fait.

Quant à la *persistance du canal artériel,* elle n'a pas donné lieu jusqu'ici à des constatations radiologiques concluantes. Dans un cas où nous l'avons soupçonnée, il y avait, en dehors des signes d'auscultation habituels, une dilatation portant à la fois sur l'aorte et sur l'artère pulmonaire. Ces données ne sauraient d'ailleurs être fournies qu'à titre d'indication, de même que le fait, signalé par de La Camp, et consistant dans une violence toute particulière des battements de l'artère pulmonaire.

*
* *

L'étude que nous venons de faire des données de la radiologie dans le diagnostic des légions congénitales du cœur montre l'importance des renseignements que celle-ci fournit dans des cas où la maladie, soupçonnée par l'ensemble des signes fonctionnels et physiques, ne saurait être cependant affirmée qu'avec certaines réserves.

Mais il y a plus.. A côté de ces faits, il en est d'autres où il est matériellement impossible de spécifier la nature d'une malformation cardiaque, dont l'existence est par ailleurs évidente. Tels ces faits de cyanose congénitale, progressivement croissante, accompagnée de dyspnée plus ou moins vive avec déformation des doigts, etc., dans lesquels on n'est pas capable d'établir, même approximativement, par la percussion ou à l'auscultation un schéma de la configuration du cœur et de la disposition des lésions dont il est le siège. Ce n'est pas que celles-ci puissent être considérables, et nous savons que tel rétrécissement très étendu de l'artère pulmonaire, telle large béance interventriculaire sont susceptibles de ne donner lieu à aucun signe d'auscultation. Or, dans certains de ces cas, la radiologie en apprend assez pour conduire à un diagnostic presque formel d'après le seul profil du cœur et de ses vaisseaux. En voici un exemple des plus concluants.

L'un de nous a rapporté récemment, avec M. le Dr Laubry, à la Société médicale des hôpitaux (1), l'observation d'une malade âgée de 27 ans qui était atteinte depuis sa naissance de cyanose progressive s'accompagnant de polyglo-

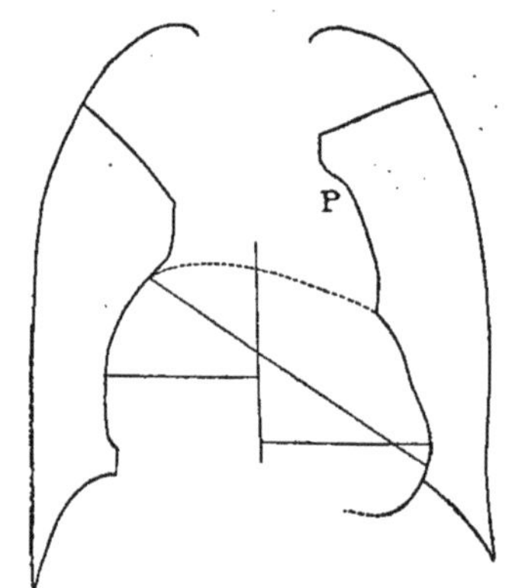

Fig. 136. — Mlle B... Cyanose congénitale.

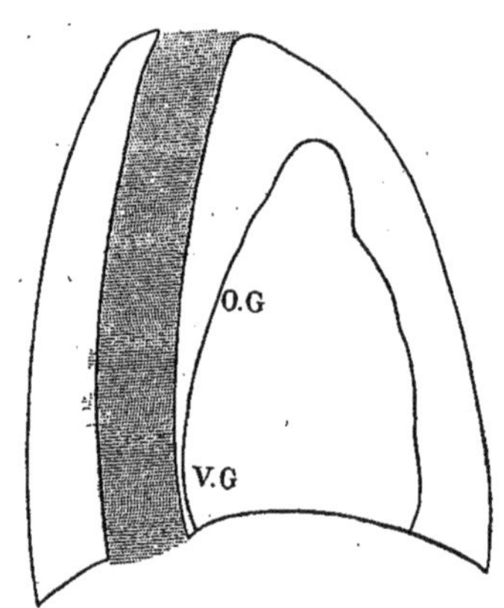

Fig. 137. — Même malade, en position oblique postérieure droite. Pas de saillie exagérée de l'oreillette gauche (O G).

bulie (7 millions de globules rouges). A l'auscultation, il n'y avait aucun bruit anormal, sauf un léger rythme de galop à droite et une dureté clangoreuse du deuxième bruit au foyer pulmonaire. En position frontale (fig. 136), l'orthodiagramme montrait un agrandissement considérable de l'aire de projection cardiaque avec un débord également très marqué du ventricule droit, dont les battements étaient très amples à droite du sternum. Le contour de ce ventricule se voyait au-dessous de la ligne diaphragmatique et la pointe du cœur était relevée.

1. — Laubry et Bordet. — *Un cas de cyanose congénitale. Signes périphériques marques, signes stéthoscopiques légers. Netteté de l'examen orthodiagraphique* (Soc. méd. des hôpitaux, 13 octobre 1911.)

En résumé, il y avait une grosse hypertrophie concentrique du ventricule droit. Le ventricule gauche était normal. Enfin, l'arc moyen gauche témoignait d'une forte augmentation dans sa portion supérieure, ce qui indiquait une dilatation de l'artère pulmonaire.

En position oblique postérieure droite (fig. 137), l'oreillette gauche apparaissait comme à l'état normal, tandis qu'en position oblique postérieure gauche (fig. 138) les contours de l'oreillette droite et du ventricule droit faisaient une saillie exagérée. L'ensemble de ces signes permettait de conclure à l'existence d'un rétrécissement pulmonaire siégeant peut être au niveau des valvules, mais sûrement aussi atteignant une notable portion de l'artère susjacente.

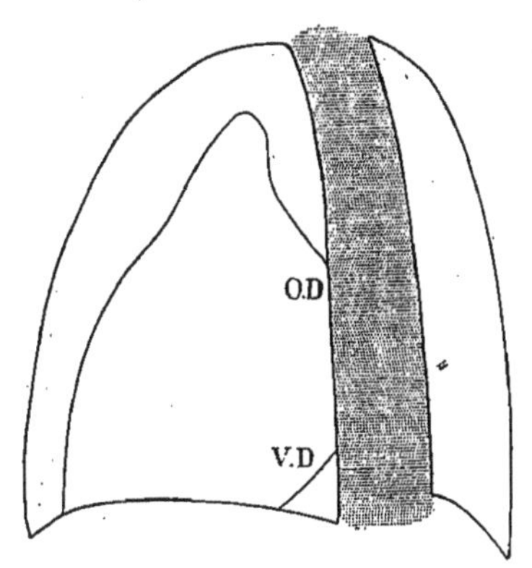

Fig. 138. — Même malade, en position oblique postérieure gauche. Saillie exagérée de l'oreillette droite et du ventricule droit.

Comme on le voit, la radiologie, ici, ne bornait plus son aide à un rôle accessoire, mais prenait le pas sur les autres procédés d'examen, puisqu'elle résolvait un problème resté insoluble pour la clinique.

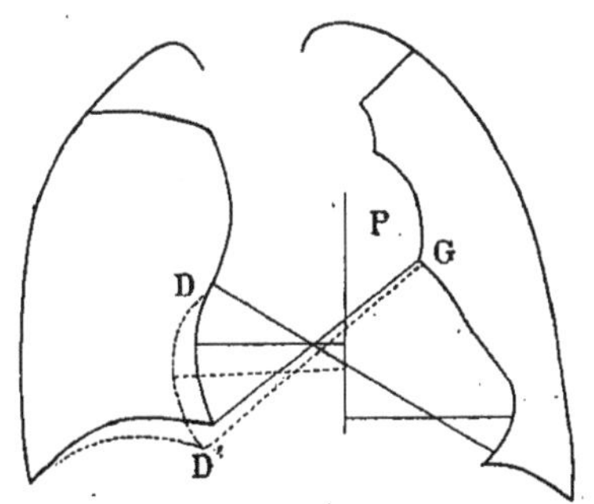

Fig 139. — Mlle C... Rétrécissement pulmonaire avec communication interventriculaire. En pointillé le contour du cœur droit après un effort.

* * *

Nous avons dit, au début de ce chapitre, que la radioscopie appliquée à l'étude des lésions congénitales du cœur permettait non seulement de parfaire un diagnostic resté en suspens ou par ailleurs impossible, mais que de plus elle nous rendait le service de préjuger de l'évolution de la lésion par la nature même des constatations qu'elle pouvait faire soit après un simple examen, soit après des examens pratiqués en séries.

Rappelons à ce sujet, l'histoire de Mlle C... (voir observation n° 2), atteinte de rétrécissement de l'artère pulmonaire avec communication interventriculaire (fig. 118, 119, 120). Chez cette malade, l'examen des tracés orthodiagraphiques (fig. 139) pris avant et après un effort physique consistant à marcher vite, à se baisser et à se relever plusieurs fois de suite, montrait une variation très nette de deux diamètres du cœur. Tandis qu'avant et après l'effort, le diamètre longitudinal ne variait pas, on constatait que le diamètre horizontal passait de 11 cm. 4 à 11 cm. 8, pendant que le diamètre D'G s'élevait de 10 cm. 5 à 11 cm. 2. Cette différence ne pouvait s'expliquer que par l'accroisssement de l'arc inférieur droit du cœur, accroissement lui-même en rapport avec la dilatation du ventricule droit. La radioscopie nous permettait donc de saisir à son début les premiers signes d'une défaillance cardiaque qui devait se confirmer par la suite.

CHAPITRE IX

Aortites

Il n'est rien de plus fréquent que de constater, à l'autopsie de sujets ayant succombé à la suite d'affections les plus diverses, des lésions de l'aorte qui n'ont pas été soupçonnées de leur vivant. Nous ne parlons pas ici de ces grandes dilatations ou de ces anévrismes dont la découverte ne constitue pas, à vrai dire, une trouvaille d'autopsie, à moins qu'il y ait eu erreur dans le diagnostic, mais de ces « états moyens » caractérisés par une augmentation modérée du calibre du vaisseau dans sa continuité, avec plaques gélatiniformes et dégénérescence athéromateuse. Ces altérations, qui répondent au type de l'aortite subaiguë, sont difficiles à déceler, du moins par les moyens habituels d'investigation. S'il arrive, en effet, que les symptômes cliniques rendent vraisemblable l'existence d'une pareille aortite, l'auscultation et la percussion sont le plus souvent incapables d'en affirmer la réalité. Par contre, dans les mêmes circonstances, la radiologie est, comme nous allons le voir, susceptible de donner des indications extrêmement précieuses.

I. — L'Aorte à l'état normal

L'examen radioscopique de l'aorte doit se pratiquer dans deux positions : 1° la position frontale, dans laquelle l'écran se trouve en contact avec la paroi sterno-costale du sujet ; 2° la position oblique, le sujet étant debout, de profil, de trois quarts, etc., derrière un écran fixe, parallèle au plan dans lequel se meut l'ampoule.

1. — Position frontale. — L'examen peut se faire de deux manières : ou bien le patient est debout et se trouve immobilisé par des sangles, ou bien il est couché sur une toile tendue horizontalement. Il importe, en tout cas, de spécifier le procédé adopté, les contours de l'aorte subissant quelques variations suivant la position du corps.

En position frontale, l'image obtenue (voy. fig. 140) montre de bas en haut : tout d'abord en D'D, la saillie de l'ombre de l'oreillette droite qui déborde les ombres superposées du sternum et de la colonne vertébrale, puis, au-dessus de D, une ligne sinueuse, rentrant en dedans jusqu'en Ca et sensiblement rectiligne de Ca à A. Dans le premier trajet, cette ligne limite la veine cave supérieure ; dans le second, elle borde le contour de l'aorte ascendante. Ce contour dépasse rarement l'ombre sternale, chez les sujets jeunes ; mais, à partir de l'âge adulte, il peut la déborder légèrement sans que cela implique un état pathologique.

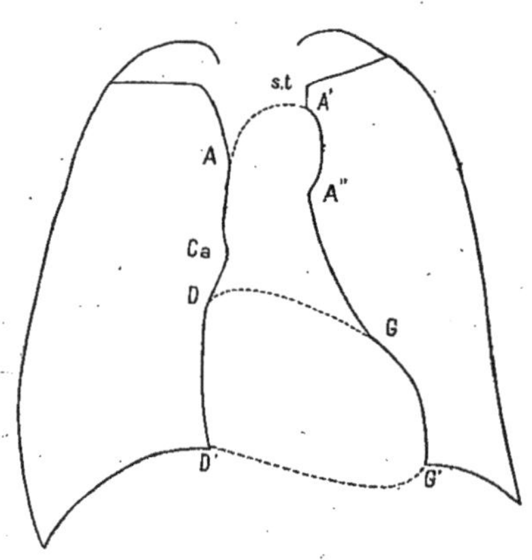

Fig. 140. — Contour de l'aorte et du cœur en position frontale.

Passons maintenant au côté gauche du sujet (côté droit de la figure 140) : de G' en G, on a la projection du bord gauche du cœur ; de G en A", une saillie qui coiffe l'ombre du ventricule correspondant : elle est constituée par l'image de l'auricule gauche et de l'artère pulmonaire. De A" en A' est dessinée, sur la figure, une ombre hémicerclée qui nous intéresse tout particulièrement, car elle représente la projection de la portion descendante supérieure de la crosse. Dans cette ligne courbe, deux choses sont à considérer : tout d'abord, l'importance de son développement, qui est naturellement d'autant plus accusé que la crosse aortique occupe plus de place, et, ensuite, la distance qui sépare son point d'origine de l'articulation sterno-claviculaire (st).

L'hémicercle aortique est net chez les adultes, plus marqué encore chez les vieillards ; mais, chez les enfants et chez les jeunes sujets, il peut faire défaut. Dans les cas où il y a une altération volumétrique du vaisseau il présente un accroissement plus ou moins considérable. Aussi sa connaissance doit-elle être un des éléments essentiels du signalement de l'aorte. Nous y reviendrons tout à l'heure.

La distance qui sépare le point A', origine de l'hémicercle aortique, de l'articulation sterno-claviculaire (st), est variable également, suivant l'âge des sujets et le développement plus ou moins considérable de la crosse de l'aorte. Chez les adultes normaux, le trait qui limite le bord gauche du sternum, depuis la clavicule jusqu'à ce point A', est environ de 2 à 3 centimètres. Sa longueur diminue chez le vieillard, et le point A' peut se trouver au voisinage de l'articulation sterno-claviculaire, surtout chez les sujets à thorax court. Jamais cependant, à moins qu'il n'y ait ectasie de la crosse, le point supérieur de l'hémicercle aortique ne surpasse de beaucoup le trait qui limite l'ombre de la clavicule gauche.

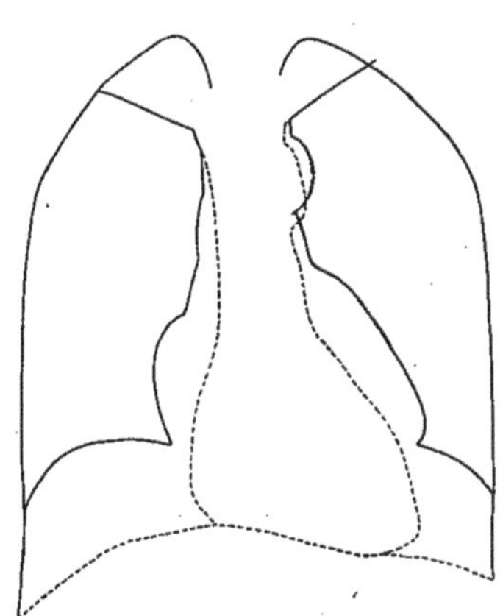

Fig. 141. — En traits pleins, projection en position couchée ; en pointillés, position debout.

La figure précédente, dont nous venons d'analyser les éléments, se modifie forcément un peu suivant la position du sujet et la succession des actes respiratoires.

Si le sujet est debout, le sac péricardique et son contenu, attirant les vaisseaux de la base, leur font subir une certaine élongation. L'image de l'aorte est alors amincie et allongée. Dans le décubitus dorsal, au contraire, le cœur étant refoulé vers le haut, la crosse aortique s'étale davantage (fig. 141).

La respiration provoque des modifications de même ordre. La crosse s'abaisse, s'allonge, et semble se rétrécir dans l'inspiration ; dans l'expiration, elle remonte, s'étale, et son diamètre transversal s'exagère. Ces modifications, qui sont d'ordinaire purement physiologiques, pourraient, si on ne les connaissait pas, conduire à des interprétations erronées. Aussi importe-t-il de ne comparer entre eux que des tracés recueillis dans des positions identiques et dans l'état de respiration superficielle.

2.— Positions obliques.— Les examens en position oblique ne sont pratiqués commodément que dans la station verticale, le sujet se tenant debout derrière un écran fixe, parallèle au plan dans lequel se meut l'ampoule. En donnant au corps l'obliquité désirable, on peut dissocier les ombres vasculaires de l'ombre de la colonne vertébrale.

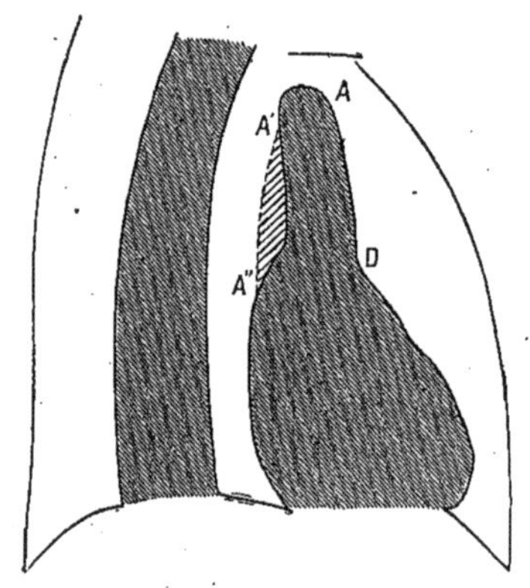

Fig. 142. — Position oblique antérieure droite à 45 degrés.

La *position oblique antérieure droite* est la plus favorable à l'examen de la portion ascendante de l'aorte, celle qui nous intéresse plus particulièrement. Elle s'obtient en maintenant l'épaule droite du sujet au contact de l'écran, l'axe bi-scapulaire formant avec le plan de l'écran un angle dont le degré varie.

Entre 40 et 45°, on a l'image ci-dessus (fig. 142). On y remarque, au-dessus de l'ombre du cœur, une autre ombre allongée, étroite, en forme de doigt, à contours bien parallèles, et qui s'élève à peu près dans la même direction que la colonne vertébrale jusqu'au voisinage de la clavicule. Son bord AD se profile sur la plage claire du poumon gauche. C'est la portion ascendante de la crosse de l'aorte. Entre elle et la colonne vertébrale se trouve une bande claire d'inégale largeur qui descend jusqu'au niveau de la coupole diaphragmatique ; elle est connue sous le nom d'espace clair rétro-cardiaque. Entre le bord net de l'aorte ascendante et la colonne vertébrale, c'est-à-dire dans l'espace clair rétro-cardiaque, on distingue une ombre moins sombre A'A'', qui prend naissance vers la partie supérieure du contour aortique et descend en s'élargissant vers l'ombre auriculaire : cette ombre est due à la projection de la portion descendante de la crosse, projection plus pâle que la première, parce que le vaisseau se trouve sur

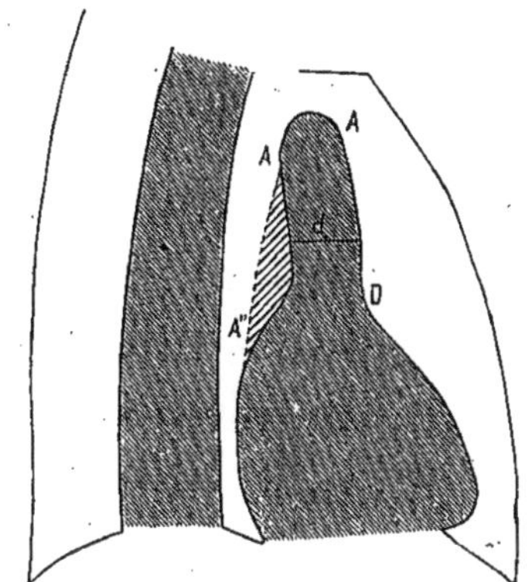

Fig. 143. — Position oblique antérieure droite à 50 degrés.

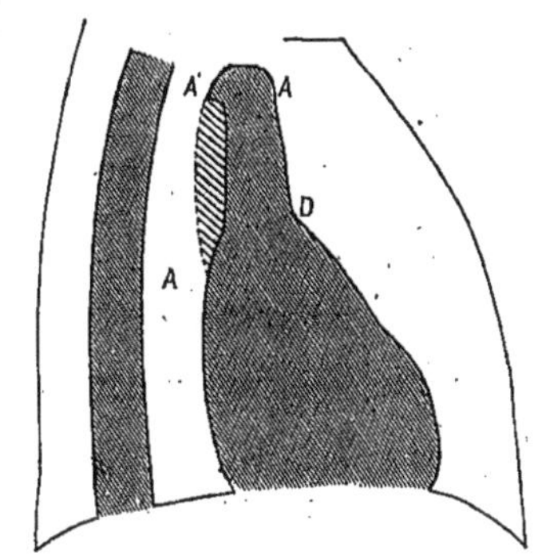

Fig. 144. — Position oblique antérieure droite à 60 degrés.

la gauche du sujet et, par conséquent, sur un plan plus distant de l'écran.

Une obliquité plus grande, de 50°, par exemple, accentue l'ombre de l'aorte descendante, qui prend naissance en un point plus élevé (fig. 143).

L'image obtenue avec une obliquité de 60° est des plus instructives (fig. 144). L'ombre grise de l'aorte descendante occupe une place plus importante encore que précédemment dans l'espace rétro-cardiaque. Son profil est fortement convexe, et il se détache nettement de l'ombre à bords rectilignes de l'aorte ascendante. Ici, le sommet de la crosse présente un aspect nouveau ; il semble s'élargir pour former un bec qui se dirige vers la colonne vertébrale en donnant une ombre noire: c'est la projection en raccourci de la portion horizontale de la crosse.

L'ombre aortique en position oblique est intéressante entre toutes à bien examiner ; est-elle uniformément agrandie et élargie en forme de massue, on en déduira l'existence d'une dilatation fusiforme du vaisseau ; offre-t-elle en un point un sac surajouté, mais dépendant de l'aorte, on en conclura à la présence d'un sac anévrismatique ; est-elle seulement plus sinueuse, avec des contours plus sombres qu'à l'ordinaire, on pensera qu'une pareille altération de l'image ne peut être due qu'à des modifications profondes dans la disposition et la structure anatomique du vaisseau.

L'examen dans les autres positions obliques ne donne pas de renseignements comparables aux précédents. Cependant, en position latérale gauche, on a, lorsque le sujet est maigre, un assez bon aperçu des parties initiale et terminale du vaisseau.

3. — Nature des renseignements obtenus. — L'exploration pratiquée de la façon que nous venons d'exposer permet de relever sur un tracé, la projection orthodiagraphique de l'image du vaisseau ; en en mesurant les divers éléments, on a des renseignements d'ordre *quantitatif* ou mieux *volumétrique*.

De son côté, l'inspection à l'écran aura, chemin faisant, permis de noter la flexuosité plus ou moins grande du vaisseau, l'amplitude de ses battements, la transparence ou l'opacité de ses parois, toutes indications qui sont pour ainsi dire d'ordre *qualitatif*.

C'est de la réunion de ces deux séries de renseignements, que l'on déduira *l'état signalétique de l'aorte*.

A. *Analyse volumétrique. — Procédé des trois dimensions.* — Pour avoir une idée aussi exacte que possible des dimensions de l'aorte thoracique, il faut pratiquer sur chacun des deux orthodiagrammes recueillis, l'un en position frontale, l'autre en position oblique antérieure droite, des mensurations en des régions déterminées devant servir de repères fixes.

Le tracé oblique antérieur droit (fig. 143) donne l'image de l'aorte ascendante en position debout. Un trait horizontal, mené de l'une à l'autre des lignes parallèles qui limitent l'artère dans sa partie moyenne, nous donnera la mesure de leur écartement (ligne *d*). Nous aurons établi ainsi le diamètre

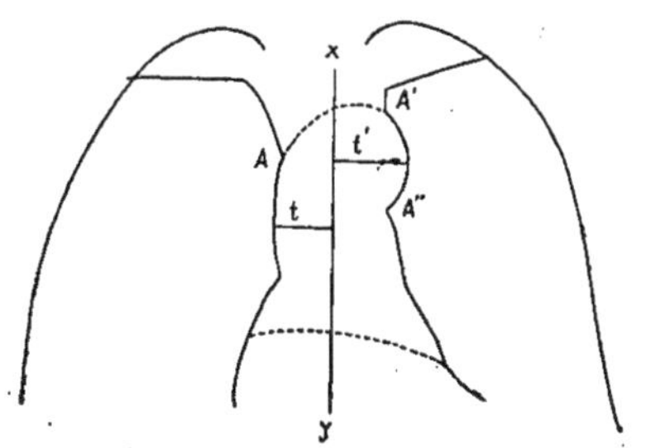

Fig. 145. — Les lignes *t* et *t'* figurent les deux demi-diamètres transversaux.

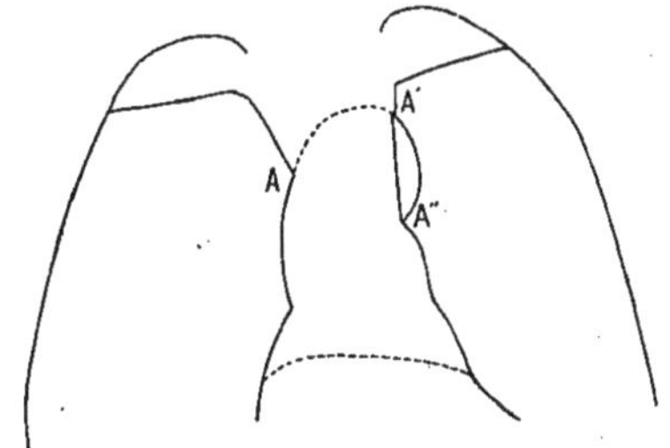

Fig. 146. — La ligne A' A'' est la corde qui sous-tend l'hémicercle aortique gauche.

du vaisseau dans son trajet ascendant. C'est le premier repère.

Sur le tracé recueilli en position frontale, nous relèverons deux autres repères : le premier répond au diamètre transversal de la crosse, le deuxième à la corde qui sous-tend l'hémicercle aortique gauche.

Le diamètre transversal de la crosse est représenté par la distance maxima qui sépare les contours de l'ombre aortique à droite et à gauche du sternum. Les deux points les plus saillants, ne se trouvant pas à la même hauteur, ne peuvent être réunis par une ligne horizontale. On prend alors deux demi-diamètres aboutissant à la ligne médio-sternale et figurés par les lignes *t* et *t'* (fig. 145) : leur addition donne la mesure du diamètre transversal.

Il est nécessaire de pratiquer cet examen dans la position couchée, où la crosse s'étale davantage. Il est presque de règle alors de la voir, chez l'adulte et chez le vieillard, déborder légèrement l'ombre du sternum à droite ; elle est également apparente à gauche chez les mêmes sujets. Mais, chez les enfants, ou les adolescents de 15 à 20 ans, elle peut ne donner aucune ombre appréciable.

La mesure de la corde, qui sous-tend l'hémicercle aortique gauche donne, dans la pratique, d'importantes indications (ligne A′ A″ fig. 146). Cette corde a, comme limites : en haut, le point où la ligne convexe qui limite la crosse sort de l'ombre médiastine et commence à se profiler sur le champ pulmonaire gauche ; en bas, le point d'intersection de l'hémicercle avec le contour de l'artère pulmonaire (point A″).

Anatomiquement, cette mesure n'est pas à l'abri de toute critique, et, d'ailleurs, elle ne correspond qu'à une partie de l'aorte descendante ; mais, pratiquement, elle présente, suivant l'âge des sujets, une constance remarquable. Il est bien entendu que, pour l'interpréter, il faudra avoir soin que les variations ne soient imputables à aucune cause extrinsèque, par exemple, à un refoulement vers la gauche des organes médiastinaux, provoqué par une tumeur, un épanchement ou des adhérences.

Signalons enfin ce fait que la corde de l'hémicercle aortique gauche a une longueur variable suivant la position du sujet. D'une façon générale, et surtout jusqu'aux environs de quarante ans, elle est plus longue de 3 à 5 millimètres sur les sujets examinés debout que sur les sujets observés couchés.

En résumé, l'analyse volumétrique de l'aorte repose sur l'évaluation des trois repères que nous venons d'étudier ; aussi donnons-nous à ce procédé d'examen le nom de *procédé des trois dimensions*.

Nous avons relevé chez un grand nombre de sujets sains

les chiffres correspondant à ces trois dimensions et nous les présentons dans le tableau suivant :

TABLEAU DES TROIS DIMENSIONS RELEVÉES CHEZ DES SUJETS NORMAUX (Hommes)

AGES	DIAMÈTRE transversal dans le décubitus dorsal	CORDE dans le décubitus dorsal	DIAMÈTRE de l'aorte ascendante position O.A.D. (debout)
	centimètres	centimètres	centimètres
De 16 à 20 ans	4 à 5	0 à 2,5	1,5 à 2
De 20 à 30 ans	5	2,5	2
De 30 à 40 ans	5 à 6	2,5 à 3	2 à 2,5
De 40 à 50 ans	5,5 à 7	2,5 à 3,5	2,5 à 2,8
De 50 à 60 ans	6 à 7,5	3 à 3,7	2,5 à 3
Au delà de 60 ans...	6 à 8,5	3 à 4	3

Chez les femmes, ces chiffres sont généralement un peu plus faibles.

Il n'y a guère à tenir compte des conditions accessoires, comme la taille et le poids du sujet, qui ne donnent que des différences peu appréciables ; toutefois, un homme bien musclé et entraîné depuis longtemps aux exercices physiques, présentera habituellement les dimensions-limites indiquées dans le tableau.

Ces réserves étant faites, il est bien évident que l'âge du sujet est le facteur le plus important des variations de ces mesures ; c'est la conclusion à laquelle est arrivé récemment un auteur japonais, Iwakichi Kam (1). Cet auteur a examiné systématiquement le calibre des grosses artères du corps, sur le cadavre, et a montré que la circonférence de l'aorte augmentait progressivement depuis la naissance jusqu'à l'âge le plus avancé, son calibre étant plus élevé à âge égal chez l'homme que chez la femme.

Les chiffres que nous venons de rapporter, tout en n'étant que relatifs, n'en constituent pas moins un guide pratique

1. — Iwakichi Kam. *Wirchow's Archiv. für pathol. Anat.*, Bd. CCI, 1910.

pour l'appréciation du volume de l'aorte. Si leurs rapports ne peuvent pas s'exprimer par des constantes mathématiques, cependant l'observation nous a montré qu'en les analysant soigneusement, on était en mesure d'en tirer des déductions importantes pour le diagnostic de l'existence et de la variété des dilatations aortiques, si petites fussent-elles.

En général, une augmentation d'une des dimensions entraîne celle des deux autres.

Si les trois dimensions sont augmentées dans les mêmes proportions, on en déduit qu'on a affaire à une aorte également élargie dans toutes ses parties.

Si le diamètre transversal est très grand, alors que le diamètre de l'aorte ascendante dépasse peu les dimensions normales et que la corde est peu développée, on en conclut que l'aorte est modérément dilatée, peu élevée, et qu'elle s'étale largement sous le plastron costal, la crosse décrivant une courbe à grand rayon.

D'autre part, une augmentation de la longueur de la corde plus considérable que celle des deux autres dimensions sans surélévation du sommet de la crosse indique, en dehors des cas où une poche anévrismale peut être facilement reconnue, un élargissement de l'aorte se poursuivant très bas et fait admettre l'existence d'une aortite thoracique.

Enfin, dans les cas où la corde a très nettement un chiffre supérieur à la normale, les deux autres dimensions restant faibles, on en déduit que l'aorte présente seulement un allongement de sa courbure avec élévation du sommet de la crosse.

B. *Analyse qualitative.* — La radioscopie nous fournit encore un certain nombre de renseignements sur l'état des parois artérielles, sur la qualité du vaisseau, renseignements qui sont basés sur l'étude des *battements aortiques*, sur la *teinte de l'ombre* projetée, sur l'*aspect de son contour*, sur la *hauteur de la crosse.*

a) *Battements aortiques.* — En général, les battements de l'aorte sont nets et d'expansion modérée. Ils sont perceptibles au niveau de l'hémicercle aortique gauche et le long du bord droit de l'aorte ascendante, lorsque le vaisseau déborde le sternum à droite. Ces battements s'observent sous la forme de petites pulsations ou d'ondes localisées au niveau de la paroi, ou bien sous la forme d'oscillations plus étendues, déplaçant rythmiquement la crosse tout entière à chaque systole. Ce dernier phénomène se constate surtout à partir de soixante ans, et ne se rencontre que lorsque l'élasticité des tuniques artérielles est diminuée. Chez les athéromateux ou au cours des aortites avec épaississement des parois, les battements deviennent difficilement perceptibles ou disparaissent. Dans d'autres cas, au contraire, les battements sont fortement augmentés d'amplitude et, surtout chez des sujets jeunes, il peut en être ainsi en dehors de toute lésion organique.

b) *Teinte de l'ombre aortique.* — La teinte de l'ombre projetée par l'aorte doit, pendant l'examen radioscopique, retenir un moment l'attention.

Elle est susceptible de présenter des variations en plus ou en moins, suivant l'état des parois artérielles. Sur un sujet normal, l'aspect des portions débordantes de l'ombre se modifie suivant l'âge du sujet. Chez l'adulte et chez l'adolescent, cette ombre est franchement grise, mais son contour est très lisible et se profile nettement sur la clarté des poumons. Son degré d'opacité est toujours moins accentué que celui de l'ombre du ventricule gauche.

Chez le vieillard, la teinte, plus sombre, se rapproche de celle de l'ombre cardiaque.

A l'état pathologique, ainsi que nous le verrons plus loin, la teinte de l'aorte peut être aussi sombre et même parfois plus sombre que celle du cœur. Tantôt l'opacité du vaisseau affecte la totalité de l'image de l'aorte ; tantôt elle apparaît sous forme d'îlots, de taches, de placards inégalement distribués sur sa surface. Ces taches répondent alors à des plaques calcaires. Par contre, dans certains cas, s'accompagnant habituellement de dilatation, on voit l'ombre devenir extrêmement pâle, comparativement à l'ombre cardiaque.

Enfin, il peut arriver que l'ombre aortique conserve sa teinte normale, quoique le vaisseau présente des signes évidents d'élargissement.

La teinte de l'ombre n'a donc pas de rapports directs avec le volume du vaisseau, ni, par conséquent, avec la masse sanguine qui s'y trouve. C'est l'état des parois, leur épaississement, et surtout la présence de plaques calcaires qui accentuent au maximum l'opacité de l'ombre, comme nous avons pu nous en rendre compte par l'examen de pièces anatomiques.

L'étude de la teinte se fait également en position oblique. Chez l'adulte, l'aorte ascendante et l'aorte descendante se confondent presque à l'état normal ; il est quelquefois impossible de les dissocier. A l'âge de quarante ans, et surtout au delà de soixante ans, la portion ascendante est beaucoup plus sombre et tranche sur l'ombre plus claire de la portion descendante. Cette opposition de teintes est encore plus marquée lorsqu'on se trouve en présence d'une artère athéromateuse.

c) *Contours.* — Les contours de l'image de l'aorte sont intéressants à suivre en position frontale et en oblique. Les portions qui débordent l'ombre médiane ont, en position frontale, un contour curviligne sans aucun accident ; la saillie gauche est limitée par un arc de cercle régulier. A l'état pathologique, ces contours, indépendamment de leur accroissement, montrent dans certains cas des coudures brusques ou des sinuosités appréciables.

Nous avons vu qu'en position oblique antérieure droite, les lignes qui limitent l'image de l'aorte ascendante étaient parallèles et le plus souvent rectilignes. A l'état pathologique, celles-ci peuvent présenter des courbures inégales qui décrivent des sinuosités parfaitement caractérisées. Le sommet de la crosse accuse quelquefois un certain degré de renflement.

Enfin, lorsque l'aorte thoracique est dilatée ou simplement sinueuse, sa portion descendante est limitée, en position oblique, par une courbe plus ou moins irrégulière et plus ou moins voisine de l'ombre vertébrale.

d) *Hauteur de la crosse.* — Nous avons indiqué plus haut comment on appréciait, en position frontale, la hauteur de la crosse et ses variations à l'état normal. Cette hauteur s'exagère au cours de certaines formes d'aortite. On contrôlera ce renseignement par l'examen en position oblique, en notant le siège de l'aorte transverse par rapport à la clavicule, le sujet demeurant debout, les bras pendants.

Pour nous résumer, nous dirons que l'*état signalétique* de l'aorte, donné par l'examen radiologique, est représenté par deux séries d'analyses poursuivies parallèlement :

1° L'analyse volumétrique ou quantitative, reposant sur le procédé des trois dimensions :

Le diamètre transversal de la crosse ;

La corde de l'hémicercle aortique gauche ;

Le diamètre de l'aorte ascendante.

Cette analyse nous donne les dimensions réelles de l'ombre aortique.

2° L'analyse qualitative, qui fournit des renseignements importants sur la densité des parois artérielles, leur plus ou moins grande élasticité, sur l'allongement, l'étalement de la crosse, la rectitude ou la flexuosité de ses bords.

Ce sont ces données que nous allons appliquer à l'étude de l'aorte pathologique.

II. — L'Aorte à l'état pathologique

L'observation clinique nous place devant deux ordres de faits très dissemblables, mais dans chacun desquels le secours de l'examen radioscopique et orthodiagraphique est également précieux.

La première catégorie de cas concerne des sujets qui, se plaignant ou non de troubles subjectifs qu'il est légitime de rattacher à une lésion de l'aorte, en sont effectivement atteints, comme en témoigne l'examen objectif.

La seconde comprend des malades qui accusent des troubles identiques et imputables logiquement à une affection analogue, laquelle, cependant, ne peut être confirmée par aucune des méthodes habituellement en usage.

Examinons successivement chacune de ces éventualités.

A. — *Cas où le diagnostic d'aortite est évident d'après l'examen objectif.* — Les troubles subjectifs qui mettent sur la voie d'une altération de l'aorte consistent d'ordinaire dans de la dyspnée d'effort, dans de l'oppression permanente ou paroxystique, sous la forme d'asthme ou d'œdème pulmonaire, et dans des douleurs qui revêtent fréquemment le type de l'angine de poitrine.

Les signes objectifs, qui permettent alors de rattacher ces troubles à leur véritable cause, sont fournis par la percussion et l'auscultation.

Les renseignements donnés par l'auscultation sont souvent aléatoires. Parfois ils sont tout à fait nuls ; d'autres fois ils se réduisent à la constatation d'un souffle systolique ou diastolique, ou d'un double souffle à la base du cœur ; mais cela signifie seulement que la lésion s'est propagée jusqu'aux valvules aortiques. Ces souffles peuvent manquer, alors même que le diagnostic d'aortite est, par ailleurs, évident ; ils peuvent exister sans que le vaisseau soit altéré au-delà des appareils valvulaires. Souvent les bruits pathologiques se réduisent à un état clangoreux ou à une accentuation du deuxième bruit aortique.

Les ressources de la palpation et de la percussion sout plus précieuses ; elles résultent de la constatation de trois signes qui peuvent exister concurremment ou isolément et qui sont : une surélévation de l'artère sous-clavière droite au-dessus de la clavicule, une saillie du dôme aortique dans la fourchette sternale, et un débord de la matité fournie par l'aorte, en dehors du bord droit du sternum, au niveau des premiers espaces intercostaux. La figure qui résulte de cette dernière anomalie représente assez exactement le cimier d'un casque, d'où le nom de matité en casque qui lui été donné par Potain.

Lorsque ce signe existe, et surtout lorsqu'il s'accompagne des deux autres anomalies précédemment signalées, on est en droit d'affirmer la présence d'une dilatation notable de la crosse de l'aorte. Mais, s'il fait défaut, on n'est pas pour

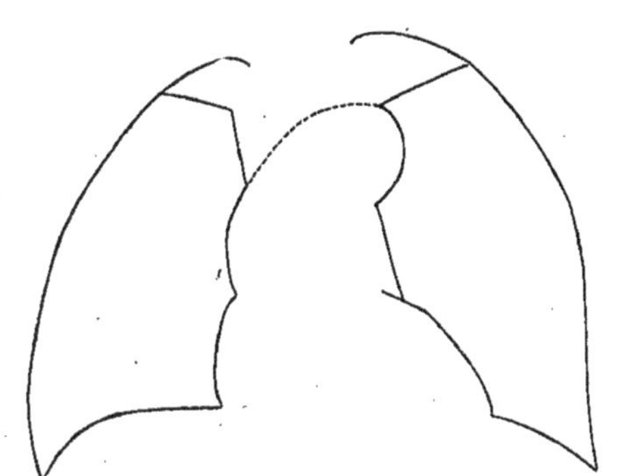

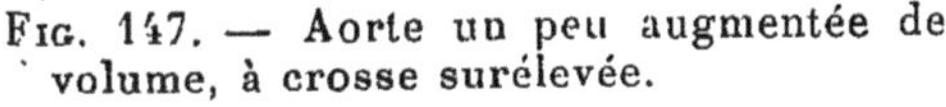

Fig. 147. — Aorte un peu augmentée de volume, à crosse surélevée.

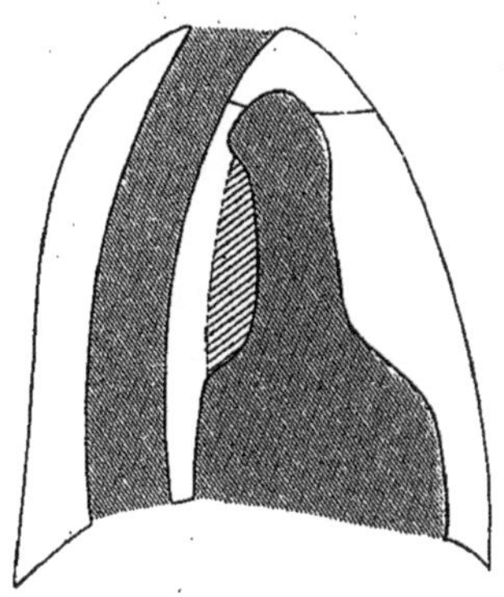

Fig. 148. — Même malade en OAD à 50 degrés.

cela autorisé à en conclure qu'il n'y a aucune lésion du vaisseau, puisque celui-ci peut être altéré sur une autre partie de son parcours, ce qui n'en donne pas moins lieu à des symptômes subjectifs de même ordre.

Nous reviendrons plus loin sur cette catégorie de faits.

Dans les cas où le diagnostic d'aortite avec dilatation de la crosse s'impose de par la réunion des troubles accusés par le malade et des signes fournis par l'examen direct, dans la maladie de Hogdson, par exemple, il semblerait que le secours de la radioscopie fût superflu. Il n'en est rien, car ce mode d'investigation nous permet : 1° de contrôler les résultats de la palpation et de la percussion, et de les compléter, ce qui est un avantage appréciable ; 2° de préciser, grâce à des examens pratiqués à diverses périodes, le mode d'évolution de la lésion.

L'orthodiagraphie nous a rendu le service inappréciable de nous rassurer sur la valeur de la percussion : cette assertion, légitime, on le sait, pour ce qui a trait à la percussion du cœur, l'est également pour celle de l'aorte. Dans tous les cas où elle nous a montré qu'il existait une dilatation du vaisseau à son origine, l'orthodiagraphie est venue confirmer le bien fondé de cette constatation. Nous n'en citerons qu'un exemple :

Un homme de quarante ans se plaint de troubles subjectifs susceptibles de rendre plausible le diagnostic de maladie de Hogdson.

L'examen objectif dénote une surélévation de la crosse aortique au-dessus de la fourchette sternale, et de la sous-clavière au-dessus de la clavicule. La percussion de l'aorte montre l'existence d'une matité en forme de casque.

L'examen orthodiagraphique donne les images ci-contre (fig. 147 et 148) et le signalement de l'aorte s'exprime de la façon suivante :

Analyse volumétrique : — procédé des trois dimensions :

Diamètre transversal = 8 centimètres.
Corde = 4 centimè res.
Diamètre de l'aorte ascendante = 3 centimètres.

Analyse qualitative :

a) Battements très faibles.
b) Teinte sombre ; l'aorte ascendante se voit très distinctement.
c) Contours flexueux, coudes brusques (en position frontale).
d) Sommet de la crosse surélevé.

Conclusion : Aorte un peu augmentée de volume, crosse surélevée, à parois épaisses.

Comme on le voit, les renseignements fournis par la radiologie confirment les données de la percussion. Ils permettent d'affirmer la réalité de la distension du vaisseau, mais ils ont aussi ce grand avantage d'en préciser la topographie, en même temps qu'ils nous font connaître, d'une manière très précise, les particularités qui devaient échapper aux méthodes d'investigation ordinaires : la diminution de l'élasticité des parois artérielles, leur flexuosité et leur épaississement.

S'il est parfois délicat, en clinique, d'affirmer l'existence d'une altération de l'aorte, il l'est encore plus de juger, à quelques mois de distance, de la façon dont elle aura évolué. L'interprétation des données fournies par nos procédés habituels d'investigation ne conduit, trop souvent, qu'à des résultats incertains. Celle des symptômes subjectifs n'est pas moins trompeuse. Combien de fois n'est-il pas arrivé qu'un retour particulièrement pénible d'accidents antérieurement constatés se soit manifesté au lendemain du jour où le malade s'était félicité d'une amélioration qui lui paraissait évidente ? Aussi le pronostic des aortites est-il resté un des chapitres les plus obscurs de leur histoire.

C'est en pareille circonstance que la radiologie nous a paru offrir les ressources les plus précieuses, en donnant des précisions là où il n'y avait qu'hésitation et incertitude. Nous en rapporterons deux cas très probants. Dans le premier, l'orthodiagraphie vint confirmer les présomptions de la clinique en montrant une rétrocession très nette des lésions aortiques, corroborée par une amélioration correspondante des symptômes subjectifs. Dans le second, au contraire, elle permit de constater une aggravation progressive des lésions de l'aorte, et par là de réformer un pronostic que les procédés habituels d'investigation clinique n'autorisaient pas à considérer comme défavorable.

Voici le premier. Un homme de cinquante-huit ans, que nous examinons le 6 mars 1910, souffre depuis quelques mois de dypsnée s'éxagérant au moindre effort. A plusieurs reprises, il lui est arrivé d'être pris, à l'occasion du coït, d'expectoration spumeuse et sanguinolente. On constate une augmentation notable de la pression artérielle, un accroissement marqué de la matité aortique en forme de casque avec débord de 2 centimètres environ sur le bord droit du sternum. La sous-clavière droite est perceptible au-dessus de la clavicule. Le cœur est hypertrophié ; sa pointe bat à la partie inférieure du sixième espace intercostal, au-dessous du mamelon.

En juin 1910, le malade fait uue cure à Royat, sous la direction du Dr Heitz. Il en revient en juillet, très amélioré. Les symptômes subjectifs se sont atténués et la percussion indique une rétrocession des signes précédemment constatés. La pointe du cœur a remonté, l'aire de matité cardiaque a diminué, et l'aorte déborde à peine le bord droit du sternum. L'impression est donc nettement favorable. Elle se change en certitude si l'on interroge les données de la radioscopie (fig. 149).

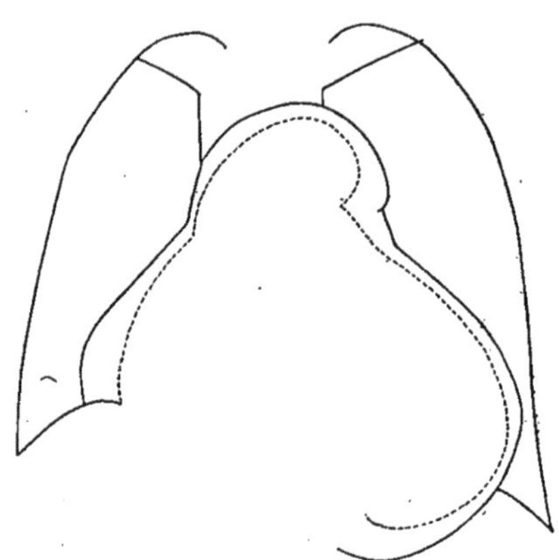

Fig. 149. — Cas d'amélioration : en traits pleins, premier tracé ; en pointillés, tracé pris après le traitement.

Un premier examen, pratiqué le 10 mai 1910, avait fourni les résultats suivants :

Aorte. *Analyse volumétrique* :

Diamètre transversal = 9,5.

Corde = 5,6.

Diamètre de l'aorte ascendante = 3,5.

Analyse qualitative :

a) Battements faibles.

b) Teinte un peu accentuée.

c) Contours parallèles.

d) Sommet de la crosse peu élevé, à un centimètre au-dessous de l'articulation sterno-claviculaire en position frontale.

Conclusion : Aorte régulièrement et notablement augmentée de volume et un peu épaissie.

Cœur fortement augmenté de volume.

Diamètre longitudinal = 20 centimètres.

Diamètre horizontal = 22,3.

Bord ventriculaire gauche très fortement bombé.

Pointe très arrondie. Le ventricule droit descend à 4 centimètres au-dessous du diaphragme.

En juillet 1910, après le traitement, le signalement radioscopique est le suivant :

Aorte. *Analyse volumétrique :*

Diamètre transversal = 7 cm 6.

Corde — 4,8.

Diamètre de l'aorte ascendante = 3 centimètres.

Sommet de la crosse moins élevé.

Cœur. Diamètre longitudinal = 19 centimètres.

Diamètre horizontal = 19,9.

Le ventricule droit a diminué de volume et ne descend plus qu'à 2 centimètre au-dessous du diaphragme.

L'amélioration est donc certaine, comme le prouvent les constatations concordantes de l'examen clinique et de la radiologie ; mais, étant donnée la précision de ces dernières, on ne peut pas dire qu'elles aient été superflues.

Voici, par opposition, un autre cas où l'aggravation des phénomènes a été mise nettement en évidence par la radioscopie, alors que les autres procédés d'investigation avaient été incapables de l'établir.

M. de B..., âgé de cinquante ans, souffre depuis quelques mois de dyspnée d'effort, d'oppression nocturne et de battements de cœur. L'examen objectif permet de reconnaître l'existence d'une double lésion aortique, avec dilatation du vaisseau à son origine, caractérisée par une matité en casque et une surélévation de la sous-clavière droite. Le malade est mis en traitement à ce moment. Ses crises d'oppression s'atténuent, et il peut reprendre le cours normal d'une existence très active. Un an après, les symptômes graves ne se sont pas reproduits ; les signes objectifs persistent, rien n'autorise à dire qu'ils se soient sensiblement accentués. C'est donc avec surprise que nous constatons, à l'examen orthodiagraphique, une modification des plus manifestes et des plus fâcheuses dans l'état du cœur et de l'aorte.

Les tracés de la figure 150 en font foi. Les dimensions de l'aorte et du cœur ont très sensiblement augmenté. La crosse aortique présente non seulement un diamètre transversal et une corde plus accentués, mais son sommet s'est fortement surélevé. Le diamètre longitudinal du cœur a passé de 18 cm. 4 à 19 cm. 7 et le diamètre horizontal de 17 cm. 5 à 19 cm. 5.

Un avenir très proche devait nous montrer que la radiologie avait eu raison contre la clinique, et que le pronostic était beaucoup plus sombre qu'on n'aurait pu le supposer. Quelques mois après, en effet, le sujet était pris d'accès d'aortite suraiguë avec distension du cœur et de l'aorte, et il succombait rapidement en pleine asystolie.

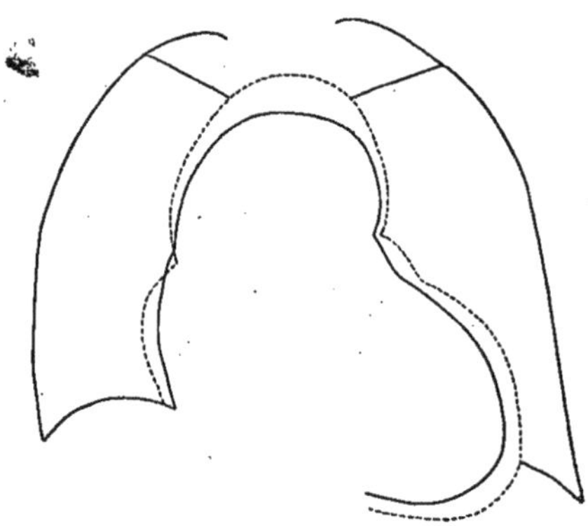

Fig 150. — Cas d'aggravation : en traits pleins, premier tracé ; en pointillés, deuxième tracé.

B. *Cas où les symptômes subjectifs de l'aortite ne s'accompagnent d'aucun signe objectif.* — Il arrive fréquemment que le diagnostic d'aortite doive être porté « au jugé », pour ainsi dire, malgré l'absence de signes objectifs précis et du fait de l'existence d'un certain nombre de troubles subjectifs suffisamment caractéristiques pour le légitimer. Les cas de cet ordre concernent aussi bien l'aortite à marche aiguë que l'aortite chronique. En voici des exemples :

Un sujet de quarante-huit ans rentre chez lui, au matin, après une nuit passée dans des fatigues de toutes sortes. Au moment de se coucher, il est pris subitement d'une douleur atroce à siège rétro-sternal, avec propagation dans le dos, entre les omoplates, et irradiation dans les épaules, surtout à gauche, et jusque dans les mâchoires. Le visage est pâle, anxieux, la respiration rapide, superficielle. La douleur dure plusieurs heures, s'accompagnant de la présence de quelques râles fins dans la poitrine, puis elle diminue progressivement pour reparaître transitoirement le lendemain, en laissant après elle une sensation d'extrême accablement.

L'ensemble de ces phénomènes ne permettait pas de faire un autre diagnostic que celui d'aortite aiguë avec angine de poitrine. Cependant l'examen objectif ne donnait aucune autre indication. La tension artérielle était normale. La per-

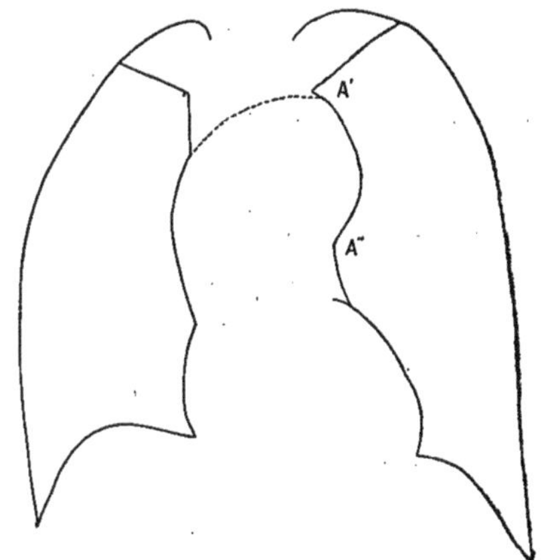

Fig. 151. — Aortite aiguë.

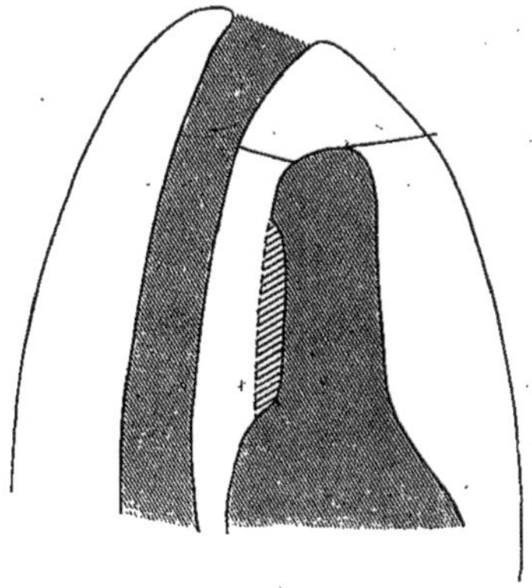

Fig. 152. — Même malade en OAD à 50 degrés.

cussion et l'auscultation ne fournissaient aucun renseignement intéressant.

L'exploration radioscopique (fig. 151 et 152) pratiquée quelques jours après, rendit indiscutable l'existence de lésions que l'on avait seulement soupçonnées.

Voici, d'ailleurs, le signalement détaillé de l'aorte :

Aorte. *Analyse volumétrique* :

Diamètre transversal = $9^{cm},8$.

Corde = 5 centimètres.

Aorte ascendante = 4 centimètres.

Analyse qualitative :

a) Battements imperceptibles.

b) Teinte assez sombre en oblique.

c) Contours parallèles.

d) Sommet de la crosse peu élevé.

Conclusion : aorte uniformément augmentée de volume, dans d'assez notables proportions; le sommet de la crosse n'est pas surélevé, mais le vaisseau paraît dilaté assez bas ; les parois sont épaissies.

Les cas de cet ordre sont loin d'être exceptionnels ; nous avons eu l'occasion d'en constater plusieurs autres absolument semblables où l'examen radioscopique permit de mettre en évidence des altérations qui, au cours d'une aortite aiguë, avaient complètement échappé aux procédés habituels d'investigation. La même discordance peut s'observer au cours de l'aortite chronique. En voici, entre autres, un exemple :

M. X..., âgé de cinquante-huit ans, souffre depuis six mois de crises typiques d'angine de poitrine. Elles apparaissent à coup sûr après les repas, si le malade presse un peu le pas. Elles débutent à l'épigastre, puis elles remontent derrière le sternum et finissent par encercler la poitrine en déterminant les irradiations douloureuses habituellement constatées. Depuis quelques mois, les crises sont devenues particulièrement pénibles.

Le diagnostic clinique qui s'imposait était celui d'angine de poitrine par aortite ou plutôt d'angine à forme gastralgique (*angina abdominis*) ; mais il faut ajouter aussi que ce diagnostic s'appuyait exclusivement sur les caractères si précis des symptômes subjectifs, car l'examen objectif, par la percussion et l'auscultation, ne décelait aucune modification appréciable de l'aorte.

Tout autre fut le résultat de l'exploration radiologique (fig. 153 et 154). Celle-ci nous montra qu'il existait une altération très prononcée du vaisseau, puisque son diamètre transversal mesurait 9^{cm},9, la corde étant de 5 centimètres ; le diamètre de l'aorte ascendante atteignait à peu près le double de la normale. On notait également une teinte *très pâle* du vaisseau. Le sommet de la crosse aortique n'était pas très surélevé, ce qui rendait compte des données négatives de la percussion et de la palpation. Par contre, la dilatation du vaisseau se poursuivait très bas, ce dont témoignaient, d'une part, l'allongement de la corde et, de l'autre, les indications fournies par l'examen oblique de l'aorte. Disons, en passant, que ce fait nous a paru assez fréquent dans la forme d'angine dite gastralgique ou abdominale.

Aurait-on pu soupçonner pareille altération si la radiologie n'était pas venue en aide à la clinique ?

Cette discordance entre les résultats ainsi obtenus s'explique facilement si l'on veut bien considérer la nature

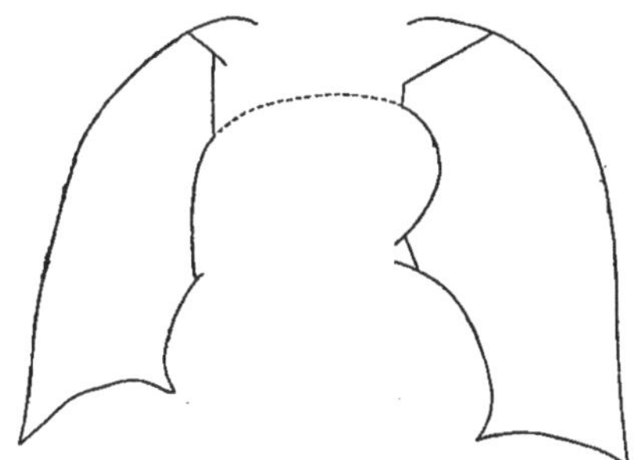

Fig. 153. -- Aortite chronique.

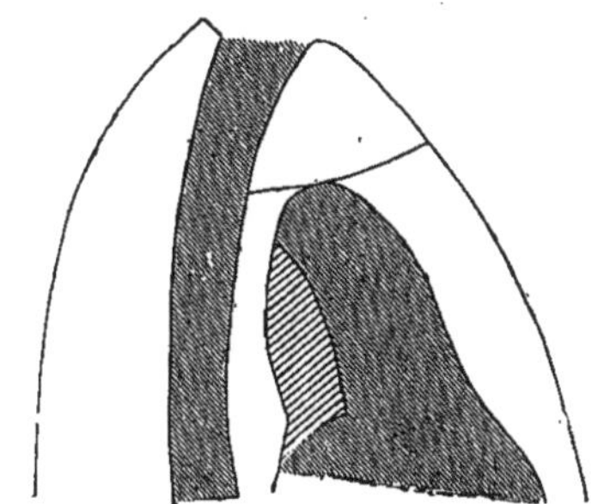

Fig. 154. — Même malade en OAD à 50 degrés.

des renseignements fournis par les divers procédés d'exploration.

La percussion et la palpation sont capables de nous révéler l'existence d'une dilatation de l'aorte, mais seulement dans ce cas particulier où elle a la crosse pour siège, car il n'y a que l'exagération de la courbure de la crosse aortique qui ait pour effet de rejeter vers la droite le bord convexe du vaisseau, d'exhausser le dôme aortique dans la fourchette sternale et de rendre la sous-clavière perceptible au-dessus de la clavicule droite. Dans toute autre circonstance, où les altérations atteignent des portions différentes du vaisseau, ces procédés d'investigation resteront muets. On comprend ainsi qu'ils donnent surtout des résultats positifs dans les cas où, la pression artérielle étant anormalement élevée, l'aorte a à lutter contre une résistance périphérique exagérée. On sait que c'est alors la crosse qui en subit les effets, en augmentant sa flexuosité et en exagérant sa courbure. La maladie de Hogdson représente le type le plus habituel de cette altération ; aussi n'échappe-t-elle guère à l'exploration par la palpation et la percussion.

Il n'en est pas de même dans les cas où les lésions artérielles siègent sur une autre région du vaisseau, ce que l'on voit communément dans les aortites primitives et diffuses sans augmentation de la pression artérielle. Trop habituellement, alors, les résultats de l'exploration clinique sont nuls, alors que ceux de la radiologie restent encore positifs.

Ces considérations sont également applicables à toute une série d'aortites subaiguës ou chroniques qui n'offrent aucun signe clinique objectif et dont les caractères radiologiqnes diffèrent de ceux que nous venons de rapporter. Alors que, dans les observations précédentes, l'ombre aortique présentait des modifications à la fois volumétriques et qualitatives, on ne relève plus, dans les cas dont nous voulons parler, que des altérations qualitatives.

Sur les tracés. en position directe, l'allongement et les sinuosités du vaisseau exagèrent légèrement le diamètre transversal et la saillie de l'hémicercle gauche qui vient déborder assez haut, sous la clavicule gauche ; *mais, en position oblique, on reconnaît que le calibre du vaisseau a conservé ses dimensions normales.* C'est alors que l'examen radioscopique, l'examen vivant sous l'écran, — en permettant de constater l'extrême opacité de l'ombre vasculaire et, assez souvent, la présence si caractéristique de taches ou de placards très noirs, dus à des zones d'infiltration calcaire, — en révélant une absence plus ou moins complète des battements vasculaires, indice de l'épaississement et de la rigidité des parois de l'artère, — en objectivant quelquefois avec une netteté remarquable les flexuosités des contours,

— conduit à affirmer d'une façon certaine le diagnostic d'aortite.

Nous avons observé plusieurs cas de ce genre. Le phénomène subjectif essentiel qui les caractérise consiste dans une douleur plus ou mois violente, se manifestant sous forme de crises d'angor intenses, répétées et tenaces. Il nous a paru que ces variétés d'aortites comportaient, en général, un pronostic sévère. Elles sont fréquemment rebelles au traitement, et il n'est pas rare de noter, au cours d'examens radiologiques pratiqués à plusieurs mois d'intervalle, l'envahissement progressif de l'aorte par le processus de sclérose, l'apparition de nouvelles taches opaques, ainsi que l'accroissement lent des diamètres du vaisseau.

Toutefois, en pareils cas, lorsque la syphilis est en cause, la médication est souvent suivie d'heureux effets. Parfois même l'atténuation des crises survient dès les premières injections mercurielles ; puis une amélioration profonde ne tarde pas à se manifester. En même temps, les données signalétiques de la radiologie se modifient ; l'opacité des tuniques artérielles cesse de s'accroître et parait même diminuer ; les battements reparaissent, ce qui indique que les parois du vaisseau reprennent leur élasticité normale. De pareilles régressions, que noos croyions jadis impossibles, ne sont pas fréquentes, mais elles existent; plusieurs cas traités par nous, dans ces dernières années, en sont la démonstration évidente.

*
* *

Les considérations précédentes ont une portée pratique qui n'échappera à personne.

Si les lésions de l'aorte sont restées trop souvent, jusqu'à ce jour, rebelles aux tentatives thérapeutiques, c'est que leur cause habituelle était ordinairement méconnue, et que, ne le fût-elle pas, les moyens de traitement dont nous disposions étaient assez peu efficaces ; enfin, l'intervention était trop tardive, se produisant au moment où les altérations étaient déjà irrémédiables.

La situation n'est plus la même aujourd'hui. Nous savons que la syphilis joue un rôle particulièrement important dans le développement des lésions aortiques ; nous possédons dans la réaction de Wassermann un moyen précieux de la dépister. D'autre part, les ressources thérapeutiques mises à notre disposition possèdent une efficacité qu'il n'est plus permis de mettre en doute. Le rôle du clinicien est ici, comme toujours, de reconnaître la lésion le plus près possible du début de son apparition, car le succès thérapeutique dépend de la précocité du diagnostic. Or, nous sommes convaincus que l'emploi méthodique des procédés radiologiques permettra désormais de dépister les altérations de l'aorte à un stade où elles étaient auparavant méconnues. On voit quels progrès ont été réalisés. A en juger par les résultats constatés dans le traitement de certaines aortites chroniques, accompagnées de dilatation du vaisseau, où l'on obtient déjà, sinon des guérisons, du moins de très notables améliorations, il n'est pas irrationnel d'admettre que l'on fera mieux encore, quand la lésion aura pu être reconnue « dans l'œuf », avant qu'elle ait donné lieu à des complications incurables. La radiologie nous met en mesure d'avoir à tout moment le signalement exact de l'aorte malade, de reconnaître la lésion à son début, et d'en suivre le développement ; elle est le complément indispensable de toute investigation clinique et le moyen de contrôle le plus fidèle des procédés thérapeutiques employés.

CHAPITRE X

Anévrismes de l'aorte thoracique

Dans le chapitre précédent, nous avons borné notre étude aux lésions plus ou moins étendues de l'aorte, en laissant de côté les dilatations anévrismatiques qui peuvent se rencontrer au cours des aortites généralisées, mais qui évoluent aussi, bien souvent, comme des tumeurs isolées, ou du moins n'intéressant qu'une faible portion du vaisseau. Bien qu'il soit un peu artificiel de séparer ainsi l'exposé des considérations suggérées par les aortites d'un côté et de l'autre par les anévrismes, puisque ces deux sortes d'altérations relèvent très fréquemment d'une cause identique qui est l'infection syphilitique, cependant l'évolution si particulière des anévrismes nous autorise à en présenter maintenant une étude spéciale et détaillée.

Le diagnostic radiologique des anévrismes de l'aorte thoracique est parfois d'une extrême simplicité, tant la tumeur est grosse et aisément appréciable à l'écran; d'autres fois ce diagnostic est plus délicat, l'anévrisme n'ayant acquis qu'un très faible développement et se dissimulant au milieu d'ombres médiastinales dont il faut interpréter la signification. En pareils cas, une méthode rigoureuse d'examen sera seule capable de conduire sûrement au diagnostic qu'il s'agit d'établir. Aussi commencerons-nous cette étude par l'exposé de la technique à adopter quand il y a lieu de soupçonner l'existence d'un anévrisme aortique.

I. — Technique

Le premier acte consiste à procéder à une inspection d'ensemble, à l'écran, de la cavité thoracique et de son contenu, inspection qui, suivant les préceptes d'Holzknecht, sera faite dans toutes les positions : directe antérieure, directe postérieure, oblique, et surtout dans la position oblique antérieure droite, en notant les modifications successives des ombres durant le passage de l'une à l'autre de ces positions.

L'ensemble de ces manœuvres a pour but de mettre en valeur les aspects divers sous lesquels se présente l'aorte, de voir si ses contours sont réguliers ou non et d'apprécier le degré de densité de ses segments. Pour procéder utilement à ces multiples opérations et pour avoir un relevé exact des profils du vaisseau, il est nécessaire de faire varier l'incidence du faisceau rœntgénien et de promener le rayon normal tangentiellement à toute l'étendue des bords de l'artère. Pour y parvenir, on devra être en état de mobiliser facilement l'ampoule lumineuse.

Ceci fait, et l'examen à l'écran ayant donné sur les différents points signalés plus haut toutes les indications qu'il est capable et seul capable de donner, on procédera à la radiologie de précision, c'est à dire à l'inscription des profils d'ombres sur un tracé orthodiagraphique ou à leur fixation sur un cliché radiographique à distance. Il est évident que si l'on s'adressait avant toutes choses à ces méthodes on risquerait fort de ne recueillir, comme à l'aveugle, que des tracés ou des images dont l'interprétation serait très difficile, puisqu'elle n'aurait pas été précédée des investigations préalables qui auraient permis de préjuger de leur signification. Au contraire, l'examen à l'écran a pour but, en dehors des indications précieuses qu'il donne par lui-même, de fixer la position de choix dans laquelle il conviendra de prendre le relevé des images pathologiques.

En un mot, la radiologie de précision ne doit intervenir que pour fixer sur le papier ou sur le cliché les manifestations objectives de la lésion observée ou présumée, en faire saillir les détails et établir ses rapports avec les organes de voisinage.

Utilisées de cette façon, les méthodes d'exploration radiologique se prêtent un mutuel appui ; loin de s'exclure l'une l'autre, elles se complètent. C'est en les mettant simultanément en œuvre que l'on sera le mieux armé pour confirmer ou réformer les résultats des examens cliniques.

II. — Aspect d'ensemble des ombres anévrismales

Nous commencerons tout d'abord par donner une description des images diverses sous lesquelles se présentent les anévrismes volumineux, facilement perceptibles aux rayons, pour en déduire ensuite les caractères signalétiques qui nous permettront de découvrir des tumeurs plus petites, dissimulées, et d'un diagnostic plus particulièrement délicat.

Prenons pour premier exemple un anévrisme visible dans toutes les positions, comme celui qui a donné lieu aux figures 155 et 156. On y voit, qu'en position frontale, l'ombre médiastinale est déformée par une saillie anormale, sombre, débordant le sternum, à droite dans les premiers espaces intercostaux, à gauche au niveau de l'arc supérieur et s'étalant largement dans l'un et l'autre des champs pulmonaires. L'ombre médiastinale apparaît comme formée de deux ombres globuleuses superposées en forme de sablier : la supérieure étant constituée par une poche anévrismale plus volumineuse que l'inférieure qui répond au cœur.

En position oblique (fig. 156) l'ombre aortique devient complètement atypique ; le parallélisme des contours vasculaires disparaît, ce qui constitue un signe très important, propre aux dilatations anévrismatiques, les aortites, en effet, même assez étendues, ne modifiant guère le parallélisme des contours. La poche se traduit par une image irrégulière, ou bien le sommet du ruban vasculaire s'élargit en forme de massue, ou bien le bourgeon aortique s'exagère dans l'un ou l'autre sens, quelquefois dans les deux, et vient faire saillie dans l'espace clair rétro-cardiaque, si l'anévrisme a tendance à se développer dans la direction latéro-postérieure ou dans l'espace rétro-sternal, si l'expansion de la poche se fait en avant. D'autres fois, c'est en hauteur que se développe

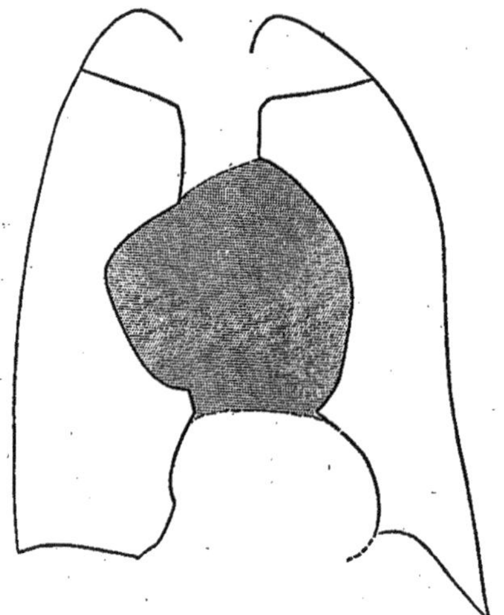

FIG. 155. — Anévrisme de l'aorte. Figure en sablier.

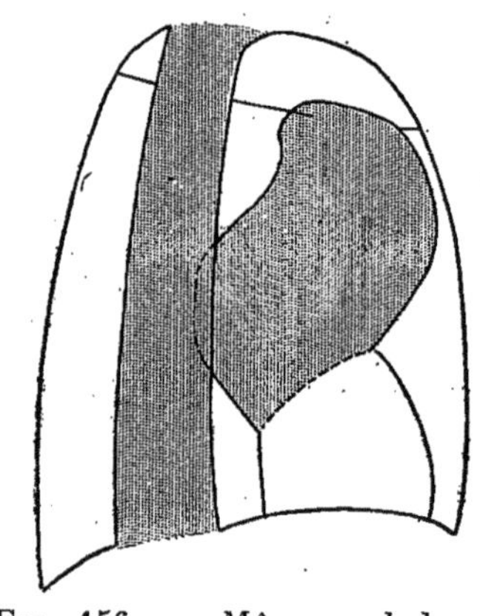

FIG. 156. — Même malade en OAD.

l'ectasie, elle coiffe alors l'ombre médiastinale d'un dôme élargi qui peut s'élever jusqu'à la fourchette sternale et même le dépasser.

Ces données générales s'appliquent à tous les anévrismes facilement perceptibles dans toutes les positions. Elles sont tout naturellement susceptibles de modifications en rapport avec la disposition topographique de la poche. L'aspect objectif, en effet, varie suivant que celle-ci siège sur la portion ascendante, sur le sommet de la crosse, ou bien sur la portion descendante du vaisseau. Voici les images obtenues dans chacune de ces éventualités. A l'analyse que nous allons en faire nous joindrons les renseignements fournis par l'examen à l'écran.

Le graphique de la figure 157 a été pris chez une femme de 47 ans, porteur d'une grosse ectasie de la portion ascendante de l'aorte dont le maximum de développement occupait l'origine du vaisseau. Comme on le voit, l'ombre aortique fait dans le champ pulmonaire droit une saillie en coude extrêmement prononcée. Le contour est net et sans bosselures, aucun battement ne l'anime. Malgré l'absence de ce dernier

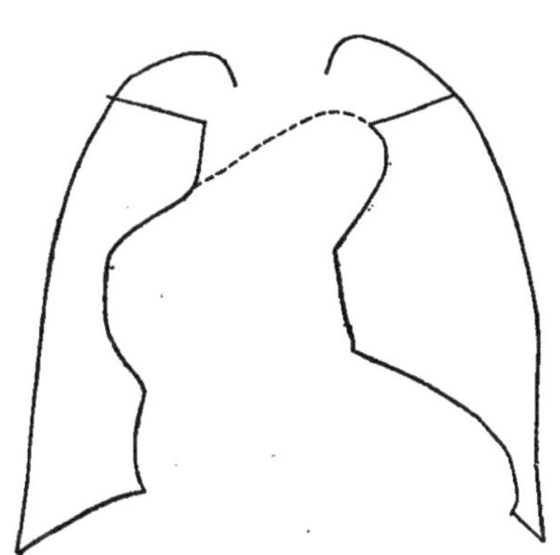

Fig. 157. — Anévrisme de la portion ascendante de l'aorte.

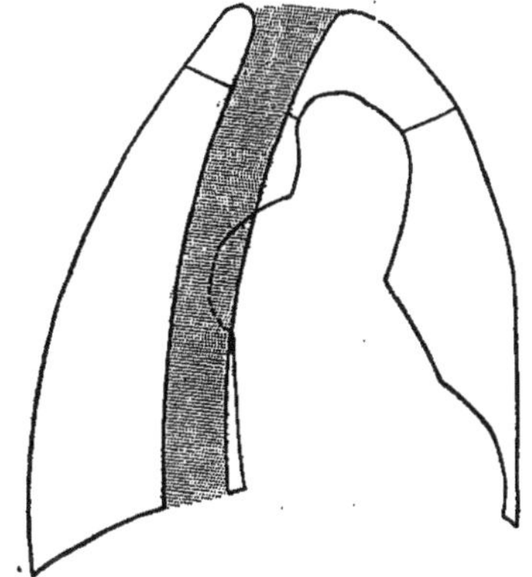

Fig. 158. — Même malade en OAD.

signe, le diagnostic ne s'en impose pas moins. En effet, le développement de l'ombre ne peut tenir qu'à la présence d'une poche, car le diamètre transversal de la crosse atteint 12 cm 7 ; de plus, cette ombre est d'une teinte sombre, homogène. Dans le champ pulmonaire gauche, l'arc aortique est plutôt développé en hauteur qu'en largeur, la corde de cet arc mesure 5 cm 6. Les contours de l'hémicercle gauche sont irréguliers, mais nets, et ils battent synchroniquement avec le pouls.

Si l'on place la malade en position oblique antérieure droite, à 45° environ, on obtient l'image de la figure 158. On voit que le sommet du bourgeon aortique, assez dilaté, dépasse la clavicule ; plus bas, son ombre s'étend au loin vers la droite du sujet et, masquant l'espace clair rétro-cardiaque, elle va se confondre avec l'ombre de la colonne vertébrale. Cette saillie anormale est due au coude que forme l'anévrisme en position frontale. Lorsque le malade s'est mis en position oblique antérieure droite, son ombre médiastinale s'est portée toute entière vers la gauche, à l'exception de la poche qui, très développée à droite et en arrière, est demeurée encore en partie dans le plan droit de la projection.

De l'ensemble de ces données il résulte bien que l'on a affaire à une ectasie de l'aorte dont les plus grandes dimen-

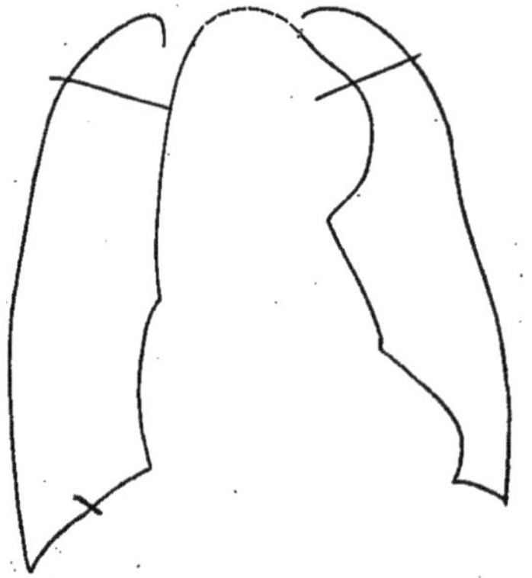

FIG. 159. — Anévrisme du sommet de la crosse et de l'aorte descendante.

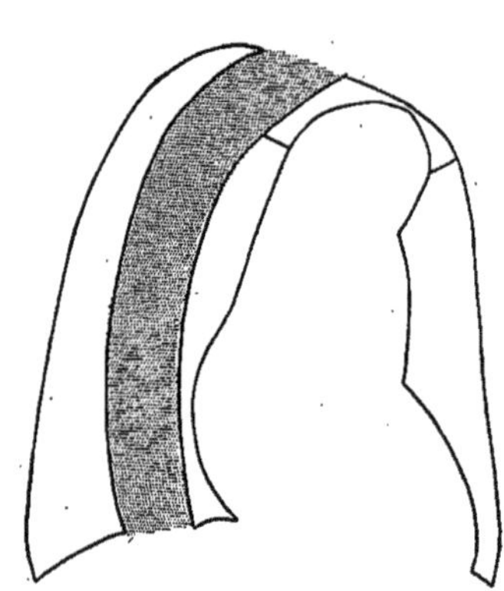

FIG. 160. — Même malade en OAD.

sions correspondent à la partie ascendante du vaisseau. Ici la poche est développée non seulement en dehors, mais aussi vers la profondeur du thorax.

Les graphiques 159 et 160 ont trait à une femme de 46 ans porteur de deux dilatations : l'une siégeant au sommet de la crosse et l'autre sur l'aorte descendante. On notera que cette dernière n'apparaît pas en position oblique, ce qui conduit à admettre qu'elle n'est pas très volumineuse ; par contre, la poche du sommet se manifeste avec toute son ampleur.

Un exemple démonstratif de l'image produite par un anévrisme de la portion descendante de l'aorte est figuré dans les images 161 et 162.

En position directe antérieure (fig. 161), c'est l'hémicercle aortique gauche, autrement dit l'arc supérieur, qui est anormalement augmenté ; la corde qui le sous-tend mesure 8 cm. 4, et le diamètre transversal aortique de ce malade a la même longueur.

En oblique antérieure droite (fig. 162), on suit d'abord à droite le contour extérieur de l'aorte ascendante qui est refoulé vers le bord thoracique, puis la ligne s'incurve au sommet de la crosse et commence à descendre. Mais bientôt elle se relève pour se diriger vers la colonne vertébrale et

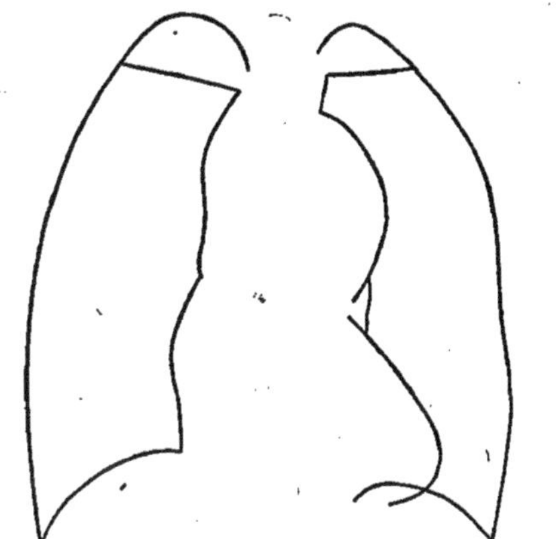

Fig. 161.— Anévrisme de la portion descendante de la crosse de l'aorte.

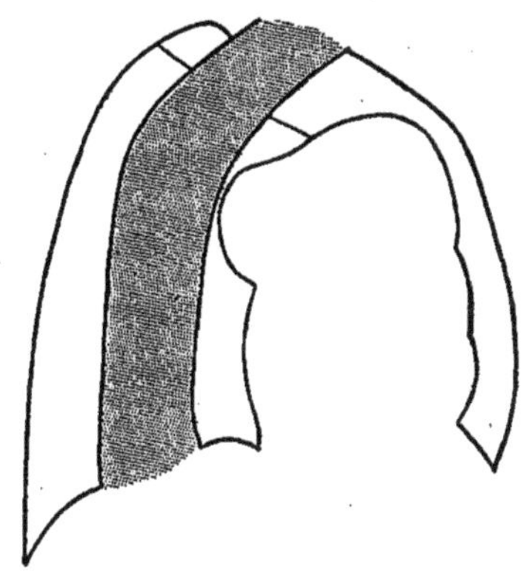

Fig. 162.— Même malade en OAD.

venir circonscrire, dans l'espace clair rétro-cardiaque, une ombre irrégulière qui répond à la tumeur anévrismale. Cette ombre n'est pas très sombre et ses contours sont un peu flous ce qui est dû, on le comprend, à ce que l'aorte descendante est naturellement éloignée du plan de l'écran.

Nous n'avons donné ici que des images typiques où le diagnostic clinique, d'ailleurs assez facile, a simplement été confirmé par les examens radiologiques, en même temps que les détails de la lésion y étaient notés avec plus de netteté. Mais il est d'autres cas, et ceux-là nous intéressent particulièrement, où l'ectasie moins développée pourrait échapper aux investigations cliniques et même aux recherches radiologiques, si l'on ne procédait pas à l'examen avec la méthode rigoureuse qui convient. Cette méthode repose sur l'analyse de particularités spéciales qu'il faut bien connaître et qui ne sauraient s'expliquer que par l'existence d'un anévrisme dont on n'aurait pas tout d'abord soupçonné la présence.

Ces particularités spéciales, nous les avons notées chemin faisant, dans l'exposé des cas que nous avons pris pour exemples, mais nous n'y avons pas insisté, les ayant jugées de médiocre importance à côté de preuves plus formelles qui imposaient le diagnostic ; il est bon d'y revenir. Elles sont constituées, surtout, par *la disposition topographique anormale* de l'ombre observée, par l'*atypicité des contours aortiques,* par leur *netteté dans l'examen à l'écran* et par les *battements* dont ils sont animés. C'est l'ensemble de ces particularités qui nous a permis, dans les cas que nous allons rapporter maintenant, d'aboutir à un diagnostic formel confirmé, d'ailleurs, après la mort.

La figure 163 ne saurait se comparer à celles dont nous venons de faire état. On n'y constate pas les grandes déformations qui caractérisent celles-ci. En effet, en position frontale, l'ombre aortique ne déborde que modérément, à droite et à gauche, l'ombre médiastinale dans la région sous-claviculaire. A gauche, c'est bien dans le premier espace intercostal qu'elle la déborde, comme il est habituel, en formant un arc un peu exagéré, il est vrai, mais qui n'a rien d'excessif. De même à droite, à y regarder de près, le débord n'est pas très considérable, mais le siége de ce débord est tout à fait anormal ; il est très haut situé sous la clavicule droite ; or, cela ne peut être dû qu'à la présence d'une poche en cet endroit. S'il s'agissait d'aortite, c'est-à-dire d'une dilatation cylindrique du vaisseau, la saillie de l'ombre artérielle se manifesterait, dans le champ droit, beaucoup plus près de l'angle cardio-vasculaire que de l'articulation sterno-claviculaire. Or, ici c'est tout le contraire. D'ailleurs, s'il y avait doute, celui-ci serait levé par ce fait, bien mis en évidence par la figure 163, que le sommet de la crosse s'élève jusqu'au voisinage de la fourchette sternale, et que, malgré la superposition des ombres vertébrale et sternale, il est suffisamment net pour être indiqué par une ligne pleine. Enfin, à ce même niveau on constate à l'écran des battements exagérés de la poche.

En position oblique, le diagnostic est encore plus évident ; on voit en effet, sur la figure 164, que l'aorte est déformée en massue. Il résulte de ces multiples indications que l'on a bien affaire à un anévrisme et que celui-ci siège

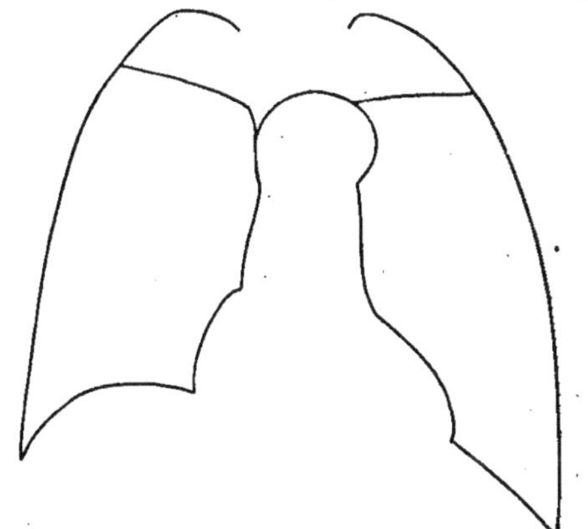

Fig. 163. — Anévrisme de la portion transversale de la crosse.

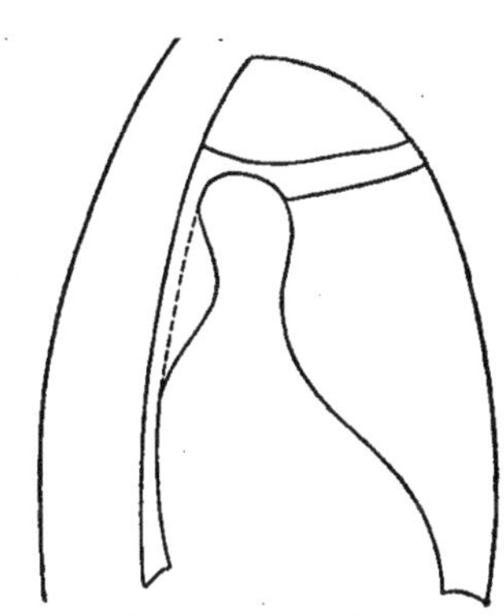

Fig. 164. — Même malade en OAD.

sur la portion transversale de la crosse. Les caractères radiologiques qui nous ont servi pour arriver à cette conclusion consistent principalement, comme nous l'avons indiqué plus haut, dans : l'anomalie de position de l'ombre observée, l'atypicité des contours aortiques, leur netteté à l'écran et les battements dont ils étaient animés.

Les figures 165 et 166 ont trait à un cas d'anévrisme de l'aorte où le diagnostic clinique et le diagnostic radiologique étaient encore plus délicats, étant donné le faible développement de la poche et son siège anormal. Cliniquement on constatait simplement, dans le premier espace intercostal droit, une très légère voussure animée de battements et donnant à la palpation la sensation de thrill. A l'écran, c'était l'atypicité du tracé qui, par sa netteté, suffisait à imposer un diagnostic. Dans la figure 165, cette atypicité du tracé se manifestait par un débord du contour aortique droit situé très haut au voisinage de la clavicule droite.

En position oblique antérieure droite, on constatait que le calibre de l'aorte était exagéré, mais, en plus, qu'il existait une dilatation plus marquée, localisée en haut et à droite, donnant au sommet du bourgeon aortique une forme en

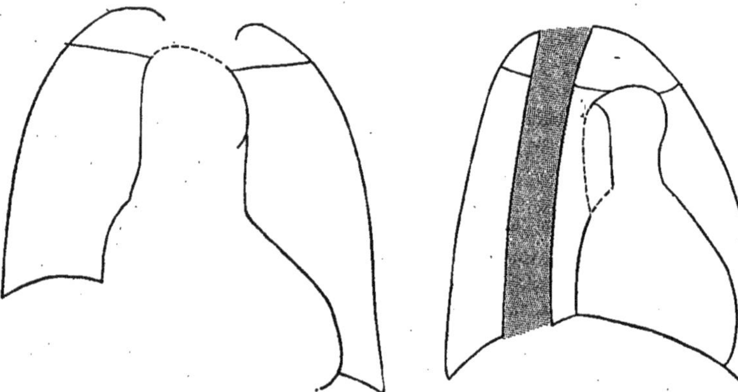

Fig. 165. — Anévrisme siégeant au niveau de la coudure droite de la crosse.

Fig 166. — Même malade en OAD.

massue dont le maximum de saillie correspondait au contour thoracique externe. On arrivait donc à cette conclusion qu'il y avait une dilatation uniforme de l'aorte et, en plus, une ectasie localisée au niveau de sa coudure droite. Ce diagnostic fut entièrement confirmé à l'autopsie.

Parfois, l'interprétation des images radiologiques est plus délicate encore, parce que les éléments de diagnostic dont on peut faire état n'apparaissent que dans une des positions déterminées, les autres ne fournissant aucune indication sur laquelle on puisse s'appuyer. C'est alors qu'il faut bien se souvenir de la règle, sur laquelle nous avons insisté à maintes reprises et qui consiste à n'affirmer l'intégrité complète du vaisseau observé qu'après avoir pratiqué méthodiquement l'exploration radiologique dans toutes les positions que le sujet est susceptible de prendre devant l'écran. C'est ici également qu'apparaît l'importance d'adjoindre aux images radiographiques le relevé des tracés orthodiagraphiques et en même temps les renseignements résultant de l'examen à l'écran, une seule de ces méthodes, utilisée isolément, pouvant ne conduire qu'à des conclusions incertaines. Nous en avons un exemple dans les figures 167 et 168. Elles ont trait à une femme de 50 ans porteur d'une

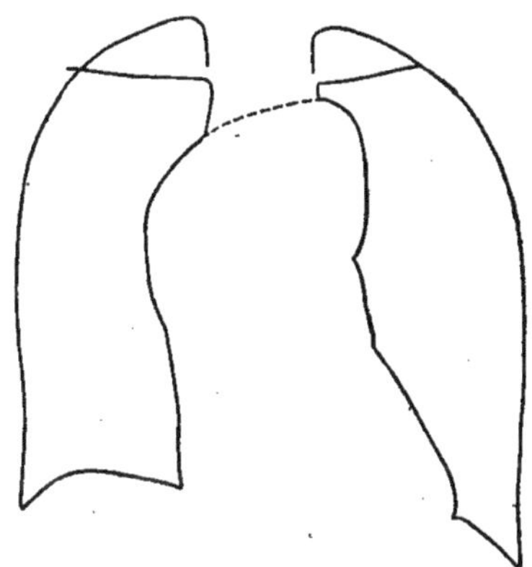

Fig. 167. — Grosse poche à direction postéro-antérieure de la portion ascendante. Peu de signes en position frontale.

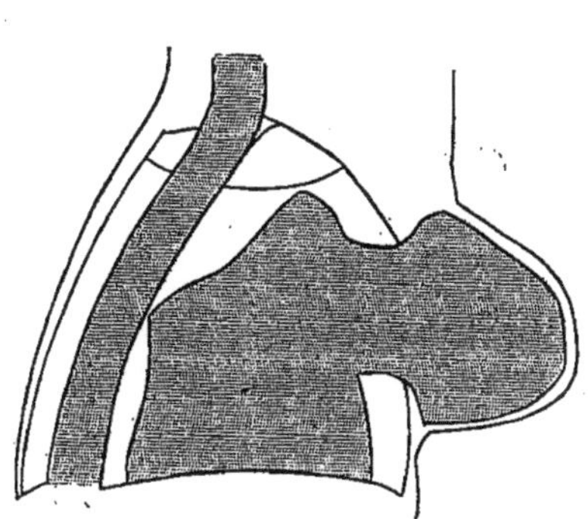

Fig. 168. — Même malade en position oblique antérieure droite.

énorme tumeur pulsatile présternale qui impliquait l'idée d'un volumineux anévrisme. Or, si l'on examine la figure 167 on voit bien qu'en position frontale l'ombre de la crosse déborde le sternum à droite et à gauche dans des proportions certainement exagérées, mais nullement excessives. A considérer cette image, on ne se douterait pas de l'importance de la lésion aortique ; mais en position latérale droite (fig. 168), les choses changent complètement d'aspect. On voit alors une poche énorme venant faire hernie à travers le sternum et le dépassant d'environ 7 cm Si, à vrai dire, cette opposition entre l'absence de renseignements fournis par l'examen en position frontale et l'importance de ceux donnés par l'examen en position oblique n'a ici qu'une signification médiocre, étant donnée la certitude du diagnostic, on comprend qu'il n'en est plus de même si la tumeur est cachée dans les profondeurs du médiastin ou si elle se dérobe aux autres procédés d'investigation.

Cela se voit aussi bien pour les anévrismes de l'aorte descendante, qui souvent n'apparaissent qu'à l'examen oblique, que pour les anévrismes de la portion antéro-supérieure de la crosse.

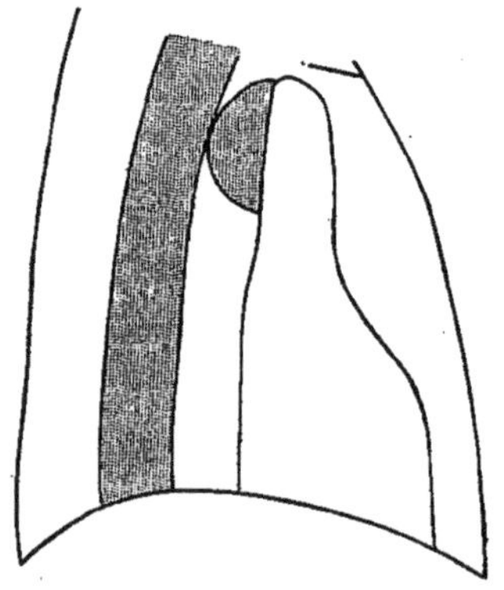

Fig. 169. — Anévrisme de portion antéro-supérieure visible seulement dans la position oblique antérieure droite. — (Barjon.)

M. Barjon (1) en a signalé un exemple typique. Parlant de cette variété d'anévrisme, il dit :

« Cet anévrisme est situé sur la ligne médiane, derrière le sternum, au-dessous des articulations sterno-claviculaires, en un point où l'ombre médiane est large et où l'aorte normale la déborde régulièrement du côté gauche. On ne voit donc rien dans l'examen frontal. Si on recherche de parti pris l'anévrisme, on le trouve facilement dans la position oblique. C'est ce qui m'est arrivé chez un malade porteur d'une paralysie de la corde vocale gauche, et chez lequel l'anévrisme était par là même soupçonné. Chez ce malade, on voyait dans la position oblique une saillie arrondie, régulière, qui, débordant le bord gauche de l'aorte, remplissait l'espace clair médian et venait affleurer l'ombre vertébrale » (fig. 169).

1. — Barjon. *Anévrismes de l'aorte et tumeurs du médiastin.* Paris Médical, 6 Janvier 1912.

III. — Analyse de quelques signes radiologiques

L'étude des cas particuliers que nous avons pris pour exemples, où il s'agissait d'anévrismes d'un diagnostic plus ou moins facile ou difficile, nous a conduit à relever, chemin faisant, un certain nombre de caractères radiologiques que nous n'avons fait que signaler.

Nous allons maintenant procéder à l'étude détaillée de chacun de ces caractères signalétiques, ainsi que de l'interprétation qu'ils comportent.

a) *Défaut de parallélisme des contours.* — L'irrégularité des contours artériels est un des signes les plus importants sur lesquels on puisse s'appuyer pour faire un diagnostic d'anévrisme de l'aorte. C'est surtout en position oblique, où l'on découvre l'aorte dans sa continuité et où l'on distingue bien les deux bords de sa portion ascendante, que l'on se rendra le mieux compte d'une modification dans le parallélisme des contours. S'il existe une poche anévrismale, on verra les parois du vaisseau s'écarter dans tous les sens, leur projection sur un plan étant figurée par des lignes irrégulièrement distantes l'une de l'autre, se recourbant et se coudant pour prendre la forme ampullaire de l'anévrisme. Les images qui en résultent apparaissent de suite comme bien différentes de celles que l'on constate dans les autres états pathologiques ; l'aortite, en effet, même généralisée, a bien pour but d'augmenter le calibre du vaisseau, mais celui-ci conserve toujours son aspect cylindrique ; l'insuffisance aortique accompagnée de lésion artérielle déforme également le vaisseau, mais il s'agit toujours d'une déformation située à son origine et présentant une forme régulièrement conique. Au contraire, l'irrégularité des contours observés en cas d'anévrisme donne de suite l'impression d'une hernie vasculaire ou, en un mot, d'une poche.

En position directe, le défaut de parallélisme des contours

est figuré par de grandes courbes et se distingue du profil habituel des ganglions ou des tumeurs, lequel est généralement polycyclique et donne à l'ombre un aspect bosselé.

b) *Précision des contours*. — Les contours d'un anévrisme sont généralement nets et linéaires, car il y a une opposition frappante entre leur ombre et les plages claires du poumon ; il n'y a ni indécision, ni flou. Cette absence de flou est surtout manifeste à l'examen radioscopique ; il n'en est pas toujours de même sur les clichés radiographiques.

En effet, comme l'a judicieusement fait remarquer M. Belot (1), une tumeur pulsatile ne peut, en raison de ses battements, donner qu'une image à contours indécis sur un cliché obtenu par pose, celle-ci ne fut-elle que de quelques secondes.

Enfin, dans les cas d'anévrisme, les coudures sont arrondies et l'on ne constate pas ces angles aigus, ces prolongements digités, comme on en voit dans les tumeurs cancéreuses, ou ces contours polycycliques que donnent les masses ganglionnaires.

Toutefois il ne faudrait pas croire que ces caractères soient toujours pathognomoniques : parfois, en effet, les tumeurs médiastinales sont limitées par des contours d'une netteté parfaite simulant des parois artérielles. C'est ce que nous avons constaté dans un cas d'adénopathie médiastinale (lympho-sarcome) chez une femme de 37 ans, morte à la suite d'accès d'asphyxie. A l'autopsie, il y avait une masse ganglionaire énorme dans le médiastin, masse constituée par une dizaine de ganglions, du volume d'un petit œuf, fortement agglomérés et formant une tumeur s'étendant de la base du cœur jusqu'à la fourchette sternale. Les bords latéraux de la masse étaient presque parallèles et parfaitement linéaires. L'aorte passait au milieu de ce magma, dont une partie était préaortique et l'autre rétro-aortique. Pendant la vie, cette masse était animée de battements communiqués par l'artère.

1. — Belot. *Société de Radiologie*. Séance du 12 Avril 1910.

Par contre, il est des cas où le contour vasculaire peut être très flou à l'examen radiologique, alors qu'il s'agit réellement d'une ectasie. Il faut alors attribuer ce fait à des productions fibreuses de péri-aortite, productions suffisamment denses pour venir troubler la netteté du profil artériel.

c) *Homogénéité de l'ombre.* — Si l'on compare l'image d'un anévrisme à celle que donne une masse ganglionnaire, on note que cette dernière présente une ombre inégalement teintée. Elle est comme formée de taches juxtaposées d'inégale densité. L'ombre aortique est le plus souvent homogène. Nous disons le plus souvent, car dans quelques cas de poches multiples ou irrégulières on constate des zones beaucoup plus sombres que le reste du vaisseau. Mais alors ces régions plus noires correspondent aux parties les plus élargies du profil en position directe ou aux saillies les plus fortes en position oblique.

d) *Battements.* — Beaucoup d'auteurs signalent comme un caractère distinctif de l'anévrisme les battements ou pulsations artérielles que l'on constate sur le contour de l'ombre. Quand il en est ainsi, cela signifie seulement que le bord externe de l'ombre est bien constitué par la paroi de l'aorte. Encore faut-il y regarder de très près et différencier les impulsions en masse de l'ombre (qui ne sont quelquefois que des battements communiqués) des pulsations des parois qui apparaissent sous la forme d'une ondulation se propageant le long du contour.

Mais même si les battements sont nettement artériels, il ne faut pas se presser de conclure à un anévrisme. Il est possible en effet qu'une tumeur du médiastin, siégeant à droite, refoule vers la gauche la portion descendante de la crosse. Nous en avons observé un exemple : l'ombre du vaisseau confondue avec l'ombre assez homogène de la tumeur présentait, quant au profil gauche, l'aspect d'une poche animée de pulsations systoliques. L'erreur n'était cependant pas possible, parce que le contour droit était très flou, très irrégulier, immobile et ponctué de taches inégales ; enfin les symptômes cliniques étaient ceux d'une tumeur du médiastin.

Les battements ne se voient d'ailleurs pas toujours sur le contour des anévrismes. Nous avons maintes fois examiné des ectasies volumineuses totalement dépourvues de mouvements, soit que la paroi vasculaire se trouvât infiltrée de plaques d'athérome, soit qu'un caillot organisé remplît la poche. Nous avons vu dans le chapitre précédent, que dans certaines formes d'aortite les parois artérielles demeurent également immobiles lorsqu'elles ont perdu leur élasticité par suite de l'épaississement de leurs tuniques.

IV. — Diagnostic différentiel

Bien que les indications fournies par la radiologie dans l'exploration de l'aorte soient particulièrement nombreuses et significatives, il ne s'ensuit cependant pas que le diagnostic de l'anévrisme soit toujours également facile. A coup sûr, il ne présente aucune difficulté lorsque l'analyse des tracés et des images radiographiques a permis de relever les particularités que nous avons notées au cours de cette étude, sans que rien d'autre vienne en gêner l'interprétation. Mais ce n'est pas toujours le cas ; dans nombre de circonstances les ombres ne se présentent pas avec la même netteté, ou bien elles sont déformées par des ombres secondaires à contours irréguliers, n'ayant avec le vaisseau que des rapports lointains et indirects, et il faut alors une analyse minutieuse pour distinguer ce qui revient au vaisseau et ce qui est dû à des lésions des organes de voisinage.

Le diagnostic différentiel de l'anévrisme aortique se fait aisément quand les tracés révèlent la présence d'une tumeur isolée faisant corps avec le vaisseau, ayant des contours nets bien délimités, le tout formant une ombre opaque, implantée dans le médiastin, animée de battements perceptibles à l'écran et qui, certainement, ne peut être due qu'à une tumeur vasculaire. Ces signes sont à eux seuls suffisants pour éliminer du diagnostic toute une série d'autres tumeurs qui peuvent avoir le médiastin comme siège, mais qui n'ont pas l'aorte comme origine : telles les tumeurs lympho-sarcomateuses développées au niveau du hile du poumon ; tels les cancers pulmonaires dont le siège est en plein parenchyme et qui s'étendent bien aussi parfois vers les parties médianes, mais d'une manière tout à fait secondaire et accessoire.

Ainsi posée, la question paraît toujours aisément soluble ; mais il s'en faut de beaucoup qu'elle se présente dans toutes les circonstances avec la même simplicité. L'anévrisme aortique peut se compliquer de péri-aortite, de symphyse péricardique, d'épanchement pleural, toutes lésions capables d'obscurcir les régions habituellement transparentes, de masquer l'ombre produite par l'anévrisme lui-même, d'en rendre les contours diffus, et partant le diagnostic difficile.

Inversement, des ganglions péri-bronchiques ou médiastinaux, des infiltrations chroniques ou des tumeurs du parenchyme pulmonaire, des épanchements pleuraux, des tumeurs du médiastin, etc., sont suceptibles, lorsque leur étendue est considérable, d'envahir tout un côté du thorax, depuis le cou jusqu'au diaphragme, de masquer les contours cardio-vasculaires au point de les rendre indéchiffrables et d'en imposer parfois pour un anévrisme de l'aorte qui n'existe pas. Dans ces cas cliniques, qui prêtent tant à la controverse, les examens radiologiques interviennent utilement, non pas, à coup sûr, pour départager les avis hésitants, mais pour apporter des éléments importants de diagnostic.

La première difficulté à surmonter est celle qui consiste à reconnaître ou mieux à repérer les ombres des vaisseaux, la seconde à les dissocier des ombres anormales surajoutées. Pour cela l'investigation devra être portée d'emblée dans les régions que nous savons correspondre aux différentes portions du vaisseau, et on les examinera attentivement de face, puis de profil, en faisant varier les angles d'incidence. Dès que cet examen aura permis de s'assurer que l'on tient bien à l'écran ou, sur les tracés, les contours mêmes de l'aorte, on en évaluera les diamètres ; puis on suivra ensuite le vaisseau dans toute sa hauteur en notant les points où se surajoutent des ombres accessoires, on délimitera ces dernières, et souvent d'après leur siège même, on sera en mesure de considérer comme vraisemblable ou non l'existence d'une ectasie de l'aorte Si, en effet, au cours de cet examen, on voit le profil aortique, tout d'abord normal, se perdre tout à coup dans une ombre médiastinale surajoutée constituant une véritable saillie pathologique du vaisseau, et cela en l'un de ces points que nous savons être des lieux d'élection, on sera autorisé à admettre que c'est bien d'un anévrisme qu'il s'agit. La conclusion sera différente, si l'ombre ne présente avec le vaisseau que des rapports accidentels, et c'est plutôt à une tumeur médiastinale qu'il faudra songer. Il sera bien exceptionnel, alors, qu'en faisant varier la position du sujet, on ne découvre pas, dans certaines positions obliques, d'autres masses sombres, de même nature vraisemblablement que la masse primitive, ce qui exclura dès lors l'idée d'un anévrisme. Une pareille dissociation, pratiquée avec l'écran comme elle le serait sur la table d'autopsie avec le scalpel, est chose bien souvent délicate, mais il est rare qu'en procédant méthodiquement, comme nous venons de le dire, on ne soit pas conduit à un diagnostic sinon formel, du moins très probable.

Ces renseignements généraux nous mettent en mesure de procéder à l'étude de quelques cas particuliers que nous allons passer en revue.

a) Diagnostic différentiel de l'anévrisme aortique avec d'autres affections thoraciques ou intra-thoraciques

Malformations squelettiques. — L'erreur ici est assez exceptionnelle ; la plupart du temps, en effet, l'examen clinique du malade permet de constater la présence de pareilles malformations, notamment des déviations de la colonne vertébrale. Il est bon que ce renseignement soit fourni aux radiologues, et ici apparaît d'une manière évidente la nécessité qu'il y a pour le spécialiste d'être appuyé d'une exploration médicale ; car s'il n'est pas prévenu, il éprouvera souvent quelques difficultés à retrouver une vision exacte des contours vasculaires au milieu d'une série d'ombres qui sont simplement produites par des malformations du squelette.

Adhérences pleuro-pulmonaires. Lésions du parenchyme pulmonaire.— Les adhérences pleurales très épaisses de la région moyenne du thorax prêtent rarement à confusion, à cause de l'aspect irradié de leurs contours. Elles constituent seulement une gêne sérieuse pour une exploration méthodique. Les infiltrations pulmonaires, qui donnent des ombres si étendues dans certains cas de tuberculose pulmonaire, seront en général assez facilement dissociées des ombres anormales du vaisseau.

Les masses cancéreuses, les gommes syphilitiques ont habituellement leur point de départ au niveau du hile pulmonaire. Quand elles augmentent d'étendue, ce n'est que sous la forme de prolongements dirigés soit en haut, soit en dehors de la clavicule, soit plus généralement vers la base du poumon.

Pleurésies interlobaires. — La pleurésie interlobaire droite à grand épanchement obscurcit souvent une si grande partie du champ pulmonaire, qu'elle peut donner l'illusion d'une vaste poche anévrismale ; mais le diagnostic de cette pleurésie est facilité par les signes suivants : la tumeur présente un aspect plutôt arrondi et son contour inférieur siège au-dessous de la région ordinairement occupée par les anévrismes. De plus, il est habituel de constater l'existence d'une bande pulmonaire transparente entre la tumeur et le diaphragme ; enfin des examens successifs permettent, suivant l'évolution de la maladie, de noter un accroissement plus ou moins rapide de la zone obscure, ou, au contraire, sa diminution progressive.

Si l'épanchement n'est encore que modéré, on voit, dans les positions latérales ou obliques, l'ombre qu'il produit s'isoler au milieu du champ transparent des poumons et se distinguer des ombres médiastinales.

Kystes du poumon. — Certains kystes hydatiques siégeant à la partie moyenne ou supérieure du poumon peuvent en imposer pour un anévrisme de l'aorte. Il en est de même des kystes dermoïdes volumineux à siège élevé. Dans tous ces cas il sera indispensable d'établir rigoureusement la topographie des ombres, leur disposition et leurs caractères dans des examens répétés, en cas de doute, à quelques jours ou à quelques semaines d'intervalle. Ces tumeurs ont généralement une forme nettement circulaire qui permet de les différencier des anévrismes. De plus, les modifications de leur volume sont habituellement plus rapides que celles que présenteraient une ectasie.

Dans certains cas, cependant, le diagnostic reste litigieux et la radiologie est elle-même insuffisante pour établir d'une façon formelle le siège et la nature de la tumeur observée. C'est alors que les méthodes de laboratoire doivent intervenir. Nous savons qu'elles sont particulièrement précieuses quand il s'agit de kystes hydatiques, comme l'ont montré les travaux de Guedini, Weinberg, Parvu et Laubry.

Tumeurs du médiastin. — Les adénites thoraciques, les lymphomes, les sarcomes, les lympho-sarcomes profilent souvent dans le thorax des ombres considérables et d'une interprétation délicate. C'est ici qu'il faut mettre en application les données relatives aux procédés à employer pour dissocier les ombres vasculaires, en repérer les contours dans toutes les positions et pour sonder enfin l'étendue de la cavité thoracique pour voir s'il n'existe pas quelque tumeur secondaire dont l'existence favorisera singulièrement le diagnostic.

b) Diagnostic différentiel de l'anévrisme de l'aorte avec les dilatations des autres organes vasculaires

La présence à la base du cœur d'une tumeur sacciforme et à expansion ne signifie pas forcément qu'il s'agisse d'un anévrisme de l'aorte. De pareilles tumeurs peuvent dépendre, soit de l'artère pulmonaire, mais celle-ci est bien rarement le siège d'anévrismes, soit de grandes dilatations de l'infundibulum. On a signalé de même des dilatations de la veine cave supérieure qui en auraient imposé pour une ectasie de l'aorte. Tous ces cas sont exceptionnels et ne méritent pas qu'on s'y arrête longtemps. Nous rappellerons également pour mémoire que la dilatation de l'oreillette gauche et surtout celle de l'auricule gauche sont capable de projeter des saillies ombrées simulant des poches anévrismales ; Gallavardin en a rapporté récemment un cas.

Le diagnostic radiologique de ces diverses tumeurs sanguines repose sur leur disposition topograghique ; le plus souvent, il ne sera pas trop malaisé d'en déterminer le siège exact, et par là même l'origine.

c) Association d'un anévrisme avec d'autres lésions

L'association d'une *pleurésie gauche* avec l'anévrisme aortique est celle qui se rencontre le plus fréquemment ; l'épanchement séreux se fait alors dans la grande cavité pleurale, et il peut être assez important pour masquer le contour gauche du cœur jusqu'à la base. Cependant il est rare qu'il s'élève plus haut que le troisième espace intercostal. Si la poche aortique est très élevée, on en reconnaîtra les contours au-dessus de l'ombre produite par l'épanchement ; si elle siège sur la portion descendante, elle sera masquée par l'ombre même de l'épanchement qui empêchera de suivre le contour inférieur de l'anévrisme et d'en apprécier toute l'étendue. Cependant, et même dans ces cas, il est un signe qui persiste encore et qui permet souvent, non d'affirmer, mais de soupçonner l'existence d'un anévrisme : c'est le développement anormal de l'arc supérieur gauche. Dans ces cas particulièrement litigieux, le diagnostic est rendu encore plus difficile par ce fait qu'on ne peut s'aider que des renseignements fournis par l'examen en position directe.

En effet, dans les positions obliques, le liquide pleural obscurcit de son ombre la plus grande partie de l'espace rétro-cardiaque, aussi n'est-on pas en état de dire s'il existe ou non dans cette région une autre ombre produite par un anévrisme.

Il est rare de voir des *masses ganglionnaires* s'associer à une tumeur anévrismale ; cependant le fait n'est pas exceptionnel. Mais ces masses se reconnaîtront facilement à leur siège au niveau du hile, à l'aspect de leur ombre qui est très dentelée ; elles n'auront pour effets que de gêner la lecture du profil des contours vasculaires.

L'association *d'une affection cardiaque* avec un anévrisme aortique sera facilement révélée au cours de l'examen radiologique, grâce aux caractères particuliers propres à chacune des maladies du cœur, caractères que nous avons étudiés au cours des chapitres précédents. Très souvent, on le sait, le cœur ne présente aucune modification de volume alors que l'aorte est le siège d'une tumeur anévrismale volumineuse. L'examen à l'écran ou l'image radiographique en fera facilement foi ; mais dans d'autres circonstances on ne sera pas surpris de constater une augmentation de volume du cœur coïncidant avec une lésion valvulaire de l'aorte ou avec d'autres affections cardiaques ; ce sont là des lésions associées dont l'étude ne présente pour nous qu'un intérêt rélatif.

TABLE DES MATIÈRES

CHAPITRE III

L'ombre du cœur à l'état pathologique

CHAPITRE IV

Affections valvulaires mitrales

CHAPITRE V

Affections valvulaires aortiques

CHAPITRE VI

De la silhouette radiologique du cœur dans quelques états pathologiques où l'organe est primitivement ou secondairement intéressé

CHAPITRE VII

Affections du péricarde

CHAPITRE VIII

Affections congénitales du cœur

CHAPITRE IX

Aortites

CHAPITRE X

Anévrismes de l'aorte thoraciques